口腔医学虚拟仿真实验教程

总主编 叶 玲

主 编 张凌琳

副主编 郑庆华 王 了

编 者（按姓氏音序排序）

甘雪琦	四川大学华西口腔医学院	谢蟪旭	四川大学华西口腔医学院
陆君卓	四川大学华西口腔医学院	薛超然	四川大学华西口腔医学院
罗 恩	四川大学华西口腔医学院	游 梦	四川大学华西口腔医学院
刘 显	四川大学华西口腔医学院	岳 莉	四川大学华西口腔医学院
刘孝宇	四川大学华西口腔医学院	尹 伟	四川大学华西口腔医学院
任 倩	四川大学华西口腔医学院	张凌琳	四川大学华西口腔医学院
舒 睿	四川大学华西口腔医学院	张倩倩	四川大学华西口腔医学院
王 剑	四川大学华西口腔医学院	郑 巧	四川大学华西口腔医学院
王 琨	四川大学华西口腔医学院	郑庆华	四川大学华西口腔医学院
王 了	四川大学华西口腔医学院	曾 维	四川大学华西口腔医学院
王 亚	四川大学华西口腔医学院	朱卓立	四川大学华西口腔医学院
王凯丽	四川大学华西口腔医学院	祝颂松	四川大学华西口腔医学院
王诗达	四川大学华西口腔医学院		

人民卫生出版社
·北京·

图书在版编目（CIP）数据

口腔医学虚拟仿真实验教程 / 张凌琳主编 . —北京：
人民卫生出版社，2023.10
ISBN 978-7-117-35419-6

Ⅰ.①口…　Ⅱ.①张…　Ⅲ.①口腔科学 – 计算机仿真
– 实验 – 医学院校 – 教材　Ⅳ.①R78-39

中国国家版本馆 CIP 数据核字（2023）第 191232 号

| 人卫智网 | www.ipmph.com | 医学教育、学术、考试、健康，购书智慧智能综合服务平台 |
| 人卫官网 | www.pmph.com | 人卫官方资讯发布平台 |

口腔医学虚拟仿真实验教程
Kouqiang Yixue Xuni Fangzhen Shiyan Jiaocheng

主　　编：张凌琳
出版发行：人民卫生出版社（中继线 010-59780011）
地　　址：北京市朝阳区潘家园南里 19 号
邮　　编：100021
E - mail：pmph @ pmph.com
购书热线：010-59787592　010-59787584　010-65264830
印　　刷：天津市光明印务有限公司
经　　销：新华书店
开　　本：787 × 1092　1/16　印张：29
字　　数：505 千字
版　　次：2023 年 10 月第 1 版
印　　次：2023 年 11 月第 1 次印刷
标准书号：ISBN 978-7-117-35419-6
定　　价：168.00 元

打击盗版举报电话：010-59787491　E-mail：WQ @ pmph.com
质量问题联系电话：010-59787234　E-mail：zhiliang @ pmph.com
数字融合服务电话：4001118166　E-mail：zengzhi @ pmph.com

前　言

　　口腔医学是一门实践性很强的学科。传统口腔医学临床前技能培训在教学实验室开展,主要依托仿真人头模等设备,存在对场地及教师依赖性强、操作不可重复、离体牙难以获取、牙科涡轮机钻磨实体材料的粉尘污染等弊端。此外,受限于教学环境和时长,实验项目的设置常常重技能轻思维,存在一定的局限性。

　　在当下人工智能、大数据、区块链等技术迅猛发展的新时代,积极推进"互联网+教育",将信息化作为教育系统性变革的内生变量,是支撑引领高等教育高质量发展的重要手段。虚拟仿真实验是口腔医学数字化教育的有效切入点,它通过构建虚拟的标准化患者,以情景模拟的教学形式,让学生能够在接近真实临床情境的学习环境下开展病史采集、口腔检查与诊疗等训练,使学生在强化操作流程的同时,提高对常见口腔疾病相关知识的理解和临床运用能力。该学习方法突破了学习场地和时间限制,拓展了实践技能教学的内涵和外延,是口腔医学生临床核心技能训练的有效补充手段。

　　本书依托四川大学华西口腔医学院自建虚拟仿真实验项目群,紧密结合各虚拟仿真实验的流程步骤,为学习者提供实验全过程的标准操作说明及要点解析,内容涵盖口腔内科学、口腔颌面外科学、口腔修复学、口腔正畸学、儿童口腔医学、口腔预防医学等多个亚学科,并设有实验目的和要求、实验原理和内容、基础知识介绍、题库样题及解析等辅助学习板块,力求为学生自主学习提供指导和帮助。

　　本书为首次针对虚拟仿真实验开展编写,限于编者水平,书中难免存在错误及不足之处,恳请读者批评指正。

张凌琳

2023 年 9 月

目　录

实验一　牙体窝洞预备与充填虚拟仿真实验

一、实验目的和要求

1. 掌握牙体的结构、内形和外形。
2. 掌握牙体牙髓病治疗常用设备及器械的名称、基本结构和功能。
3. 掌握窝洞的定义、命名、分类和结构。
4. 掌握标准Ⅰ类洞的制备原则及洞形要求。
5. 掌握Ⅰ类洞充填的基本原则和要求。
6. 熟悉标准Ⅰ类洞的制备步骤和注意事项。
7. 熟悉Ⅰ类洞充填的操作步骤和注意事项。
8. 了解牙体牙髓病治疗常用设备及器械的工作原理。

二、实验原理和内容

本实验以下颌第一磨牙为例,通过三维模型、图文简介等多媒体途径的学习以及线上虚拟实验操作的反复练习,使学生掌握牙体解剖、实验仪器设备、窝洞结构等理论基础知识,窝洞预备、窝洞充填等实验流程及操作要点,同时配合线下实验室的实验操作训练,更好地应用理论知识,进一步巩固和掌握操作技能。

三、基础知识介绍

(一)下颌第一磨牙冠部解剖结构特点

1. **颊面**　略似梯形,𬌗缘长于颈缘,近中缘直,远中缘突。𬌗缘可见近中颊尖、远中颊尖和远中尖的半个牙尖,分别有颊沟和远颊沟分开,颊沟末端形成点隙,外形高点在颊颈 1/3 处。

2. **舌面**　似梯形,比颊面小且稍圆突,𬌗缘可见近中舌尖、远中舌尖,舌沟从两舌尖间通过,外形高点在舌中 1/3 处。

3. **邻面**　约似四边形,牙冠向舌侧倾斜,颊尖较舌尖低。远中面小于近中面。近中颊颈角和近中舌𬌗角较锐。近、远中接触区均靠近𬌗 1/3 偏颊侧。

4. 𬌗面　形态复杂,为𬌗面尖、嵴、窝、沟、斜面最多的牙,外形略似长方形。

(1)由四条边缘嵴围成,颊𬌗边缘嵴长于舌𬌗边缘嵴,近中边缘嵴较长且直,远中边缘嵴较短且突。

(2)有近中颊尖、远中颊尖、远中尖、近中舌尖、远中舌尖 5 个牙尖,颊尖短而圆钝,舌尖长而尖锐,远中尖最小,位于颊面与远中面交界处。

(3)有 5 条三角嵴伸向𬌗面中央,远中颊尖三角嵴最长,远中尖三角嵴最短。

(4)中央窝位于近中颊、舌尖三角嵴的远中与远中边缘嵴内侧,窝内有中央点隙,近中窝位于边缘嵴内侧与近中颊、舌尖三角嵴近中的较小的三角形窝,窝内有近中点隙。

(5)共有颊沟、舌沟、近中沟、远中沟和远颊沟 5 条发育沟。

(二)牙体修复的原则

1. 去净龋坏牙体组织、感染牙本质,消除感染源,终止龋病过程,避免产生继发龋。

2. 牙体修复是一种生物性治疗技术,在治疗过程中须严格遵守保守治疗的原则,尽可能地保留健康的牙体组织,在保护牙髓牙本质复合体的前提下开展手术治疗。

3. 采用生物力学和机械力学的基本原理预备窝洞,包括抗力形和固位形结构,确保既防止充填体松动脱落,又防止因过度磨除牙体组织造成牙齿折裂。

(三)窝洞的分类

窝洞是指采用牙体外科手术的方法去除龋坏组织,并按要求备成的洞形。

1. Black 分类法以龋损发生部位为基础,将窝洞分为 5 类:

Ⅰ类洞:所有牙面发育点隙裂沟的龋损所备成的窝洞。

Ⅱ类洞:后牙邻面的龋损所备成的窝洞。

Ⅲ类洞:前牙邻面未累及切角的龋损所备成的窝洞。

Ⅳ类洞:前牙邻面累及切角的龋损所备成的窝洞。

Ⅴ类洞:所有牙齿颊(唇)舌面颈 1/3 处的龋损所备成的窝洞。

2. 按照窝洞涉及的牙面数目将窝洞分为单面洞、双面洞和复杂洞。

(四)窝洞预备的基本原则

1. 去净龋坏组织;

2. 保护牙髓组织;

3. 尽量保留健康牙体组织;

4. 注意患者全身状况。

（五）深龋的治疗原则

1. 停止龋病发展，促进牙髓的防御性反应；

2. 保护牙髓；

3. 正确判断牙髓状况。

（六）深龋的治疗方案

深龋的治疗要综合考虑龋病的分类、龋洞内龋坏组织能否完全去净、牙髓的状态等因素，来选择治疗方案。

1. **急性龋、慢性龋**　软龋能去净，牙髓正常，最佳治疗方案为垫底充填。

2. **急性龋、慢性龋**　软龋能去净，牙髓充血，最佳治疗方案为安抚→垫底充填。

3. **急性龋**　软龋不能去净，牙髓正常，最佳治疗方案为间接盖髓→垫底充填。

4. **急性龋**　软龋不能去净，牙髓充血，最佳治疗方案为安抚→间接盖髓→垫底充填。

5. **慢性龋**　软龋不能去净，牙髓正常，最佳治疗方案为间接盖髓→去净软龋、间接盖髓→垫底充填。

6. **慢性龋**　软龋不能去净，牙髓充血，最佳治疗方案为安抚→间接盖髓→去净软龋、间接盖髓→垫底充填。

四、实验模块组成

（一）线上实验模块

模块一：牙体解剖

1. 牙及牙周组织结构。

2. 牙体外形及表面解剖标志。

3. 髓腔及根管系统解剖结构。

模块二：牙体牙髓病治疗常用设备及器械理论知识

1. 牙体牙髓病治疗常用手持器械的基本结构、工作原理及功能。

2. 各类钻针的基本结构及用途。

3. 牙体牙髓病治疗常用设备的基本结构、工作原理及功能。

模块三：窝洞的介绍

1. 窝洞的定义及命名。

2. 窝洞的分类及结构。

模块四：下颌第一磨牙标准Ⅰ类洞的制备训练

1. 标准Ⅰ类洞的制备原则及洞形要求。

2. 标准Ⅰ类洞的制备步骤与注意事项。

模块五：下颌第一磨牙标准Ⅰ类洞的充填训练

1. Ⅰ类洞充填的基本原则和要求。

2. 银汞合金充填的操作步骤和注意事项。

3. 树脂充填的操作步骤和注意事项。

（二）线下实验模块

模块六：线下 MOOG 虚拟机手部技能训练

1. 不同形状模块磨除训练。

2. 虚拟口镜下模块磨除训练。

模块七：线下 MOOG 虚拟机进行窝洞预备训练

1. 下颌第一磨牙秴面Ⅰ类洞制备训练。

2. 下颌第一磨牙邻秴面Ⅱ类洞制备训练。

五、操作流程与解析

本实验采用虚实结合的训练理念，共设置了 7 个实验模块。前 5 个实验模块均为线上学习模块，主要通过理论知识学习及实验操作过程模拟等手段进行训练；后 2 个实验模块为线下虚拟机实训，以进一步强化前期线上学习成效，训练学习者的动手操作能力。

（一）牙体解剖

1. 牙体结构认知（图 1-1）

【交互动作】 单击"牙体结构认知"。

【标准选择】 点击"牙体结构认知"按钮，进入牙及牙周组织结构理论知识学习。

【要点解析】 掌握牙体解剖形态是进行口腔医学知识学习和后期开展临床工作的的基础和重中之重。本实验模块图文并貌、生动形象地介绍了代表牙位的牙体三维立体结构。其中，界面左边是牙及牙周组织解剖总体概览，右上方为相应解剖结构的细节显示，右下方是该结构的详细文字描述，鼠标或手指滑动屏幕可以对相应结构进行放大和旋转查看等操作。

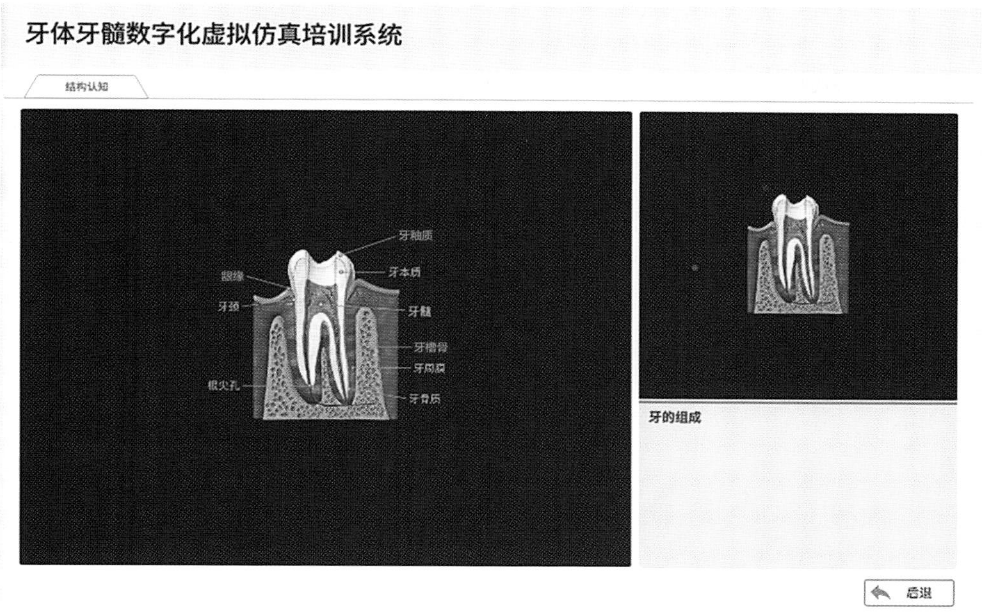

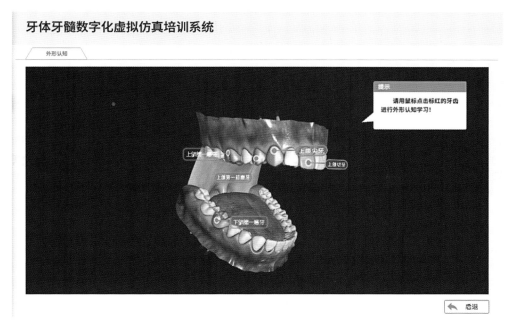

牙体牙髓数字化虚拟仿真培训系统

结构认知

牙釉质
釉缘
牙本质
牙颈
牙髓
牙槽骨
牙周膜
根尖孔
牙骨质

牙的组成

后退

图 1-1　牙体结构认知

2. 牙体外形认知（图 1-2）

【交互动作】　单击"牙体外形认知"。

牙体牙髓数字化虚拟仿真培训系统

外形认知

提示
请用鼠标点击标红的牙齿
进行外形认知学习！

上颌第一前磨牙

上颌尖牙

上颌切牙

下颌第一磨牙

后退

图 1-2　牙体外形认知

【标准选择】　点击"牙体外形认知"按钮,进入牙体外形及表面解剖标志理论知识学习。

【要点解析】　掌握牙体外形结构特点,可更好地帮助学习者进行窝洞预备和开髓训练。本实验模块可选择查看不同面的牙体解剖外形,并通过线条和箭头等对牙体外形和表面解剖标志进行标注,鼠标或手指滑动屏幕可以对相应结构进行放大和旋转查看等操作。

3. 牙体内形认知(图 1-3)

【交互动作】　单击"牙体内形认知"。

【标准选择】　点击"牙体内形认知"按钮,进入髓腔及根管系统解剖理论知识学习。

【要点解析】　可查看不同截面的髓腔及根管解剖形态并进行标注,鼠标或手指滑动屏幕可以对相应结构进行放大和旋转查看等操作。

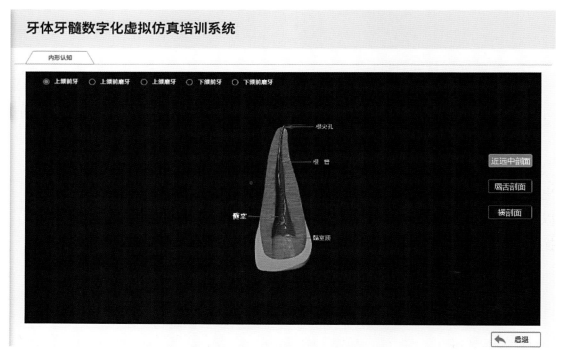

图 1-3　牙体内形认知

(二)牙体牙髓病治疗常用设备及器械理论知识

设备仪器和器械认知(图 1-4)

【交互动作】　单击"设备仪器和器械认知"。

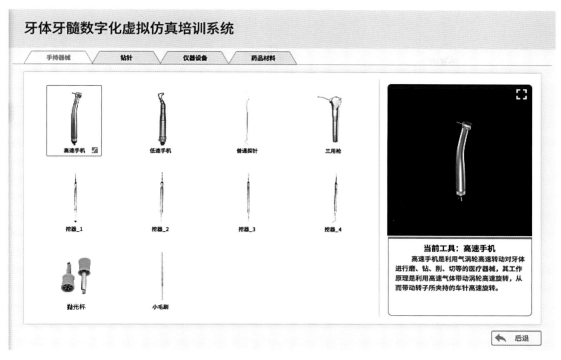

图 1-4　牙体牙髓病治疗常用设备及器械

【标准选择】　点击"设备仪器和器械认知"按钮,进入牙体牙髓病治疗常用设备及器械理论知识学习。

【要点解析】　本实验模块重点介绍了口腔检查、窝洞预备、窝洞充填等实验操作常用的器械和材料。线上界面左侧是器械外形简图,点击器械的简图,右侧出现该器械的 3D 模型、相应的文字介绍以及使用手法。鼠标或手指滑动屏幕可以多方位多角度地通过放大或缩小来查看器械;点击右侧窗口放大按钮,可以切换视觉中心细致观察当前器械。

(三) 窝洞的介绍

1. 窝洞的定义及命名

【交互动作】　单击"窝洞的介绍"。

【标准选择】　点击"窝洞的介绍",进行窝洞的定义、命名等理论知识的学习。

【要点解析】　窝洞是指采用牙体外科手术的方法去除龋坏组织,并按照要求备成的洞形。窝洞的名称以其所在的牙面命名。本实验模块主要是理论知识的学习,通过在模型上进行相应标注,辅以文字介绍,强化学习效果。

2. 窝洞的分类及结构

【交互动作】　单击"窝洞的介绍"。

【标准选择】　点击"窝洞的介绍",进行窝洞分类和结构理论知识的学习。

【要点解析】　按照 Black 分类法可分为Ⅰ、Ⅱ、Ⅲ、Ⅳ和Ⅴ类洞,共 5 种洞形;按照涉及的牙面数可分为单面洞、双面洞和复杂洞三种类型。窝洞是由洞壁、洞角、洞缘组成,合理的抗力形和固位形是窝洞预备的重要原则。本实验模块可通过点击三维模型来全方位观察各类窝洞结构,不同结构分别由不同颜色模块表示,鼠标或触屏滑动屏幕可以多方位多角度地通过放大或缩小来进行查看(图 1-5)。

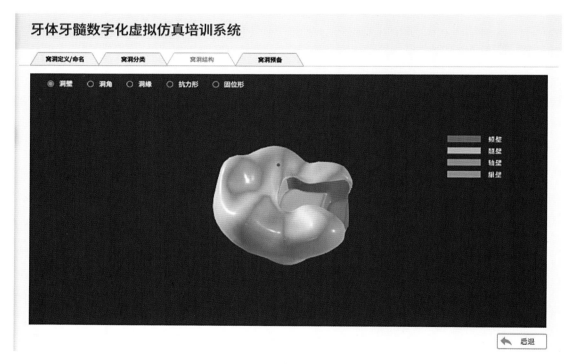

图 1-5　窝洞的结构

(四) 下颌第一磨牙标准Ⅰ类洞的制备训练

本实验模块重点训练适用于银汞合金充填的标准Ⅰ类洞预备(图 1-6)。若是复合树脂修复,牙体预备时应更加提倡微创理念,尽可能保存牙体组织,一般外形较保守,轴壁和髓壁没有统一深度,视病损深度而定,重要的是需要预备牙釉质斜面以增加粘接力,减少微渗漏的同时兼顾美观。树脂充填窝洞预备训练可在标准洞形预备基础上进行训练。

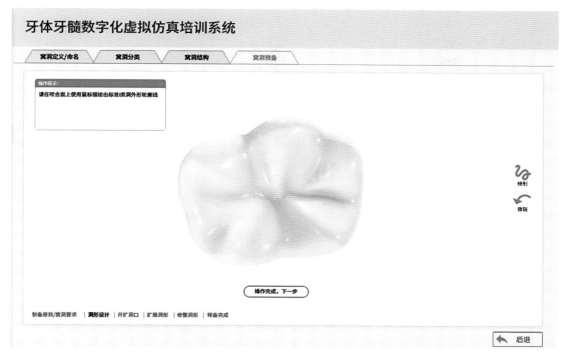

图 1-6　下颌第一磨牙标准 I 类洞的制备界面

1. 洞形设计

【交互动作】　单击"绘制",长按鼠标左键,拖动鼠标绘制窝洞外形轮廓线。提交操作后进行下一步。

【标准选择】　根据页面左上角提示,单击"绘制",长按鼠标左键,拖动鼠标在下颌第一磨牙咬合面上绘制标准 I 类洞外形轮廓线。正确绘制并提交操作后进行下一步。

【要点解析】　下颌第一磨牙标准 I 类洞的外形轮廓线应包括咬合面的全部窝沟点隙,避让牙尖和嵴等承受咬合力的部位,呈圆缓曲线,以减少应力集中。

2. 开扩洞口

【交互动作】　根据提示选择合适工具,进行相应操作。提交操作后进行下一步。

【标准选择】　根据页面左上角提示,在页面右侧工具栏单击选择"高速裂钻",并置于下颌第一磨牙咬合面中央窝处,单击鼠标进行洞口开扩,每点击鼠标一次,磨除 1mm 牙体组织,直至到达合适深度。页面左侧进度条实时显示磨除深度。

【要点解析】　下颌第一磨牙标准 I 类洞预备时,应首先使用高速裂钻在咬合面中央窝处磨除牙体组织,形成洞口,为确保抗力结构,洞深应在 1.5~2mm。

3. 扩展洞形

【交互动作】　根据提示选择合适工具,进行相应操作。提交操作后进行下一步。

【标准选择】　根据页面左上角提示,在页面右侧工具栏单击选择"低速裂钻",并置于上一步已开扩的洞口处,长按鼠标左键,拖动器械分别向洞口的近远中和颊舌向移动,完成洞形扩展。

【要点解析】　洞形扩展时,应按外形轮廓线避让牙尖和嵴,向近远中和颊舌向顺沟裂扩展。

4. 修整洞形

【交互动作】　根据提示选择合适工具,依次进行相应操作。提交操作后进行下一步。

【标准选择】　根据页面左上角提示,单击"低速裂钻"→置于窝洞洞壁,长按鼠标左键,拖动器械完成窝洞洞壁修整→单击"倒锥钻"→置于窝洞洞底,长按鼠标左键,拖动完成窝洞洞底修整→单击"球钻"→置于窝洞相应的线角处,拖动器械完成线角的修整→洞形修整完成。

【要点解析】　窝洞形成后,使用低速裂钻修整侧壁,去除无基釉,使洞壁光滑,洞壁与洞底垂直,洞缘无悬突;使用倒锥钻修整洞底,使洞底平坦;使用球钻修整线角,使线角圆钝,以确保抗力和固位结构。

(五)下颌第一磨牙标准Ⅰ类洞的充填训练

窝洞充填的基本步骤包括:开扩洞口探查病情;去净龋坏组织;设计洞形;建立固位形和抗力形;修整洞缘;清理窝洞;术区隔湿;保护牙髓;填充材料、雕刻外形、调𬌗、打磨抛光。本实验模块分别介绍了银汞合金和树脂充填窝洞准备、充填要点、隔离隔湿方法等,旨在帮助学习者进行标准充填训练,并掌握树脂粘接体系的充填操作流程。

1. 银汞合金充填训练(图 1-7)

(1)窝洞准备

【交互动作】　根据提示选择合适工具,依次进行相应操作。提交操作后进行下一步。

【标准选择】　根据页面左上角提示,单击"镊子"和"棉卷"→完成待充填患牙隔湿→单击"镊子"和"消毒小棉球"→置于窝洞,长按鼠标左键,拖动完成窝洞消毒→单击"三用喷枪"→置于窝洞上方,多次点击吹干窝洞→窝洞充填前

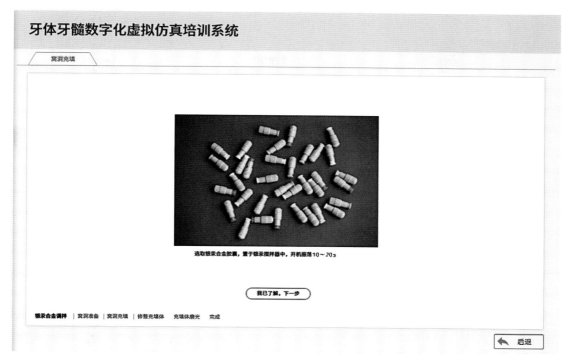

图 1-7　银汞合金充填训练界面

准备工作完成。

【要点解析】　在窝洞制备完毕充填前,可选用适宜的药物进行窝洞消毒。理想的窝洞消毒药物应具有消毒力强、对牙髓刺激小和不使牙齿变色等特性。银汞合金充填选择用棉卷进行隔湿,在树脂充填训练模块会进行橡皮障的使用介绍及其隔湿操作要点。

（2）窝洞充填

【交互动作】　根据提示选择合适工具,依次进行相应操作。提交操作后进行下一步。

【标准选择】　根据页面左上角提示,单击"银汞合金"→阅读相关文字说明,几秒后银汞合金调拌自动完成→单击"银汞输送器"→向窝洞内送入银汞合金→单击"银汞充填器"→多次点击,对银汞合金进行逐层加压→窝洞充填工作完成。

【要点解析】　在进行窝洞充填前,尤其是深龋患牙,应该准确判断软龋是否去净,牙髓状态是否正常,并根据实际情况酌情考虑是否进行安抚、垫底、间接盖髓等操作。安抚适用于无自发痛、激发痛不严重、刺激去除后无延缓痛、能去净龋坏牙本质的这类牙髓基本正常的患牙;垫底适用于无自发痛但有明显激发痛,备洞过程中极其敏感的深龋患者;间接盖髓适用于软化牙本质不能一次去净,牙髓-牙本质反应能力下降,无明显主观症状的深龋,若出现自发痛应及时行根管治疗。

2. 树脂充填训练(图 1-8)

(1)窝洞准备

【交互动作】 根据提示选择合适工具,依次进行相应操作。提交操作后进行下一步。

【标准选择】 根据页面左上角提示,单击"橡皮障"→阅读使用说明,橡皮障打孔,选择合适障夹,上障完成待充填患牙隔湿→单击"镊子"和"消毒小棉球"→置于窝洞,长按鼠标左键,拖动完成窝洞消毒→单击"三用喷枪"→置于窝洞上方,多次点击吹干窝洞→窝洞充填前准备工作完成。

【要点解析】 与银汞合金比较,复合树脂修复的牙体预备具有以下特点:外形保守,较少扩展;轴壁和髓壁的深度根据龋损深度而定,没有统一深度;需要预备牙釉质斜面,可使用金刚砂钻,预备后的洞壁较粗糙。其余窝洞准备工作同银汞合金充填。另外,在银汞合金充填训练模块中主要展示了棉卷隔湿法,本实验模块中重点学习橡皮障隔离隔湿。橡皮障仍然是目前最好的隔离隔湿工具,在

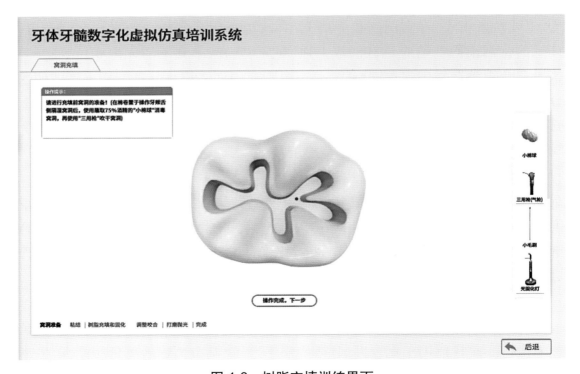

图 1-8 树脂充填训练界面

临床工作中除禁忌证外,建议常规使用。

（2）粘接

【交互动作】　根据提示选择合适工具,依次进行相应操作。提交操作后进行下一步。

【标准选择】　根据页面左上角提示,单击"小毛刷"和"酸蚀剂"→置于窝洞内,完成酸蚀→单击"三用喷枪"→置于窝洞,长按鼠标左键,喷水冲洗掉窝洞内酸蚀剂→单击"三用喷枪"→置于窝洞上方,多次点击吹干窝洞→单击"小毛刷"和"预处理剂"→置于窝洞,拖动鼠标均匀涂布→单击"三用喷枪"→置于窝洞上方,多次点击让溶剂挥发→单击"小毛刷"和"粘接剂"→置于窝洞,拖动鼠标均匀涂布→单击"光固化灯"→置于窝洞上方,长按鼠标光照固化10秒,使粘接剂形成很薄一层粘接层→粘接工作完成。

【要点解析】　常用的粘接技术有"酸蚀-冲洗粘接技术"和"自酸蚀粘接技术",本实验模块为了强调各步骤处理要点,遂选择了"酸蚀-冲洗粘接技术"。无论采用"酸蚀-冲洗粘接技术",还是"自酸蚀粘接技术",使用前要仔细阅读产品使用说明书,按产品说明书的具体要求操作。

（3）树脂充填和固化

【交互动作】　根据提示选择合适工具,依次进行相应操作。提交操作后进行下一步。

【标准选择】　根据页面左上角提示,单击"比色板"→选择复合树脂颜色→单击"充填器"和"树脂"→置于窝洞底部,鼠标轻点均匀完成第一层材料充填→单击"光固化灯"→置于充填物表面,长按鼠标左键,完成树脂光照固化→多次重复充填与固化过程,完成窝洞的分层充填和固化过程→树脂充填工作完成。

【要点解析】　复合树脂在聚合过程中,出现固化收缩。其中窝洞形态是决定聚合收缩的重要因素。树脂充填过程和固化时应充分考虑 C 因素的影响,尽可能控制聚合收缩。C 因素即洞形因素,指充填窝洞的树脂产生的粘接面积与未粘接的面积之比。C 因素越高,聚合收缩应力越大。填充时必须遵循分层充填和分层固化的原则,以减少材料的聚合收缩。第一层充填厚度应控制在 1mm,光照固化 20~40s,以后每层充填厚度为 1~2mm,直到殆面成形。

（4）修形和抛光

【交互动作】　根据提示选择合适工具,依次进行相应操作。提交操作后进行下一步。

【标准选择】　根据页面左上角提示,单击"咬合纸"→检查咬合状况→单击"高速手机"和"修形钻"→置于充填体表面,长按鼠标左键,拖动削除多余材料,恢复解剖外形→单击"抛光尖"→置于窝洞上方,长按鼠标左键,拖动进行充填体抛光→树脂充填工作完成。

【要点解析】　打磨抛光是充填治疗的最后一步,也是最为关键的一步,良好的打磨抛光可以恢复患牙外形与功能,同时可避免因应力集中而出现充填体折裂、患者咬合不适等症状。

(六) 线下 MOOG 虚拟机手部技能训练

本实验模块为手部技能训练,是线上实验的强化训练环节,主要在实验带教老师的指导下于 MOOG 实验室进行虚拟机分组实训。这个实验训练过程高度仿真,可多次重复训练,全过程考核且标准统一,便于进一步检验学习成效,从而进行针对性辅导。

1. 不同形状模块磨除训练

【交互操作】　学生进入 MOOG 实验室,登录账号,根据实际情况调节体位,正确握持操作器械,由易到难选择实验模块进行训练。

【标准选择】　按照实验手册要求,依次选择条形、圆形、十字形、环形等单面模块→模块选定后,根据实际情况进行体位调节→正确握持器械,选好支点,由易到难开始进行磨除训练→通过力反馈装置体会硬组织磨除的感觉→每完成一次训练提交一次成绩。

【要点解析】　线下操作的主要目的是强化线上学习成效,训练操作手感。虽然在虚拟机上进行操作,但应当按照临床诊疗规范来调整体位,正确使用各种操作器械。

2. 虚拟口镜下模块磨除训练

【交互操作】　学生进入 MOOG 实验室,登录账号,根据实际情况调节体位,正确握持操作器械,在虚拟口镜下由易到难选择实验模块进行训练。

【标准选择】　按照实验手册要求,依次选择侧向条形、圆形、十字形、环形等单面模块或模拟Ⅱ类洞的双面模块→模块选定后,根据实际情况进行体位调节→左手通过虚拟口镜看清操作视野,右手握持模拟牙科手机的操作杆由易到难开始进行磨除训练→通过力反馈装置体会硬组织磨除的感觉→每完成一次训练提交一次成绩。

【要点解析】　良好的操作视野是进行口腔临床诊疗的重要保障,在无法直视操作时,口镜是最佳的辅助工具。本实验模块的训练重点是利用虚拟口镜进行操作视野寻找与镜像训练,具有一定的难度。

(七) 线下 MOOG 虚拟机进行窝洞预备训练

本实验模块为窝洞预备训练,主要在实验带教老师的指导下于 MOOG 实验室进行虚拟机分组实训。整个实验训练过程贴近临床,可多次重复训练,全过程考核且标准统一。

1. 下颌第一磨牙𬌗面Ⅰ类洞制备训练

【交互操作】　学生进入 MOOG 实验室,登录账号,根据实际情况调节体位,正确握持操作器械,选择下颌第一磨牙𬌗面龋损病例进行窝洞预备训练。

【标准选择】　按照实验手册要求,选择下颌第一磨牙𬌗面龋损病例的训练模块→模块选定后,根据实际情况进行体位调节→左手通过虚拟口镜看清操作视野,右手握持模拟牙科手机的操作杆→通过力反馈装置体会硬组织磨除的感觉→选择合适钻针,开扩洞口,探查病情→进一步去除龋坏组织→检查窝洞,龋坏组织是否去净、是否存在穿髓→每完成一次训练提交一次成绩。

【要点解析】　去除龋坏组织过程中,一定要注意保护牙髓组织。本实验模块评分设置原则为,龋坏组织全部去净满分,磨除正常牙体组织扣分,穿髓不得分,以此来帮助学生树立微创操作的意识。

2. 下颌第一磨牙邻𬌗面Ⅱ类洞制备训练

【交互操作】　学生进入 MOOG 实验室,登录账号,根据实际情况调节体位,正确握持操作器械,选择下颌第一磨牙邻𬌗面龋损病例进行窝洞预备训练。

【标准选择】　按照实验手册要求,选择下颌第一磨牙邻𬌗面龋损病例的训练模块→模块选定后,根据实际情况进行体位调节→左手通过虚拟口镜看清操作视野,右手握持模拟牙科手机的操作杆→通过力反馈装置体会硬组织磨除的感觉→选择合适钻针,开扩洞口,探查病情→邻面龋坏组织去除,预备洞形→𬌗面龋坏组织去除,预备洞形→检查窝洞,龋坏组织是否去净、是否存在穿髓→每完成一次训练提交一次成绩。

【要点解析】　同"下颌第一磨牙𬌗面Ⅰ类洞制备训练",本实验模块中有很大一部分操作需要借助虚拟口镜完成,所以更应强化口镜的使用及镜像操作训练。

六、自主学习与考核

1. 学习参考文献。

2. 系统自动记录学生在线学习时长,达到最小要求学习时长后方可完成学习任务。

3. 学生学习过程中可在讨论区留言,与授课教师进行线上互动与讨论。

4. 系统随机弹出考核题目请学生作答,授课教师根据考核结果进行重点辅导。

5. 学生完成学习任务后,进行在线考核,由题库随机出题进行本实验学习成效的考查。

七、题库样题及解析

1. 下列哪一个不是恒牙龋齿的好发部位

   A. 邻面   B. 切缘

   C. 窝沟点隙   D. 牙颈部

【答案】 B

【答案解析】 恒牙龋齿好发于窝沟点隙、邻面和牙颈部。

2. 下列不是浅龋临床表现的是

   A. 患者无任何自觉症状   B. 平滑面牙釉质白垩斑点

   C. 探针检查时有粗糙感   D. 对化学性刺激有反应

   E. 窝沟探诊可卡住探针

【答案】 D

【答案解析】 浅龋位于牙釉质内,患者一般无主观症状,遭受外界的物理和化学刺激(如冷热酸甜刺激)时亦无明显反应。

3. 以下哪项不可能是中龋的临床表现

   A. 过冷过热食物敏感   B. 偶有自发痛

   C. 酸甜食物敏感   D. 没有任何症状

【答案】 B

【答案解析】 中龋时患者对酸甜饮食敏感,过冷过热饮食也可产生酸痛感觉,有的患者可完全没有任何主观症状。但中龋不会出现自发痛等牙髓炎的症状。

4. 深龋患牙的临床表现正确的是

   A. 食酸甜食物不痛   B. 食物嵌入洞内痛

   C. 偶尔夜间隐痛   D. 温度测试一过性敏感

【答案】 B

【答案解析】 深龋若洞口开放,则常有食物嵌入洞中,食物压迫使牙髓内部压力增加,产生疼痛。

5. 涡轮机喷水的目的主要是为了

A. 增加转速　　　　　　　　B. 便于钻磨

C. 冲洗洁净　　　　　　　　D. 降低温度

【答案】　D

【答案解析】　涡轮机在高速转动时会大量产热,喷水的主要目的是为了降低温度,以减少牙髓刺激,起到保护牙髓的作用。

6. 近中邻𬌗面洞在临床上可记录为

A. DO 洞　　　　　　　　　B. MB 洞

C. MO 洞　　　　　　　　　D. PO 洞

【答案】　C

【答案解析】　临床上,近中面洞记录为 M(mesial),𬌗面洞记录为 O(occlusal),近中邻𬌗面洞可记录为 MO 洞。

7. G.V.Black 分类法是依据

A. 龋坏范围　　　　　　　　B. 窝洞所在牙面

C. 龋坏发生的部位　　　　　D. 以上都不是

【答案】　C

【答案解析】　G.V.Black 分类法是根据龋坏发生的部位对窝洞进行分类。

8. 制作鸠尾的主要目的是

A. 避免意外穿髓

B. 最大限度地保留天然牙组织

C. 便于恢复邻接关系

D. 防止充填物在咀嚼过程中发生水平脱落

【答案】　D

【答案解析】　鸠尾固位形的外形似斑鸠的尾部,由鸠尾峡和膨大的尾部组成,借助鸠尾峡部的扣锁作用,可防止充填修复体从洞底呈水平方向的脱位。

9. 邻面龋坏范围在接触点根方,备洞时应该

A. 制备成典型Ⅱ类洞

B. 去净龋坏组织,恢复边缘嵴即可

C. 制成邻𬌗面洞,但不需作邻阶

D. 制成邻𬌗面洞,但不需做鸠尾

【答案】　A

【答案解析】　Ⅱ类洞根据龋损范围可预备呈单面洞或双面洞,若病变已累及接触区,应备成典型的邻𬌗面洞。

10. 为了达到良好的抗力形,下列哪条是错误的

    A. 去除无基釉　　　　　　　B. 洞在牙本质有一定深度

    C. 洞底线角明确　　　　　　D. 去除薄壁弱尖

【答案】　C

【答案解析】　洞底线角应当稍圆钝,以避免应力集中。

11. 窝洞预备时,未完全去除无基釉,可能出现的后果是

    A. 继发龋　　　　　　　　　B. 充填物松动脱落

    C. 牙折裂　　　　　　　　　D. 三者均有

    E. 三者均没有

【答案】　D

【答案解析】　无基釉缺乏牙本质支持,在承受咬合力时易折裂,从而导致微渗漏和继发龋、充填物松动脱落和牙折裂。

12. 复合树脂粘接修复术中,制备短斜面的目的是

    A. 增加酸蚀粘接面积,提高粘接力

    B. 过渡自然,有利美观

    C. 减少树脂收缩导致的微渗漏

    D. 去除无基釉

【答案】　ABCD

【答案解析】　复合树脂粘接修复术中,制备短斜面的目的是增加酸蚀粘接面积,提高粘接力;过渡自然,有利美观;减少树脂收缩导致的微渗漏;减少树脂收缩导致的渗漏;去除无基釉。

(张凌琳　任　倩　陆君卓)

【参考文献】

1. 陈智,卢展民,SCHWENDICKE F,等.龋损管理:龋坏组织去除的专家共识.中华口腔医学杂志,2016,51(12):712-716.

2. 周学东.牙体牙髓病学.5版.北京:人民卫生出版社,2020.

3. 周学东,黄定明,刘建国,等.牙髓损伤的活髓保存治疗.华西口腔医学杂志,2017,35(4):339-347.

4. HARGREAVES K M,BERMAN L H.Cohen's pathways of the pulp. 11th ed. St. Louis:Mosby Elsevier,2016.

实验二　根管治疗虚拟仿真实验

一、实验目的和要求

1. 掌握根管治疗术的概念、病例选择和操作原则。
2. 掌握根管治疗的基本操作步骤。
3. 掌握根管治疗常用器械的使用方法。
4. 熟悉根管治疗术的原理和疗效评价标准。

二、实验原理和内容

根管治疗虚拟仿真实验通过利用虚拟仿真技术,对临床典型病例进行解构并建模,从病史采集、疾病诊断、治疗计划、治疗流程等几个方面对根管治疗进行了整体设计和细节展示,旨在从临床思维训练和规范化技能操作两方面进一步提升口腔医学生的核心胜任力。

三、基础知识介绍

(一) 根管治疗术的定义

根管治疗术(root canal therapy,RCT)是采用专用器械和方法对根管进行清理、成形(根管预备),有效的药物对根管进行消毒灭菌(根管消毒),最后严密填塞根管(根管充填),并行冠方修复,以控制感染、修复缺损,促进根尖周病变的愈合或防治根尖周病变发生的治疗技术。根管治疗术是目前治疗牙髓病和根尖周病最有效、最常用的方法。

(二) 感染根管的类型及治疗原则

根据根管感染的程度,临床上可将患牙分为活髓患牙、死髓患牙(牙髓坏死和根尖周病患牙)和再治疗患牙3类。感染根管的治疗原则如下。

活髓患牙:此类患牙根管深部尚未感染或感染轻微,习惯称为非感染根管。对活髓患牙,感染控制的重点在于严格坚持无菌操作,包括器械、材料的严格消毒,操作中的严格隔离、无菌操作等。

死髓患牙:此类患牙髓腔内的一部分细菌很可能以生物膜的形式存在,致病能力增强。除加强根管清创(如机械清创与超声等方式结合)外,还要通过封药来进一步清除残余的感染。

再治疗患牙:应作为感染难以控制的根管对待。由于可能存在解剖的特殊性、诊断的不确定性、操作缺陷或微渗漏等问题,起初的治疗过程易导致根管内原本相对单纯的细菌感染变得复杂,定植的细菌毒力增强并更具致病性和抗药性。如果效果仍不佳,可以考虑进行根管外科手术。

(三) 根管治疗术的适应证与非适应证

根管治疗术适用于有足够牙周支持组织,且需要保存患牙的情况,包括:不可复性牙髓炎、牙髓坏死、牙内吸收、根尖周炎,某些移植牙或再植牙,因其他口腔治疗需要摘除牙髓的患牙。

下列情况属于根管治疗术的非适应证,不适合行根管治疗术,包括:牙周和/或牙体严重缺损而无法保存的患牙;患有较严重的全身系统性疾病,一般情况差,无法耐受治疗过程;张口受限,无法实施操作;牙列中没有功能也没有修复价值的患牙。

(四) 根管治疗术的操作原则

根管治疗由根管预备、根管消毒和根管充填三大步骤组成。其操作原则包括彻底清除根管内的感染、严密充填修复防止再感染及保存三方面。

(五) 根管治疗术的疗效标准

疗效标准应遵循简单易掌握、重复性好的原则,具体如下。

成功:无症状和体征、咬合功能正常、有完整的咬合关系,X线片显示根充严密合适、根尖周透射区消失、牙周膜间隙正常、硬板完整;或无症状和体征,咬合功能良好,X线片显示根尖周透射区缩小、密度增加。

失败:无症状和体征、咬合有轻度不适,X线片显示根尖周透射区变化不大;或有较明显症状或体征,不能行使正常咀嚼功能,X线片显示根尖周透射区变大或原来根尖周无异常者出现了透射区。

(六) 开髓的目的及常用器械

开髓的目的:去净龋坏组织,保留健康的牙体结构;彻底揭除髓室顶,去除髓室内的牙髓组织;探查并明确根管口的数目和位置;建立器械可直线进入根管的通路。

开髓器械:高速和低速手机、各种裂钻和球钻,以及根管口探查器械。

（七）各牙位开髓的部位及方法

开髓部位因牙位不同而异。

1. 切牙和尖牙　为了保持患牙唇面的完整性及美观效果，开髓口一般位于舌面。开髓时用裂钻从舌面中央钻入，方向与舌面垂直，到达牙本质层后，即改变牙钻方向，使之与牙长轴方向一致，进入髓腔。用球钻在洞内提拉，扩大和修整洞口，以充分暴露近、远中髓角，揭去髓室顶。

2. 上颌前磨牙　牙冠近、远中径在颈部缩窄，开髓时可由𬌗面中央钻入，进入牙本质深层后，向颊、舌尖方向扩展，暴露颊、舌髓角，揭除髓室顶。注意开髓时不能过度向近、远中方向扩展，以免造成髓腔侧穿。

3. 下颌前磨牙　牙冠向舌侧倾斜，髓室不在𬌗面的正中下方，而是偏向颊尖处。由于颊尖大，颊髓线角粗而明显，钻针进入的位置应偏向颊尖。

4. 上颌磨牙　近中颊、舌尖较大，其下方的髓角也较为突出。牙冠的近、远中径在牙颈部缩窄，牙钻在𬌗面应形成一个颊舌径长，颊侧近、远中径短的圆四边形。揭髓室顶时可从近中舌尖处髓角进入，然后向近颊、远颊髓角方向扩展。注意多数近中颊根有两个根管。

5. 下颌磨牙　牙冠向舌侧倾斜，髓室偏向颊侧，颊侧髓角较为突出，备洞时由𬌗面偏向近颊侧进入髓腔，窝洞的舌侧壁略超过中央窝。揭髓室顶应先进入近中颊侧髓角，以免造成髓腔舌侧壁穿孔。

（八）手用不锈钢器械 ISO 标准

手用不锈钢器械主要是 K 型和 H 型器械及其改良产品。其国际标准化组织（International Standards Organization，ISO）标准的主要要求如下。

1. 器械编号　每一器械的号码以器械的尖端直径（D1）乘以 100 计算，如果器械的 D1 为 0.1mm，该器械即为 10 号；如器械的 D1 为 0.15mm，该器械即为 15 号，以此类推。

2. 刃部　每一器械刃部的长度，即刃部尖端到刃部末端的距离为 16mm；刃部尖端的角度为 75°。

3. 器械的长度　有 21mm、25mm、28mm 和 31mm 四种，但所有刃部均为 16mm。

4. 锥度　所有器械刃部的锥度为 0.02，即长度每增加 1mm 直径增加 0.02mm；D2（刃部末端直径）一律比其 D1 大 0.32。

5. 柄部颜色　从 15 号开始按三暖色（白、黄、红）及三冷色（蓝、绿、黑）顺序作颜色标志；10 号为紫色，10 号以前另加两个细号，分别为 6 号（粉红）和 8 号

（灰色）。

（九）根管充填的目的及时机

严密封闭根管系统，隔绝根管和口腔或根尖周组织的交通，促进根尖周病变愈合，预防再感染。根管治疗可以分多次完成，也可以一次性完成。当达到下列条件时可以进行根管充填：已经过严格的根管预备和消毒；患牙无疼痛或其他不适；暂封材料完整；根管无异味、无明显渗出物。

（十）根管充填质量的评价

临床上采取根尖 X 线片检查判断根管充填的质量，根据充填物的影响特征以及临床疗效分为以下 4 种情况。

恰填：X 线片显示充填物均匀致密，充填物间以及充填物与根管壁无空隙，严密封闭整个根管系统；充填物距根尖 0.5~2mm。

欠填：X 线片显示以下影响之一或多个同时存在，均为欠填，包括：充填物稀疏；根充物间不致密；根充物与根管壁间存在空隙；根尖 1/3 只有糊剂无牙胶；根充物距根尖大于 2mm。

超填：在严密封闭根管系统情况下，充填材料超出根尖孔到达根尖周组织。超填可能会引起术后不适和疼痛，但长期预后效果良好。

超充：尽管根管充填材料超出根尖孔到达根尖周组织，但根管系统未实现严密封闭，根管内感染物仍与根尖周组织相通，该种情况治疗预后效果差。

四、实验模块组成

根管治疗虚拟仿真实验选取了两个典型的根管治疗病例，分别为前牙冠折露髓和后牙急性牙髓炎（图 2-1）。每个病例都设置了问诊、口腔检查、疾病诊断、治疗方案、治疗流程、病历书写、过程化考核等实验模块。通过过程化考核贯穿这个实验操作，以强化对重要知识点的学习。

（一）问诊

病史采集的主要手段是问诊。问诊是医生与患者交谈以了解疾病的发生、发展和诊疗情况的过程。一位经验丰富的医生仅通过问诊往往就能对疾病的种类、严重程度等作出初步的判断。本实验的问诊模块主要是通过医患之间对话交代患者病情。此模块的设置一方面是考察学习者病史采集的能力，另一方面是训练学习者的临床思维，培养爱伤意识。通过此模块的学习，学习者可获得此病例的基本病史资料。

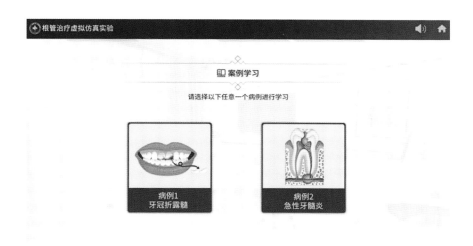

图 2-1　根管治疗虚拟仿真实验

(二)口腔检查

口腔检查是医生运用自己的感官和借助简便的检查工具,客观地了解口腔状况的最基本检查方法。在本实验环节中,对患者进行了视诊、探诊、松动度等常规检查和影像学检查,在检查过程中使用了口镜、探针、镊子等器械,并辅以动画,生动形象地向学习者展示操作过程。

(三)疾病诊断

在每一项检查结束后,系统会同步给出检查结果,通过口腔检查再结合病史基本上可以作出初步临床判断。本实验模块主要是基于病史信息采集和口腔检查的基础之上,重点训练学习者的临床思维能力。

(四)治疗方案

明确疾病诊断之后,即可确定治疗方案。在临床工作中,治疗方案的制订首先要基于医生的专业判断,同时要综合考虑患者自身情况。在此之前需要医生与患者进行充分沟通,这也是对学习者在临床诊疗过程中全局意识的一种考察。

(五)治疗流程

本实验模块是整个根管治疗虚拟仿真实验的主体部分,涉及开髓、根管预备和根管充填等重要实验内容,强调的是"规范化"操作。首先是对标准操作流程的强化,其次是对操作细节的直观展示。通过本实验模块的学习,可辅助实验室教学,使学习者对根管治疗流程及器械的使用有进一步提升。

(六)病历书写

病历书写是每一位临床工作者必备基本技能,主要包括主诉、现病史、既往史、专科检查、诊断、治疗方案、治疗计划、处置、医嘱等几个方面。此实验模块的设计主要是对整个病例的总结回顾,以进一步强调重要知识点。

(七) 过程化考核

本虚拟仿真实验在实验过程中设置了理论知识和操作技能的考核。理论知识考核将从题库中随机抽取试题,一般穿插于各实验模块中。技能操作考核内容包括口腔局部麻醉、橡皮障隔离、开髓术、根管预备术、根管充填术,需学习者选择合适的器械按照标准流程完成操作。

五、训练流程与解析

本部分针对两个病案的诊疗过程进行分步解析。

【交互动作】　介绍软件的基本使用方法。

【标准选择】　提供软件预设的标准操作。

【要点解析】　对操作中的重要知识点和注意事项进行说明。

病例 1　牙冠折露髓

1. 问诊

【交互动作】　点击"病例 1 牙冠折露髓"。

【标准选择】　点击"病例 1 牙冠折露髓",系统自动跳转到实验界面。通过医生与患者之间对话,完成患者"主诉"、"现病史"和"既往史"等病史资料的采集。

【要点解析】　在临床诊疗过程中,与患者的有效沟通将直接影响疾病的准确诊断及治疗方案的制订。在本实验中,问诊环节采用了医患对话的形式(图 2-2),一是进行临床思维的训练,二是进行病史采集能力的训练。在问诊过程中,思路要清晰,问题循序渐进,逐步引导患者将病史交代清楚,同时要有"爱伤意识",尽量消除患者的紧张情绪。

通过问诊,可以了解患者的基本信息,明确患者主诉、现病史及既往史,最终获得病史资料,即患者因近期节食减肥,半日前因低血糖晕倒,导致右上颌前牙外伤。完成问诊后,点击"已了解"即可进入下一步实验操作。如果想重复上一环节,可点击"实验步骤选择"中的"问诊"或界面右上方的"左向箭头"返回上一界面进行病情回顾(图 2-3)。

2. 口腔检查

【交互动作】　点击界面右侧的"视诊""松动度检查""影像学检查"实验

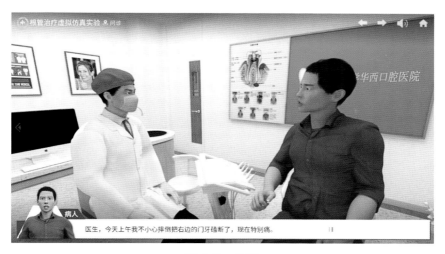

图 2-2　问诊

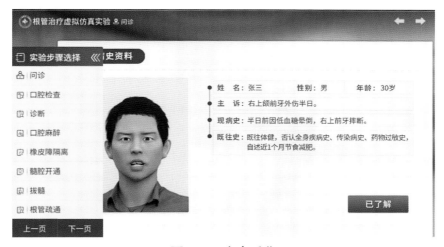

图 2-3　病史采集

模块。

【标准选择】　分别点击界面右侧的"视诊""松动度检查""影像学检查"模块对患者的口腔及患牙进行检查。每完成一项检查操作,将会获取相应的检查结果。点击"继续"进入上述实验操作的考核界面。

【要点解析】　牙髓病和根尖周病的常规口腔检查是借助一些基本的诊疗器械,如口镜、镊子和探针等,完成牙齿、牙周、黏膜以及口腔颌面部等的检查。针对需进行处理的外伤患牙,常规进行视诊和松动度检查,并辅以影像学检查。为避免进一步刺激患牙而引起患者疼痛不适,一般不建议进行叩诊以及断端探诊。在本环节的实验操作界面(图 2-4),点击"视诊",可在口镜配合下探针分区检查

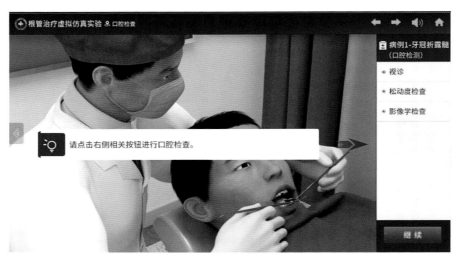

图 2-4　口腔检查

患者口腔,确定患牙。检查结果可见 11 切端 1/3 缺损,已露髓,余牙未见异常;点击"松动度检查",镊子夹持患牙,颊舌向、近远中向摇动,检查结果可见 11 存在 I~II 度松动;点击"影像学检查",界面弹出患牙 X 线片,提示 11 切端 1/3 缺损,与髓腔相通,牙根完整,未见折裂线,根尖周组织无明显异常。

3. 疾病诊断

【交互动作】　完成"口腔检查"实验内容的考核后,点击"继续"。

【标准选择】　完成上一实验的考核,回答正确后,点击"继续"自行跳转到"疾病诊断"界面。

【要点解析】　疾病诊断同样是通过医生与患者之间的对话来完成。此环节采用医患对话形式,在交流过程中,医生将会告知患者疾病诊断结果,即 11 牙外伤露髓。

4. 治疗方案

【交互动作】　医生与患者关于治疗方案选择的对话。

【标准选择】　通过医患之间交流,确定治疗方案,完成考核环节。

【要点解析】　在临床诊疗过程中,麻醉及根管治疗均需要签署知情同意书,在治疗之前应同患者充分沟通,结合自身专业的判断,综合考虑患者治疗的意愿进行治疗方案的选择。在本实验中,通过医患之间的对话,最终确定患者的治疗方案,即局部麻醉下行一次性根管治疗术,告知患者治疗流程及风险,并签署麻醉和根管治疗的知情同意书(图 2-5)。完成上述操作后,进入此实验环节的考核界面,回答正确后可继续实验。

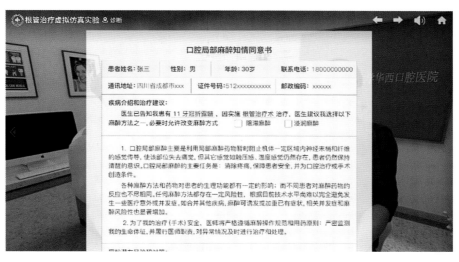

图 2-5　签署知情同意书

5. 治疗流程

（1）口腔局部浸润麻醉

【交互动作】　完成实验前的小测,回答正确后进入"口腔麻醉"实验模块。按照标准操作流程选择合适的工具进行操作。

【标准选择】　完成实验前的小测,根据患者实际情况选择合适的麻醉方法。按照界面指示,进入"口腔麻醉"实验模块,需要学习者选择合适的工具,按照标准流程完成相应的操作(图 2-6)。

【要点解析】　牙髓组织富含神经纤维,对刺激反应敏感。在牙髓治疗的过

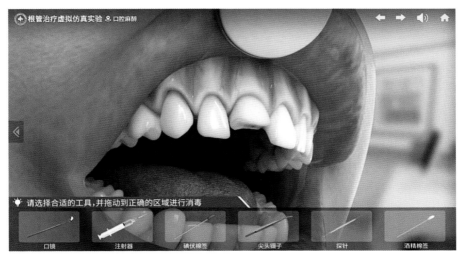

图 2-6　口腔局部浸润麻醉

程中,各种操作均可能引起疼痛,使患者难以忍受以致惧怕接受治疗。因此,应该实施无痛技术,使牙髓病和根尖周病的治疗在无痛或减少疼痛的情况下进行。一般可通过局部注射麻醉药物以达到牙髓治疗无痛的目的。在此操作流程中,嘱患者微张口,执口镜牵拉开患者上唇,暴露上颌前牙相应的前庭沟区,碘伏棉签唇侧消毒,医生右手持注射器于11根尖处黏膜进针,推注麻药,然后嘱患者大张口,暴露上颌前牙腭侧,医生右手持注射器于11根尖处黏膜进针,推注麻药,数分钟后检查麻醉效果。

（2）术区隔离

【交互动作】　完成实验前的小测,回答正确后进入"橡皮障隔离"实验模块。按照标准操作流程选择合适的工具进行操作。

【标准选择】　完成实验前的小测,根据患者实际情况确定橡皮障隔离牙位。按照界面指示,进入"橡皮障隔离"实验模块,需要学习者选择合适的工具,按照标准流程完成相应的操作(图2-7)。

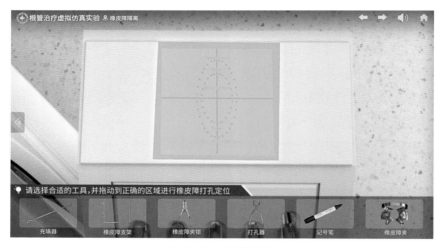

图 2-7　术区隔离

【要点解析】　前牙的橡皮障隔湿一般都是隔离14—24牙位,以提供橡皮障的支抗和足够的舌侧操作空间,即使是隔离一颗前牙也是如此。放置橡皮障前常规清洁牙齿,用牙线检查邻接,被隔离的牙齿其最远中牙齿的固定可用弹力线或者牙线。牙线的使用可以是牙冠暴露的更充分,翻转更容易。操作演示结束后进入操作练习界面,请学生选取合适的器械按照正确的顺序完成相应的操作,流程如下:记号笔标记打孔位置→橡皮障打孔(14—24牙位)→橡皮障安置在牙齿上→牙线固定→橡皮障架绷紧橡皮障。实验过程中穿插测试,强调重要知识点。

（3）髓腔开通

【交互动作】　术区隔离完成后,点击"已了解"进入"髓腔开通"实验模块。

【标准选择】　选择合适的工具,按照标准流程分步骤完成11的髓腔开通,建立直线通路(图2-8)。

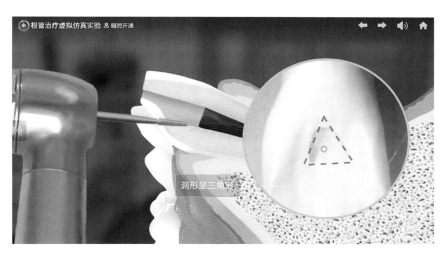

图2-8　髓腔开通

【要点解析】　使用高速手机及合适的钻针(本实验中选择了球钻,临床可根据患牙实际情况灵活选择),上下提拉去除11的髓室顶,建立根管预备器械进入根管的直线通路,使用探针检查髓室顶是否揭全;使用低速手机及合适的钻针(本实验中选择了裂钻,临床可根据患牙实际情况灵活选择),修整开髓洞形,使外形线光滑,入口洞形微敞。

（4）拔髓

【交互动作】　选择拔髓针,拖至实验界面。

【标准选择】　选择拔髓针,拔出牙髓。

【要点解析】　将拔髓针插入根管深约2/3处,轻轻旋转使根髓绕在拔髓针上,然后抽出,为避免器械分离的发生,切忌使用蛮力。

（5）疏通根管,确定工作长度

【交互动作】　选择合适的操作器械按照正常顺序完成根管疏通,确定工作长度。

【标准选择】　根据根管疏通的操作流程,自行选择K锉、冲洗用注射器、17%EDTA、0.5%~5.25%次氯酸钠,逐步完成根管疏通,并借助根尖定位仪、根管长度测量尺确定工作长度(图2-9)。若器械选择及流程错误,系统将进行提示。

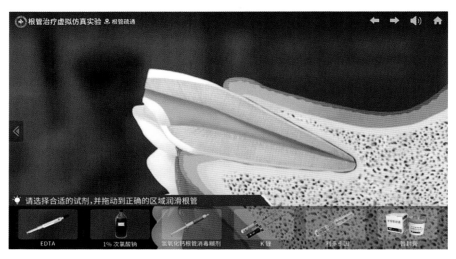

图 2-9　根管疏通

【要点解析】 根据 X 线片判断根管形态并粗估工作长度,先将 17%EDTA 充满髓腔和根管,初尖锉选用 10# 不锈钢 K 锉,预处理后疏通根管至工作长度,使用大量的 0.5%~5.25% 次氯酸钠溶液进行冲洗,使用相同的方法继续疏通根管至 15#K 锉,到达工作长度。

疏通方法具体如下:①将 10#K 锉尖端 2~3mm 预弯后进行疏通,疏通方法是轻轻将锉插入根管,顺时针方向旋转 15°~30°,再逆时针方向旋转 15°~30°,向根尖方向渗透,小幅度上下提拉疏通根管,再换 15# 锉采用同样的方法疏通根管至根尖狭窄处。②根管冲洗:冲洗针头到达距根尖孔 3mm 左右的位置,插入根管有阻力后回退 1~2mm,保证冲洗液返流,每次冲洗 2~5mL。③最终用 15#K 锉疏通根管至根尖段,在根尖定位仪的引导下确定准确的工作长度。注意根管工作长度测量时,唇钩挂于口角处,另一电极与 K 锉相连,锉杆上的橡皮片与被测牙参照点相接触。当根管测量仪读数到达 0.5 刻度时,此时的 K 锉尖端到橡皮片的距离即为工作长度。

(6)根管预备(以 S3 系统为例)

【交互动作】 确定工作长度后,点击"已了解"进入根管预备。需学习者选择合适的操作器械,按照正常顺序完成根管预备。

【标准选择】 根据根管预备的操作流程,自行 S3 镍钛机用锉、不锈钢 K 锉、冲洗用注射器、17%EDTA、0.5%~5.25% 次氯酸钠,逐步完成根管机械预备(图 2-10)。若器械选择及流程错误,系统将进行提示。

【要点解析】 SU(10/20)预备:使用 SU 锉对根管中上 1/3 段进行预备,

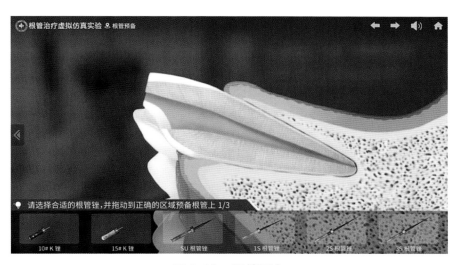

图 2-10　根管预备

沿根管走向上下提拉 3~4 次，后退时沿根管壁使用"刷"的手法进行运动，0.5%~5.25% 次氯酸钠溶液冲洗根管，使用 10#K 锉回锉并冲洗；1S（04/20）预备：先将 EDTA 充满髓腔和根管，用 1S 根管锉进入根管口后启动马达，预备至工作长度，手法为沿根管走向上下提拉 3~4 次，逐步向根尖推进直至到达工作长度，后退时沿根管壁使用"刷"的手法进行运动，0.5%~5.25% 次氯酸钠溶液冲洗根管，使用 10#K 锉回锉并冲洗；2S（05/26）预备：1S 预备完成后，相同手法使用 2S 预备根管至工作长度，0.5%~5.25% 次氯酸钠溶液冲洗根管；3S（04/35）：可根据根管的具体情况选择是否进一步使用 3S 进行预备。

在根管预备过程中，要注意 EDTA 的使用，有利于根管预备，每根锉预备时都要使用 EDTA 润滑根管，因 S3 系统优秀的切削功能，根管内会产生大量的碎屑，预备过程应大量使用次氯酸钠溶液冲洗，每换一根锉均要进行根管冲洗。换锉前，使用小号锉（如 10#K 锉）回锉，以防止根尖段碎屑堆积。

（7）试主尖

【交互动作】　选择合适的牙胶尖，拍 X 线片示踪。

【标准选择】　根管预备完成后，选择合适的主尖放置于根管内，拍 X 线片示踪（图 2-11）。若器械选择及流程错误，系统将进行提示。

【要点解析】　根管预备完成后，根据根管工作长度和主尖锉大小选择合适的主牙胶尖，一般选用最后一支预备器械同锥度和尖端直径的牙胶尖作为主牙胶尖。根据根管工作长度，用镊子在主牙胶尖相应部位夹一压痕，将主牙胶尖插入根管至工作长度，回拉时略有阻力。用暂封膏固定牙胶尖，请患者移至放射

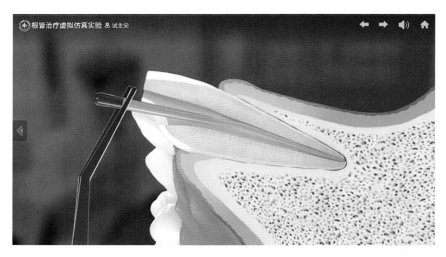

图 2-11　试主尖

科,拍 X 线片,若 X 线片显示主牙胶尖能到达工作长度或稍短 0.5mm,且在根尖 1/3 区紧贴根管壁,则主牙胶尖合适。

（8）根管消毒干燥

【交互动作】　选择合适的操作器械按照正常顺序完成根管消毒、根管干燥。

【标准选择】　根据根管充填的标准操作流程,逐步完成根管消毒、根管干燥。若器械选择及流程错误,系统将进行提示（图 2-12,图 2-13）。

（9）根管充填及牙体修复

【交互动作】　选择侧方加压充填或垂直加压充填方法,按照正常顺序完成根管充填。

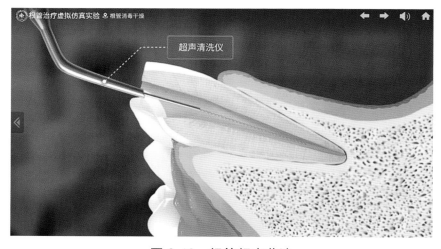

图 2-12　根管超声荡洗

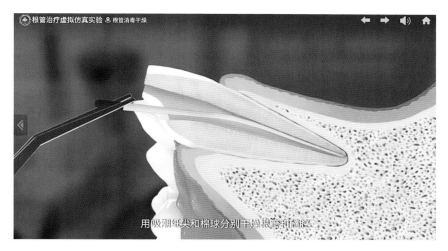

图 2-13　根管干燥

【标准选择】　可分别选择侧方加压充填和垂直加压充填,并根据根管充填的标准操作流程,逐步完成根管充填(图 2-14)。若器械选择及流程错误,系统将进行提示。

【要点解析】　确定主牙胶尖合适后,超声荡洗根管,使用大量的 0.5%~5.25% 次氯酸钠溶液冲洗根管,用小棉球干燥髓腔,用吸潮纸尖干燥根管,如纸尖无渗出则准备进行患牙的根管充填。根管充填可选择侧方加压充填和垂直热牙胶加压充填。

侧方加压充填操作流程:①侧压针的选择:通常选择与根管预备时主尖锉相同型号或小一号的侧压针。所选侧压针在根管中应能较宽松地到达工作长

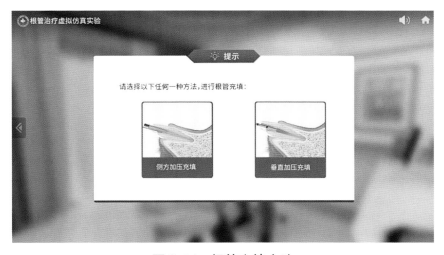

图 2-14　根管充填方法

度,并与根管壁之间留有空间,在进行侧压时,侧压针插入深度不应超出根尖狭窄部。②导入根尖封闭剂:将螺旋输送器尖端蘸上封闭剂导入根管中,使根管封闭剂均匀分布在整个根管系统的根管壁上;③放置主尖:将主尖尖端蘸少许根管封闭剂,缓慢插入根管内至标记的刻度;④侧方加压主牙胶尖:沿主牙胶尖的一侧插入侧压针至标记长度,并将主牙胶尖压向根管壁的一侧,停留 15 秒,以防止牙胶的回弹。侧压针可旋转 180°并施以侧向力进入根管,但在弯曲根管侧压针的旋转角度应小于 90°,以防止器械折断。侧压完成后,应旋转器械使其变松后再从根管中取出,以免将已充填的牙胶尖带出。⑤充填辅牙胶尖:在侧方加压形成的间隙中插入相应的辅牙胶尖,其深度应至侧压针进入的深度,其型号可与侧压针相同或小一号。继续侧方加压已填入的牙胶尖,并填入相应的辅牙胶尖,直至侧压针只能进入根管口 2~3mm,每支辅牙胶尖放入前其尖端均应蘸取少量封闭剂。

　　垂直加压充填操作流程:①垂直加压器的选择:可选择 2~3 个垂直加压器,一个与根尖部 2~3mm 处相适合,另两个分别与根尖 1/3 和根中 1/3 相适合。②导入根尖封闭剂:将螺旋输送器尖端蘸上封闭剂导入根管中,使根管封闭剂均匀分布在整个根管系统的根管壁上。③放置主尖:将主尖尖端蘸少许根管封闭剂,缓慢插入根管内至标记的刻度。④充填根管的根尖 1/3:先用携热器的工作端将主牙胶尖齐根管口烫断,继而由冠部向根尖部边加热边加压,使携热器工作端进入根管,随后停止加热并保持根尖方向压力片刻,再加热 1 秒,停留 1 秒,然后迅速取出并将包裹在携热器工作端的牙胶带出,再用垂直加压器压紧根管内已加热变软的牙胶,如此反复 1~2 次,至仅余根尖 3~4mm 牙胶时则完成根尖 1/3 的充填。⑤热牙胶分段充填,根管冠方的充填:如患牙需要行桩核修复,则不需要行此步。将牙胶置于热牙胶注射枪内加热至所要求的温度,将注射枪的工作端插入根管与已充填牙胶相接,边注入流动的热牙胶边回退,而后用垂直加压器压紧已注入的热牙胶,以免产生空隙,如此反复 1~2 次直至根管填满至根管口,随后清理髓腔,依次放置棉球和暂封膏暂封髓腔。

　　根管充填完毕后应即刻拍摄 X 线片,评估根管充填的结果是否符合标准(图2-15)。因外伤行根管治疗的患牙在充填治疗完成后可暂时修复,患牙无不适症状选择行永久性修复,注意考虑美观问题(图 2-16)。

　　6. 病历书写

　　【交互动作】　根据整个病例的诊疗过程在系统完成病历书写。

　　【标准选择】　系统提供病历模板,学习者根据诊疗过程完成病历的书写。

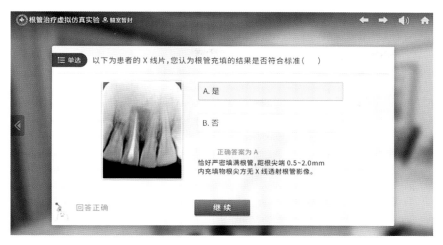

图 2-15　根充效果评价

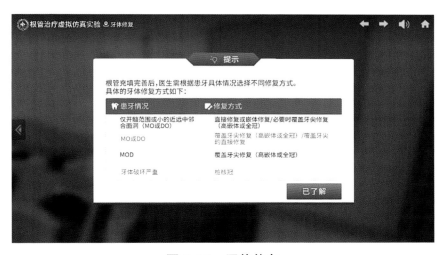

图 2-16　牙体修复

【要点解析】　病历书写包括:主诉、现病史、既往史、专科检查、诊断、治疗方案、治疗计划、处置、医嘱等几个方面,需通过本病例的学习完成患者病史资料的采集。

病例 2　急性牙髓炎

1. 问诊

【交互动作】　点击"病例 2 急性牙髓炎"。

【标准选择】　点击"病例 2 急性牙髓炎",系统自动跳转到实验界面。通过医生与患者之间对话,完成患者"主诉""现病史"和"既往史"等病史资料的采集。

【要点解析】　通过问诊,可以了解患者的基本信息,明确患者主诉、现病史及既往史,最终获得病史资料,即左下后牙自发痛 3 日伴夜间痛 1 日。完成问诊后,点击"已了解"即可进入下一步实验操作。如果想重复上一环节,可点击"实验步骤选择"中的"问诊"进行回顾(图 2-17)。

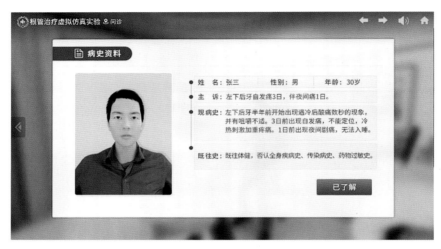

图 2-17　病史资料

2. 口腔检查

【交互动作】　点击界面右侧的"视诊""探诊""叩诊""松动度检查""牙髓活力测试""影像学检查"实验模块。

【标准选择】　分别点击界面右侧的"视诊""探诊""叩诊"松动度检查""牙髓活力测试""影像学检查"模块,对患者的口腔及患牙进行检查(图 2-18)。每完成一项检查操作,将会获取相应的检查结果。点击"继续",进入上述实验操作的考核界面。

【要点解析】　在本环节的实验操作界面,点击"视诊",可在口镜配合下使用探针分区检查患者口腔,确定患牙。检查结果可见 36 粉面中央窝大面积龋坏,色黑;点击"探诊",可探及深龋洞,质软;点击"叩诊",患牙有轻度叩痛;点击"松动度检查",患牙无明显松动;点击"牙髓温度检测——冷诊法",提示患牙疼痛加剧并延续超过 5 分钟;点击"牙髓温度检测——热诊法",牙痛但不剧烈;点击"牙髓电活力测试",患牙检测值为 5,异于对照同名牙;点击"影像学检查",界面弹出患牙 X 线片,提示 36 牙冠大面积低密度影,近髓,根尖周组织无明显异常。除了记录口腔检查结果外,还需要掌握相关检查方法的规范操作。

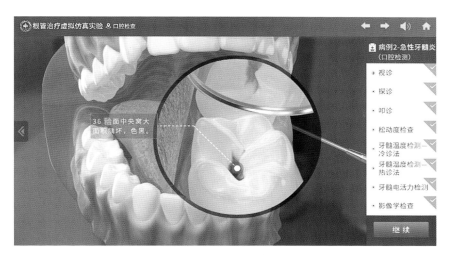

图 2-18　口腔检查

3. 疾病诊断（图 2-19）

【交互动作】　完成"口腔检查"实验内容的考核后，点击"继续"。

【标准选择】　完成上一实验的考核，回答正确后，点击"继续"自行跳转到"疾病诊断"界面。

【要点解析】　通过口腔检查结果，结合病史可作出诊断，即 36 急性牙髓炎。疾病诊断主要通过医生与患者之间的对话完成。

4. 治疗方案

【交互动作】　医生与患者关于治疗方案选择的对话。

【标准选择】　通过医患之间交流，确定治疗方案，完成考核环节。

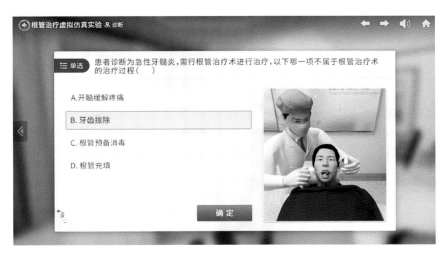

图 2-19　疾病诊断

【要点解析】 通过医患之间对话,最终确定患者的治疗方案,即局麻下行36根管治疗+修复治疗,告知患者治疗流程及风险,并签署麻醉和根管治疗的知情同意书。完成上述操作后,进入此实验环节的考核界面,回答正确后可继续实验。

5. 治疗流程

（1）口腔麻醉

【交互动作】 完成实验前的小测,回答正确后进入"口腔麻醉"实验模块。按照标准操作流程选择合适的工具进行操作。

【标准选择】 完成实验前的小测,根据患者实际情况选择合适的麻醉方法。按照界面指示,进入"口腔麻醉"实验模块,需要学习者选择合适的工具,按照标准流程完成相应的操作(图 2-20)。

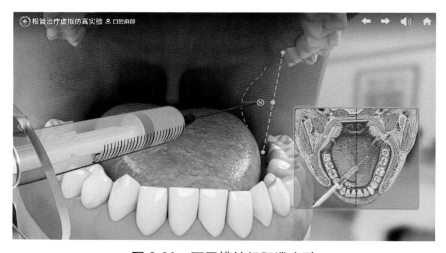

图 2-20 下牙槽神经阻滞麻醉

【要点解析】 本病例采用下牙槽神经阻滞麻醉法。首先进行口腔麻醉前准备,医生调节牙科椅,嘱患者躺在牙科椅上并大张口,下颌𬌗平面与地面平行,医生执口镜牵拉开患者左侧口角,干燥,碘伏棉签消毒,将注射器置于对侧口角,即右侧第一、第二前磨牙之间,与中线成45°,注射针高于下颌𬌗平面约1cm并与之平行,按照上述注射标志进针推进约2~2.5cm左右,达下颌骨骨面后回抽无血注入麻药1~1.5mL。数分钟后,检查麻醉效果,若患者出现左侧口角麻木,则提示麻醉成功。在下牙槽神经阻滞麻醉的操作中,应找准注射标志点,同时要掌握正确的注射方法及麻药起效后的临床表现。

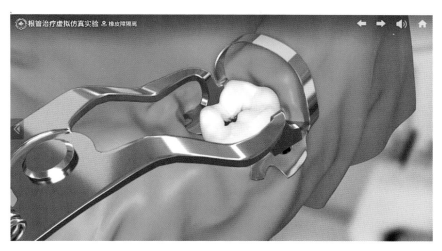

图 2-21 术区隔离

（2）术区隔离

【交互动作】 完成实验前的小测，回答正确后进入"橡皮障隔离"实验模块。按照标准操作流程选择合适的工具进行操作。

【标准选择】 完成实验前的小测，根据患者实际情况确定橡皮障隔离牙位。按照界面指示，进入"橡皮障隔离"实验模块，需要学习者选择合适的工具，按照标准流程完成相应的操作（图 2-21）。

【要点解析】 在操作界面，需选取合适的器械，按照正确的顺序完成相应的操作，流程如下：记号笔标记打孔位置→橡皮障打孔（36 牙位）→选择下颌磨牙橡皮障夹→橡皮障钳持障夹连同橡皮障一起安置在 36 上→翻转 36 周围橡皮障→橡皮障架绷紧橡皮障。实验过程中穿插测试，强调重要知识点。

（3）髓腔开通及失活

【交互动作】 术区隔离完成后，点击"已了解"进入"髓腔开通"实验模块。

【标准选择】 选择合适的工具，按照标准流程分步骤完成 36 的髓腔开通（图 2-22）。

【要点解析】 使用高速手机及合适的钻针（本实验中选择了裂钻，临床可根据患牙实际情况灵活选择）去除龋坏组织并穿通髓腔，暴露牙髓，小棉球止血，在开髓孔处放置适量失活剂，上方放置小棉球，暂封并医嘱。需要强调的是，初诊封失活剂治疗时，可暂时不揭全髓室顶，穿通髓腔暴露牙髓使药物与牙髓充分接触即可（图 2-23）。复诊根管预备时再揭全髓室顶建立直线通路。

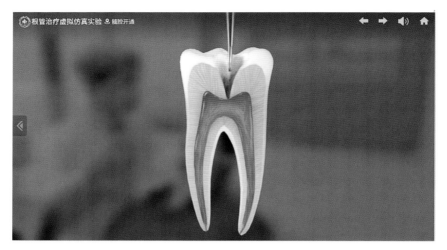

图 2-22　髓腔开通

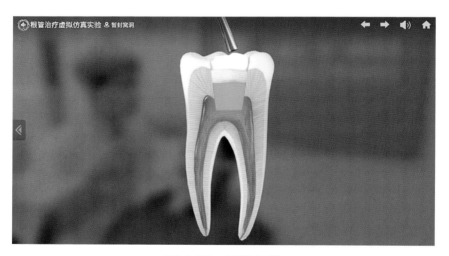

图 2-23　牙髓失活

（4）第一次复诊（牙髓失活 2 周）

1）口腔检查

【交互动作】　询问病情并进行患牙检查。

【标准选择】　医生询问患者上次治疗后有无明显不适，并对患牙进行探诊、叩诊、松动度等检查。

【要点解析】　患者每次就诊都要常规进行检查，一是便于记录患者病情，二是确定治疗是否有效。通过检查，可帮助医生明确本次就诊的治疗方案。在操作开始前，通过小测的形式考察规范化操作流程的掌握程度（图 2-24）。

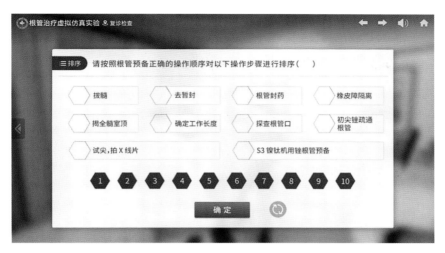

图 2-24　复诊口腔检查

2）去暂封并揭髓室顶

【交互动作】　去暂封,揭髓室顶。

【标准选择】　选择合适的工具,依次去除暂封、小棉球,并揭全髓室顶,建立根管治疗的直线通路。

【要点解析】　选择高速手机及合适的车针去除暂封材料,无探痛后,低速手机及球钻上下提拉,揭全髓室顶,并用探针检查,辅以低速裂钻修整洞形。

3）拔髓

【交互动作】　探查根管口,拔髓。

【标准选择】　选择根管探针,探查并定位根管口,随后选择拔髓针,拔出牙髓(图 2-25)。

【要点解析】　使用 DG16 探查并定位根管口,也可用普通探针代替,未避免根管遗漏,临床可辅助使用显微镜。经探查,为三根管牙,将拔髓针插入根管深约 2/3 处,轻轻旋转使牙髓绕在拔髓针上,然后抽出,为避免器械分离的发生,切忌使用蛮力。

4）疏通根管,确定工作长度

【交互动作】　选择合适的操作器械,按照正常顺序完成根管疏通,确定工作长度。

【标准选择】　根据根管疏通的操作流程,自行选择 K 锉、冲洗用注射器、17%EDTA、0.5%~5.25% 次氯酸钠,逐步完成根管疏通,并借助根尖定位仪、根管长度测量尺确定工作长度(图 2-26)。若器械选择及流程错误,系统将进行提示。

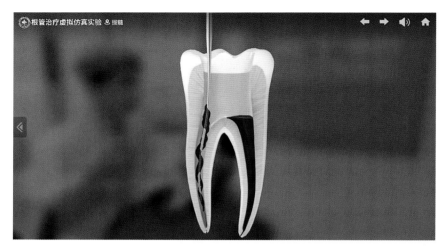

图 2-25　拔髓

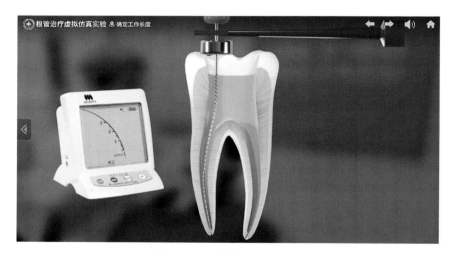

图 2-26　确定工作长度

【要点解析】　本环节的实验操作流程与病例 1 基本相同。操作要点:根据 X 线片判断根管形态并粗估工作长度,先将 17%EDTA 充满髓腔和根管,初尖锉选用 10# 不锈钢 K 锉,预处理后疏通根管至工作长度,使用大量的 0.5%~5.25% 次氯酸钠溶液进行冲洗,使用相同的方法继续疏通根管至 15#K 锉,到达工作长度,并使用根尖定位仪准确测量。

5) 根管预备(以 S3 系统为例)

【交互动作】　确定工作长度后,点击"已了解"进入根管预备。需学习者选择合适的操作器械,按照正常顺序完成根管预备。

【标准选择】 根据根管预备的操作流程,自行选择 S3 镍钛机用锉、不锈钢 K 锉、冲洗用注射器、17%EDTA、0.5%~5.25% 次氯酸钠,逐步完成根管机械预备。若器械选择及流程错误,系统将进行提示。

【要点解析】 本环节的实验操作原则及流程同病例 1。

6)试主尖

【交互动作】 选择合适的牙胶尖,拍 X 线片示踪。

【标准选择】 根管预备完成后,选择合适的主尖放置于根管内,拍 X 线片示踪(图 2-27)。若器械选择及流程错误,系统将进行提示。

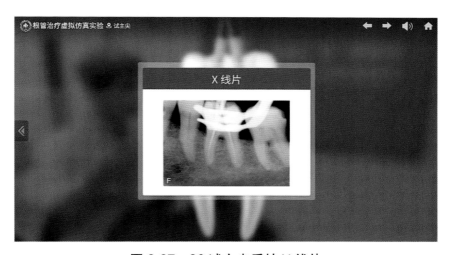

图 2-27　36 试主尖后拍 X 线片

【要点解析】 本环节的实验操作原则及流程同病例 1。

7)根管封药

【交互动作】 选择合适的操作器械,按照正常顺序完成根管冲洗、干燥及封药。

【标准选择】 根据根管充填的标准操作流程,逐步完成根管冲洗、根管干燥及封药(图 2-28)。若器械选择及流程错误,系统将进行提示。

【要点解析】 根管封药可进一步清除根管内感染,封药时间一般为 1~2 周。在本实验中,首先超声荡洗根管,使用大量的 0.5%~5.25% 次氯酸钠溶液冲洗根管,纸尖干燥根管后将氢氧化钙糊剂注入根管内,暂封膏严密封闭髓腔。在临床上,为避免根管发生二次感染,就诊期间应注意严密封闭,若中途出现暂封材料脱落,可在大量冲洗之后再次封药。

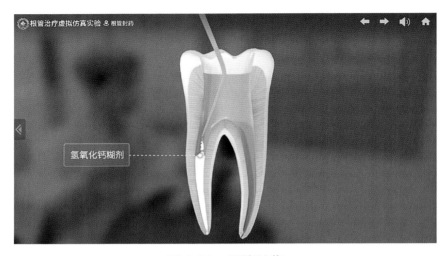

图 2-28　根管封药

（5）第二次复诊（根管预备 1 周后）

1）口腔检查

【交互动作】　询问病情并进行患牙检查。

【标准选择】　医生询问患者上次治疗后有无明显不适，并对患牙进行探诊、叩诊、松动度等检查。

【要点解析】　操作原则及流程同第一次复诊。

2）根管充填及牙体修复

【交互动作】　按照正常顺序完成根管充填，并了解牙体修复原则。

【标准选择】　根据根管充填的标准操作流程，逐步完成根管充填。若器械选择及流程错误，系统将进行提示（图 2-29）。

【要点解析】　依次完成去除暂封、超声荡洗去除封药、根管干燥、根管充填等操作，同时根据患牙具体情况选择合适的牙体修复方式，以完成冠方的严密封闭。操作流程及原则同病例 1。值得注意的是，在本实验环节中增加了根管充填规范化操作流程的考察。

6. 病历书写

【交互动作】　根据整个病例的诊疗过程在系统完成病历书写。

【标准选择】　系统提供病历模板，学习者根据诊疗过程完成病历的书写。

【要点解析】　病历书写包括：主诉、现病史、既往史、专科检查、诊断、治疗方案、治疗计划、处置、医嘱等几个方面，需通过本病例的学习完成患者病史资料的采集。由于本病例中根管治疗分 3 次处理，需根据每次就诊情况分别进行记录。

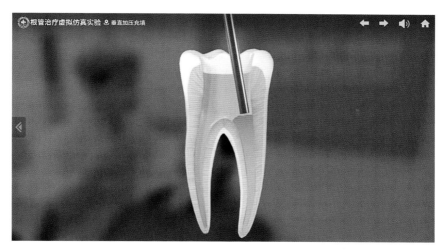

图 2-29　垂直加压充填

六、自主学习与考核

1. 自主学习　根管治疗虚拟仿真实验打破时空限制,可随时随地进行线上学习,在一定程度上辅助了口腔实验课及临床实习等教学工作的开展。此外,在虚仿实验中设置了课外拓展实验模块,主要包括国内外根管治疗相关的前沿进展,可极大地提升学习者的自主学习能力。

2. 过程化考核　本虚拟仿真实验在实验过程中设置了理论知识和操作技能的考核。理论知识考核将从题库中随机抽取试题,一般穿插于各实验模块中。技能操作考核内容包括:口腔局部麻醉、橡皮障隔离、开髓术、根管预备术、根管充填术,需学习者选择合适的器械,按照标准流程完成操作。完成所有实验环节,点击"提交"后,可查看成绩及分析报告。

七、题库样题及解析

1. 牙髓温度测验结果的表示方法正确的是

 A. 牙髓(＋)/(－)　　　　　B. 牙髓正常

 C. 牙髓对冷/热刺激敏感　　　D. 牙髓反应迟钝

 E. 牙髓无反应

【答案】　BCDE

【答案解析】　温度测验的结果是被测牙与患者正常对照牙比较的结果,不能采用(＋)或(－)表示,在病历书写过程中尤其要注意。根据被测牙齿对温度的不同反应,可分别表示为正常、敏感、迟钝、无反应。

2. 牙髓活力测验过程中,以下说法错误的是
   A. 被测牙出现一过性疼痛反应,但刺激去除后疼痛立即消失,若患牙无自发牙痛病史,则表明牙髓可能处于充血状态
   B. 被测牙对热刺激极其敏感,冷刺激反而缓解疼痛,表明牙髓处于急性化脓期
   C. 牙髓有慢性炎症、牙髓变性或牙髓部分坏死时可表现为牙髓温度测验反应迟钝
   D. 被测牙对温度测验无反应,则可以判定牙髓已经坏死
   E. 牙髓电活力测验主要用于判断牙髓是死髓还是活髓,但禁用于心脏安装有起搏器的患者

【答案】 D

【答案解析】 牙髓活力测验应结合其他检查排除假阴性结果。如牙髓过度钙化、根尖未完全形成、近期受过外伤的患牙,患者在检查前使用了止痛药或麻醉剂等可能导致牙髓活力测验无反应。

3. 使用橡皮障的目的是
   A. 提供不受唾液、血液和其他组织液污染的操作空间
   B. 保护牙龈、舌及口腔黏膜软组织,避免手术过程中受到意外损伤
   C. 防止患者吸入或吞入器械、牙碎片、药物或冲洗液
   D. 保持术者视野清楚,提高工作效率
   E. 防止医源性交叉感染

【答案】 ABCDE

4. 手术显微镜在根管治疗中的应用主要包括
   A. 根管口的定位
   B. 钙化根管的疏通
   C. 变异根管的预备和充填
   D. 根管治疗失败后的再治疗
   E. 根管治疗并发症的预防和处理

【答案】 ABCDE

【答案解析】 结合手术显微镜放大照明的优势,手术显微镜可以使用在根管治疗的整个程序中,特别是选项中提到的应用情况,显微根管治疗较常规治疗技术更具有优势。

5. 牙折的临床表现,以下错误的是
  A. 外伤性根折多见于成年牙齿
  B. 患牙牙髓活力检查可无反应
  C. 冠根折以斜行冠根折多见
  D. 根折恒牙的牙髓坏死为 20%~24%
  E. 纵折的诱因多为碰撞所致

【答案】　E

【答案解析】　引起纵折的外伤原因多为承受的殆力过大,如咀嚼过程中骤然遇到硬物的撞击力。

6. 冠折牙本质暴露的治疗,永久性修复的时机是
  A. 即刻   B. 2 周后
  C. 4 周后   D. 6~8 周后
  E. 3 个月后

【答案】　D

【答案解析】　需要 6~8 周形成足够的修复性牙本质。

7. 某患者上前牙外伤就诊,检查可见 11 松动 III 度,牙龈出血,叩痛(++)。X 线片示颈 1/3 处根折,余根长 12mm,该牙的治疗方法是
  A. 立即复位固定   B. 拔除患牙
  C. 拔除牙冠,直接修复 D. 直接进行光敏树脂粘接修复
  E. 去除牙冠,根部进行治疗

【答案】　E

【答案解析】　牙根颈部 1/3 折断与龈沟交通时,不会自行修复。若折断线在龈下 1~4mm,断根不短于同名牙的冠长,牙周情况良好者,可在根管治疗后选用牙冠延长术、正畸牵引术等将牙根断面拉出至龈缘。术后 3 个月行桩冠修复。

8. 下列不属于根管治疗适用范围的是
  A. 可疑为病灶感染的病源牙
  B. 牙周-牙髓联合病变的患牙
  C. 重度磨耗患牙出现严重牙本质过敏症,脱敏治疗无法缓解
  D. 意向性牙再植

【答案】　A

9. 根管治疗与患者术前谈话的内容不包括
  A. 交代病情,讲解治疗的必要性

B. 就治疗方案征求意见

C. 治疗所用的每种器械

D. 治疗的预后和并发症

【答案】　C

10. 根管治疗的三步骤为

A. 根管扩大、根管冲洗、根管充填

B. 根管预备、根管消毒、根管充填

C. 根管预备、根管冲洗、根管充填

D. 根管预备、根管充填、牙体修复

【答案】　B

11. 根管预备的工作长度是指

A. 牙的实际长度

B. 从牙冠参照点到釉牙本质界

C. 从牙冠参照点到解剖根尖孔

D. 从牙冠参照点到生理根尖孔

【答案】　D

12. 标准法预备根管,以下说法错误的是

A. 器械由小到大各号都到工作长度

B. 适用于直而粗大的根管

C. 换锉前不需要进行根管冲洗和回锉

D. 根管锉不可跳号

【答案】　C

13. 根管冲洗不能用

A. 0.5%~5.25%NaClO

B. 0.1% 洗必泰

C. 15%~17% EDTA

D. 次氯酸钠与洗必泰混合

【答案】　D

14. 根管的化学预备常用药物是

A. 枸橼酸盐

B. EDTA

C. FC

D. TA

E. 氢氧化钙

【答案】　B

15. 下列为根管充填的时机,除外

    A. 无自觉症状   B. 根管内无渗出

    C. 临床检查无异常   D. 根尖病变明显缩小

【答案】 D

16. 目前应用最广的扩大锉是

    A. K 型扩大针   B. H 型根管锉

    C. K 型根管扩大锉   D. K flex 根管锉

【答案】 C

17. 影响根管冲洗效果的因素不包括

    A. 药物因素   B. 具体牙位

    C. 根管直径   D. 病变情况

【答案】 B

18. 根管扩大的目的不包括

    A. 清除感染物质   B. 打通根尖病灶的排脓通道

    C. 便于根管内封药   D. 消灭术后留下的无效腔

【答案】 D

19. 可能引起皮下气肿的根管冲洗液是

    A. 次氯酸钠冲洗液   B. 过氧化氢冲洗液

    C. 氯己定冲洗液   D. EDTA

【答案】 B

20. 以下哪项不是急性牙髓炎的疼痛特点

    A. 自发性阵发性疼痛   B. 夜间痛

    C. 温度刺激加剧疼痛   D. 疼痛不能定位

    E. 咬合痛

【答案】 E

21. 急性牙髓炎的首诊处理是

    A. 开髓开放   B. 开髓封失活剂

    C. 开髓拔髓开放   D. 麻醉拔髓+根管封药

    E. 开髓开放+切开引流

【答案】 A

22. 急性牙髓炎疼痛不能定位,临床上常用的定位检查方法为

    A. 探诊   B. 叩诊

C. 冷热诊　　　　　　　　　D. 电活力测试

E. X 线检查

【答案】　C

23. 急性牙髓炎诊断的主要步骤是

A. 先问诊,后做温度测验

B. 先麻醉止痛,再问诊、检查

C. 先问诊,再查可疑患牙,后温度测验

D. 先做温度测验,后查可疑患牙,问诊

E. 先查可疑患牙,后问诊,做温度测验

【答案】　C

24. 治疗急性牙髓炎时,首先应该考虑的问题是

A. 消炎　　　　　　　　　　B. 消灭致病菌

C. 无痛或尽量减少疼痛　　　D. 防止感染扩散

E. 保护生活牙髓

【答案】　C

（张凌琳　王　琨　陆君卓）

【参考文献】

1. 周学东. 牙体牙髓病学.5 版. 北京:人民卫生出版社,2020.

2. HARGREAVES K M,BERMAN L H. Cohen's Pathways of the Pulp. 11th ed. St. Louis:Mosby Elsevier,2016.

3. INGLE J I,BAKLAND L K.Endodontics. 5th ed. Hamilton:BC Decker Inc.,2002.

4. VERTUCCI F J. Root canal anatomy of the human permanent teeth. Oral Surg Oral Med Oral Pathol, 1984,58(5):589-599.

实验三　根尖外科手术虚拟仿真实验

一、实验目的和要求

1. 掌握根尖外科手术的适应证和禁忌证。
2. 掌握根尖外科手术的操作流程。
3. 熟悉根尖外科手术常用器械及材料的应用。

二、实验原理和内容

本实验通过借助虚拟现实、数字图像等信息技术,构建根尖外科手术完整病例及相关材料设备库,通过人机交互操作方式,使操作者熟悉常用根尖外科手术设备器械的基本结构与功能等理论知识,帮助学习者掌握该项操作技术的基本流程和注意事项。

三、基础知识介绍

(一) 根尖手术的适应证与禁忌证

1. 适应证

(1)根管治疗失败或再治疗失败:根管治疗失败且不适合根管再治疗,如患牙有良好的桩核冠修复体、无法取出的折断器械或根管超填物、非手术治疗无法修补的根管侧穿等。根管再治疗失败。

(2)严重的根管变异:牙根重度弯曲、根管重度钙化、根管分叉等解剖因素使根管治疗器械和充填材料无法达到根尖区。

(3)需要通过探查手术明确诊断:如影像学检查无法判断的疑似牙根纵折等。

2. 禁忌证

(1)严重的全身或系统性疾病:严重高血压、白血病、血友病、重度贫血、心内膜炎、风湿性心脏病、不受控制的糖尿病、肾炎、有出血倾向、器官移植等。

（2）根尖周炎急性期。

（3）解剖因素限制：牙齿位置难以建立手术入路，患牙附近有重要解剖结构如上颌窦、下牙槽神经等，有损伤危险或可能带来严重后果者。

（4）严重的牙周病变，牙周支持组织少或患牙不可修复。

（二）根尖手术的基本操作步骤

根尖外科手术的基本操作步骤：瓣设计、切口和翻瓣、根尖入路、根尖搔刮、根尖切除、根尖倒预备、根尖倒充填、瓣的复位和缝合。

（三）根尖手术术后护理

根尖手术术后，医生应为患者提供术后家庭护理指导，帮助患者缓解术后不适，减轻其因不适产生的焦虑，具体包括：

1. 术后暂不刷牙，应使用牙线清洁术区外牙齿。第二日起用 1∶5 000 氯己定溶液含漱。

2. 术后当日进软食或流食，使用术区对侧牙齿咀嚼软食。

3. 术后可能出现术区肿胀，可使用冰袋在术区对应的面部轻轻加压冷敷，以减少出血和肿胀。

4. 术后轻微疼痛是正常现象，必要时可服用镇痛药，疼痛无法缓解者应及时就诊。

5. 术后轻度渗血为正常现象，若出血增加，可用湿纱布压迫出血部位 15 分钟，若出血无改善则及时就医。

6. 吸烟者术后应暂停吸烟。

7. 术后 5~7 日复诊拆线。

（四）根尖外科手术的术后复诊和疗效评价

术后 6 个月应常规复查一次，并于术后 12 个月和 24 个月再进行两次复查。复查应包括临床检查和 X 线片检查两部分。成功判定标准：患牙无临床症状和体征，X 线片示骨缺损开始修复，牙周膜形成。失败判定标准：患牙出现咬合痛、牙齿松动、瘘管等症状或 X 线片示骨缺损范围扩大。若患牙无明显临床症状，X 线片骨缺损程度较术前无明显变化，则可继续观察一段时间再次复诊。

四、实验模块组成

根尖外科手术虚拟仿真训练项目分为 3 个模块：基础理论学习、综合能力训练和综合考核测评，建议学习者依次完成学习内容。各模块主要内容如下。

（一）基础理论学习模块

分别学习术区解剖和手术器械的相关知识。

1. 术区解剖　操作者可拖动三维重建的牙齿模型,复习各区牙齿近远中剖面、颊舌（腭）剖面和横剖面的主要解剖特点。

2. 手术器械　操作者可点击根尖外科手术涉及的各类器械、设备仪器和药品/耗材等,学习其名称、外形（包装）、功能等基本知识。

（1）根尖外科常用器械:口镜、普通探针、镊子、手术刀、骨膜剥离器、拉钩、调拌刀、球形磨光器、小剪刀等。

（2）根尖外科显微器械:显微口镜、显微探针、显微镊子、显微充填器、显微持针器、显微剪、三用喷枪、显微冲洗器等。

（3）根尖外科常用的设备仪器:包括显微镜和超声仪。

（4）根尖外科常用的药品/耗材:碘酊、利多卡因、MTA、止血剂、亚甲蓝溶液等。

（二）综合能力训练模块

该模块提供了上前牙根尖手术的典型案例,整个流程包括病例选择、问诊、术前检查、诊断、治疗计划、术前准备、实施治疗等部分,学生需依次按照提示内容进行系统学习,完成诊疗的全过程。最后,仔细研读评价得分模块,纠正错误操作并强化练习,在反复训练过程中增强对根尖外科手术的认识和理解。

（三）综合考核测评模块

该模块有两部分内容。随机题库测试和综合考核测评。其中综合考核测评要求学生在无系统提示的前提下独立完成根尖手术诊疗流程。该部分可作为对学生的测评。

五、训练流程与解析

本部分针对综合能力训练中病案的操作步骤进行分步解析。

【交互动作】　介绍软件的基本使用方法。

【标准选择】　提供软件预设的标准操作。

【要点解析】　对操作中的注意事项加以说明。学习者在实际操作中,可根据需要选择是否查看所有内容。

（一）问诊

【交互动作】　单击"提问"。

【标准选择】　点击所有"提问",结束后点击"开始检查"进入下一步。

【要点解析】　问诊是病例记录的重要环节,包括患者主诉、现病史、既往史等内容。本实验中通过询问患者第1、第2个问题("您哪里不舒服"和"这种情况有多久了呢")获得患者的主诉,即右上前牙咬合痛6个月。通过询问第3~第5个与疼痛有关的问题,明确疼痛的诱发因素和特点。同时询问了患牙口腔治疗史,这些都是现病史中不可或缺的内容。全身健康和过敏史是既往史的重要内容,需仔细询问和记录。本病例中亦对患者个人史及家族史进行了询问,一般情况下口腔门诊患者也可不进行询问。最后一个问题体现了医患沟通,在实际诊疗中亦应注意与患者良好的交流。

(二) 术前检查

1. 临床检查

(1) 视诊

【交互动作】　单击检查结果。

【标准选择】　点击"11 全瓷冠修复体""21 全瓷冠修复体""11 全瓷冠边缘密合""11 唇侧牙槽黏膜有窦道""21 全瓷冠边缘密合"。

【要点解析】　牙体及牙龈、牙周软组织情况都应在视诊时仔细检查。

(2) 探诊

【交互动作】　单击检查内容。

【标准选择】　点击所有检查内容,查看检查结果。

(3) 叩诊

【交互动作】　单击牙齿,根据牙齿显示的颜色点击下拉列表选择对应结果。

【标准选择】　点击12、11、21、22下拉列表,选择叩诊结果:11 为"叩痛(+)",其余牙为"叩痛(-)"。

(4) 扪诊

【交互动作】　单击检查内容。

【标准选择】　点击 11、21、12 根尖部病变部位、病变范围和扪痛。查看显示的检查结果。

【要点解析】　波动感检查主要用于判断脓肿形成的程度,视诊未见明显黏膜潮红和肿胀,无需检查波动感。

(5) 松动度

【交互动作】　单击牙齿,系统自动检查。检查结束后填写检查结果。

【标准选择】　分别点击 21、11、12、22,查看检查结果,填写检查数据。11 松动度为 I 度,余无明显松动。

【要点解析】　根据牙齿在各方向上的动度判断牙齿松动度。11仅在唇颊向有1mm以内的动度,判断为Ⅰ度松动。

（6）牙周探诊

【交互动作】　单击牙齿,系统自动检查。检查结束后点击检查结果。

【标准选择】　分别点击21、11,观察检查结果。点击"11牙周未探及牙周袋""21牙周未探及牙周袋""11牙周探诊未发现出血现象""21牙周探诊未发现出血现象"。

2. 影像学检查

【交互动作】　CBCT:单击"查看"选项,拖动红、蓝、绿色线条对病变区冠状面、矢状面和横截面进行观察。将影像定位到病变位置后,点击"测量"选项,即可对病变范围进行测量。根尖片:单击"根尖片"查看检查结果。

【标准选择】　CBCT:查看图像,填写测量结果。数据在一定范围（±0.5mm）内都算正确。如测量错误,可点击"查看"选项重新测量。

参考结果如下（图3-1~图3-6）。

（1）病变大小:5.24mm×4.46mm×6.09mm。

（2）病变距离切牙管:3.03mm。

（3）病变距离鼻底:9.98mm。

（4）根尖距离牙槽嵴顶:9.23mm。

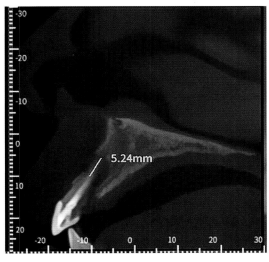

图3-1　病变长度测量

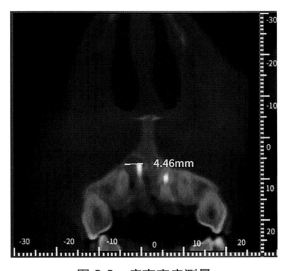

图3-2　病变宽度测量

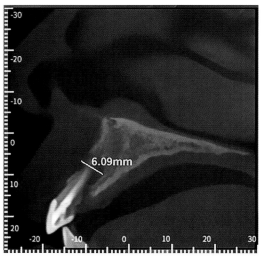

图 3-3 病变高度测量

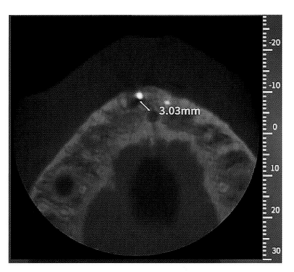

图 3-4 病变至切牙管距离测量

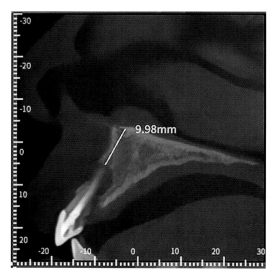

图 3-5 病变至鼻底距离测量

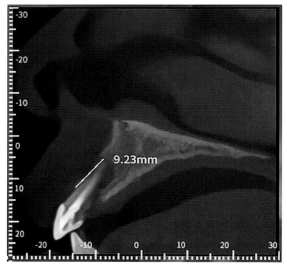

图 3-6 根尖至牙槽嵴顶距离测量

　　根尖片:阅读结果,无操作。

　　【要点解析】 影像学检查是根尖外科手术术前检查的重要步骤,通过影像学检查,帮助术者了解患牙牙根数目、长度及形态,牙根的弯曲度,病损范围,根尖与邻近解剖结构(如上颌窦、下牙槽神经、颏孔、鼻窦等)的距离、多根牙各牙根根尖的距离等,以指导制订合理的手术方案。

3. 辅助检查

【交互动作】　单击检查选项,结束后点击"提交检查结果"选项。

【标准选择】　单击所有检查选项。

【要点解析】　同其他手术一样,根尖外科手术术前需检查患者凝血功能、血糖水平及传染性疾病情况,以评估手术可行性。本病例中患者实验室检查结果无明显异常。

(三) 诊断

【交互动作】　进入诊断结果判定页面,通过按住鼠标左键可上下拖动并查看左侧病例信息,在右侧单击正确的诊断结论,并提交诊断结果。

【标准选择】　单击"11 慢性根尖周炎"后,单击"提交诊断结果"。

【要点解析】　诊断依据:①患者 11 于 5 年前曾行根管治疗。②11 唇侧可见瘘口、叩痛(+)、根尖区扪痛、松动Ⅰ度;影像学检查可见根管超填,牙周膜间隙增宽,根尖周组织存在明显低密度影像。

(四) 治疗计划

1. 标定牙位

【交互动作】　单击牙齿。

【标准选择】　单击 11。

2. 术前干预

【交互动作】　单击"药物治疗"及"特殊处理"。

【标准选择】　根据提示单击即可。

【要点解析】　本病例患者无全身疾病,常规治疗即可,无需特殊的药物治疗。但需注意若患者有比较严重的糖尿病、心瓣膜病等疾病,应选择合适的抗生素进行预防性给药,必要时请内科医生会诊。本病例患者无特殊病情,无需特殊处理。

3. 手术计划

【交互动作】　单击选择翻瓣类型,点击"去骨规划",填写数据,结束后单击"提交治疗计划"。

【标准选择】　单击"矩形瓣切口",点击"去骨规划",再次查看相关数据测量结果。

【要点解析】　瓣膜设计是根尖外科手术操作的第一步。良好的瓣膜设计应达到充分暴露术区和保障术后软组织良好愈合的目的。瓣膜设计应遵循的原则包括:瓣的设计满足最大术区入路;避免形成锐角瓣(水平切口与垂直切口成锐角);避免在骨缺损或根尖周病变上方切口;瓣的大小应至少包括目标牙齿两边各一颗牙齿;避免切口通过肌肉附着和牙根隆突。本实验中患牙位于美学区,且有全冠修复,瓣膜设计应注意:选择单侧垂直切口可能因术区暴露不足导致手术无法进行。此区域为美学区域,因此选择美学主导的龈下切口。选择沟内切口不能算错误,但是在选择后应提示美学区域可能存在风险。本实验中主要包括矩形瓣、角形瓣和半月瓣。沟内矩形瓣手术视野好,愈合快,无瘢痕,但可能导致术后牙龈退缩和冠边缘暴露,11 位于美学区,不建议选用。角形瓣单一的垂直切口限制了手术的视野,更适合后牙区。半月形瓣手术通路不佳,易留下瘢痕,已逐渐被淘汰。龈缘下矩形瓣是对半月瓣的改良,在提供更佳手术入路和视野的同时,也保障了牙龈美学,更适合本病例。

(五) 术前准备

1. 知情确认

【交互动作】 单击"知情同意书"。

【标准选择】 单击"患者(监护人)签字"旁空白处和"医生签字"旁空白处,完成知情同意操作。

【要点解析】 知情同意书的内容包含医疗风险提示和双方权利义务的说明。它是解决医、患之间信息不对称的有效途径;也是增强医患沟通,减少医疗纠纷的有效手段。术前谈话和签署知情同意书,是根尖外科手术必不可少的步骤。

2. 医患体位调整

【交互动作】 患者体位:拖动黄色圆圈进行患者体位和高度调节。医生体位:单击对应时钟点位的选项。

【标准选择】 患者参考体位:上身向后仰靠,使患者的头部与医生的肘部平齐。治疗上颌牙时,上颌殆平面与地面成 45°~90°（图 3-7）。医生参考体位:选择 9~12 点钟方向均可（图 3-8）。

3. 器械选择

【交互动作】 单击图片选择相应器械与材料。单击后滑动鼠标可查看所有器械与材料。完成后点击"提交术前准备"。

【标准选择】 点击正确的器械与材料:麻醉工具选用点击口镜、碘酊、棉球、利多卡因、棉签和 5mL 注射器。手术工具点击"全选"。

(六) 实施治疗

1. 调整显微镜

【交互动作】 点击瞳距调节器,完毕后,单击"显微镜调节完毕"。

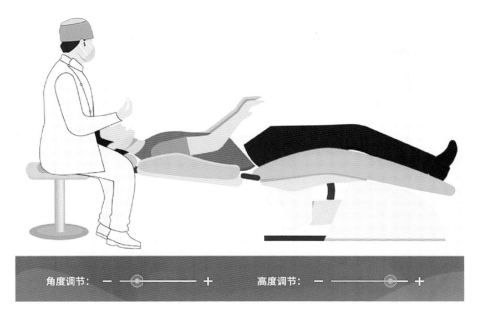

图 3-7　患者体位调节参考位置

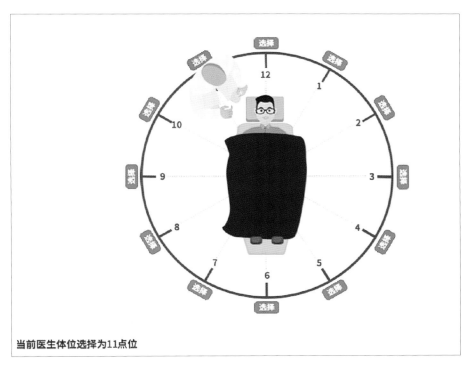

当前医生体位选择为11点位

图 3-8　医生体位调节参考位置

【标准选择】　连续点击瞳距调节器"+"或"-"按钮,直到视野变清晰。

【要点解析】　显微镜的基本调节流程包括:调节瞳距→调节屈光度→调节放大倍率→精细调节等步骤。显微镜调节在本实验中不是重点学习内容,该步骤仅提示学生应熟悉显微镜基本操作流程。

2. 麻醉

【交互动作】　根据提示依次选择相应工具,选择后点击"确定"回到镜下操作。提交操作后进行下一步。操作说明:消毒时应按住左键拖动棉棒至需消毒区域,同时按住右键涂抹。

【标准选择】　根据页面左下角提示,单击"麻醉工具",点击棉签及碘酊,点击"确定"回到镜下操作→用碘酊棉签充分消毒手术区黏膜→点击消毒完成→根据提示,单击"麻醉工具",点击5mL注射器及1∶50 000肾上腺素,点击"确定"回到镜下操作→在颊侧视角下,根据提示,分别选择注射点1、2、3完成注射。分别注射约1mL麻药→在腭侧视角下,选择切牙乳头区域作为注射点→调整注射角度,针头应摆向中线,与中切牙牙长轴平行,向后上方推进→调整进针深度约5mm→回抽无血,注射0.25~0.5mL麻药→取出注射器→完成麻醉。

【要点解析】　本实验中术区唇侧选择浸润麻醉,局麻注射点选择患牙根尖部位前庭沟及邻牙根尖部位前庭沟。腭侧采用鼻腭神经阻滞麻醉,该方法可麻醉两侧尖牙腭侧连线前方的牙龈、腭侧黏骨膜和牙槽突。麻药注射时务必回抽无血,防止麻药注射入血管,引起麻醉意外。

3. 麻醉后

【交互动作】　点击鼠标左键拖动时间轴上的黄色圆点至合适的时间,松开鼠标。

【标准选择】　15~30分钟均可。

【要点解析】　麻醉后开始手术的时间若早于15分钟,可能导致麻醉及止血效果不佳;若超出30分钟,如手术所需时间较长,可能导致手术末期麻醉效果不佳。

4. 翻瓣设计

【交互动作】　单击选项完成选择题:"请选择翻瓣方案"。

【标准选择】　单击"矩形瓣切口设计"。

5. 组织切割

【交互动作】　根据提示依次选择相应工具,选择后点击"确定"回到镜下操作。提交操作后进行下一步。操作说明:切割时长按鼠标左键不放,沿虚线标识切割。

【标准选择】　根据页面左下角提示,单击"手术工具"→单击手术刀→单击显微镜→按住鼠标左键沿虚线连续切割→完成组织切割。正确操作后可见切口处血液溢出(图 3-9)。

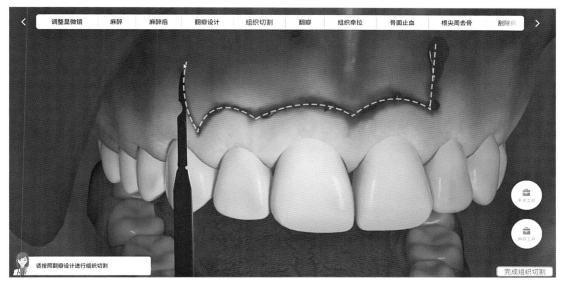

图 3-9　组织切割

【要点解析】　完成一条水平及两条垂直切口,在操作过程中鼠标需要一直按住,不能断开,模拟手术过程中一次切开的操作要求,禁止反复拉锯切开。反复拉锯式切割可能导致切开不彻底,组织瓣边缘不整。在实际手术中,一般先行水平切口,然后行垂直切口形成瓣边缘。

6. 翻瓣

【交互动作】　根据提示依次选择相应工具,选择后点击"确定"回到镜下操作。提交操作后进行下一步。操作说明:剥离时按住鼠标左键,由切口向根尖方向拖动剥离器,直至翻开组织瓣。

【标准选择】　根据页面左下角提示,单击"手术工具"→单击剥离器→点击"确定"→点击组织瓣进行剥离→单击完成翻瓣(图 3-10)。

【要点解析】　翻瓣时骨膜剥离器应时刻稳固地与骨组织保持接触,保证骨膜作为瓣的一部分被一并翻起。翻瓣时尽可能避免对瓣的挤压或撕裂。

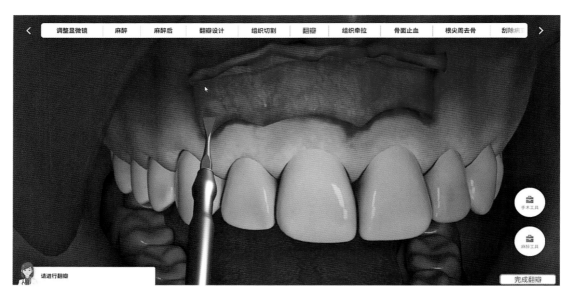

图 3-10 翻瓣

7. 组织牵拉

【交互动作】 根据提示依次选择相应工具,选择后点击"确定"回到镜下操作。提交操作后进行下一步。

【标准选择】 根据页面左下角提示,单击"手术工具"→单击拉钩(任选其一均可)→单击显微镜→点击进行组织牵拉→单击完成组织牵拉→单击"手术工具"→单击手术刀,水平向移动分离病变组织(图 3-11,图 3-12)。

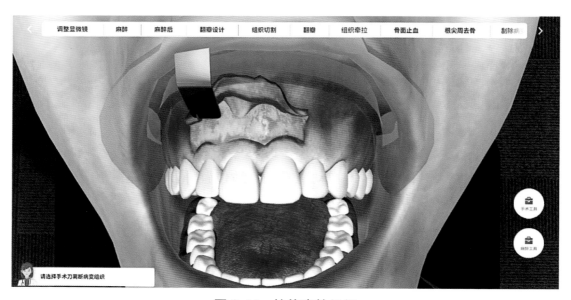

图 3-11 拉钩牵拉组织

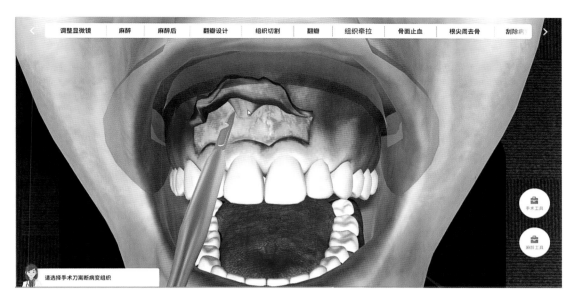

图 3-12　分离病变组织

【要点解析】　拉钩应位于健康骨面,牵拉时力量应轻柔。

8. 骨面止血

【交互动作】　根据提示依次选择相应工具,选择后点击"确定"回到镜下操作。提交操作后进行下一步。操作说明:按住鼠标左键拖动棉签,同时点击鼠标右键进行涂抹操作。

【标准选择】　根据页面左下角提示,单击"手术工具"→单击硫酸铁及棉签→单击"确定"→点击涂布硫酸铁→单击"手术工具"→点击显微冲洗器→点击左键对骨面冲洗→点击完成骨面止血。

【要点解析】　由于硫酸铁有一定的毒性,不使用生理盐水冲洗可能导致手术愈合不佳。

9. 根尖周去骨

【交互动作】　点击 CBCT 确定去骨规划,根据提示依次选择相应工具,选择后点击"确定"回到镜下操作。提交操作后进行下一步。操作说明:点击鼠标左键释放工具,然后按住鼠标左键拖动工具到合适位置,同时按住鼠标右键进行去骨操作。

【标准选择】　点击 CBCT 确定去骨规划,查看病变相关数据→单击手术工具→单击牙周探针→定位去骨区域→单击手术工具→单击显微探针→探查拟去骨区域→单击手术工具→选择反角手机及去骨钻→去骨钻置于拟去骨区域上方旋转,模拟去骨→点击根尖周去骨完成。去骨位置应与测量长度匹配,去骨为圆形直径大小约 4~5mm,去骨时从测量中心开始,逐步扩大至目标大小(图 3-13,图 3-14)。

　　【要点解析】　翻瓣后若发现皮质骨板已被病变组织穿透,刮除肉芽组织或囊肿后可直接显露根尖,否则需根据影像学检查结果,确定根尖部位,再去骨开窗。去骨位置应与测量长度匹配。牙周探针用于测量和确定去骨位置。显微探针用于探查拟去骨区域是否已经有较小的骨穿孔。

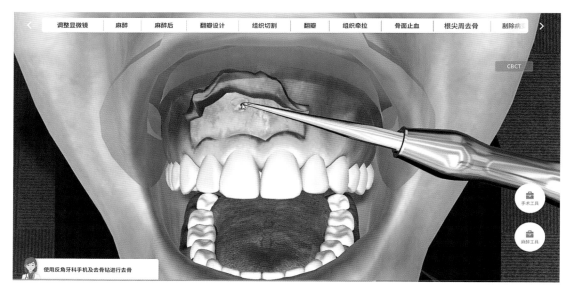

图 3-13　显微探针探查去骨区域

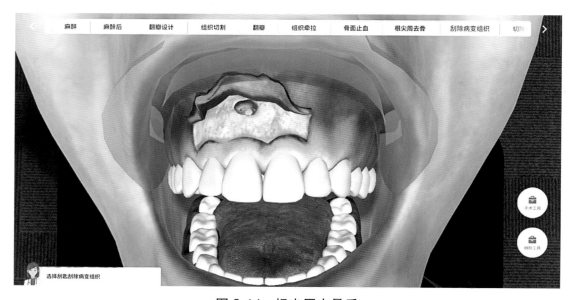

图 3-14　根尖周去骨后

10．刮除病变

【交互动作】　根据提示依次选择相应工具，选择后点击"确定"回到镜下操作。提交操作后进行下一步。操作说明：移动鼠标定位刮匙，同时点击右键挖除病变组织。

【标准选择】　根据页面左下角提示，单击"手术工具"→单击刮匙（任选其一）→移动鼠标将挖匙的工作端放入病变区内，同时点击右键挖除病变组织→点击刮除病变组织完成。

【要点解析】　刮除病变的作用：提供根尖通路，暴露根尖，去除炎症组织，为组织学检查提供活检标本，减少术中出血。

11．切除根尖

【交互动作】　单击确认根尖切除的长度，拖曳切割线至切割平面，完成后根据提示依次选择相应工具，选择后点击"确定"回到镜下操作。提交操作后进行下一步。

【标准选择】　单击选择 3mm 选项，确认切除长度→拖曳切割线至与牙长轴垂直的平面，确认切除角度→根据页面左下角提示，单击"手术工具"→单击反角手机及去骨钻→点击鼠标左键，移动手机将钻针位置放于牙根切割平面（切割水平参照左上角示意图），点击右键切割→完成根尖切除（图 3-15，图 3-16）。

【要点解析】　研究表明，根尖 93% 的侧枝根管和 98% 的根尖分叉位于根尖 3mm 处，切除这部分根尖利于有效地消除感染。当根尖断面与牙长轴垂直时，牙

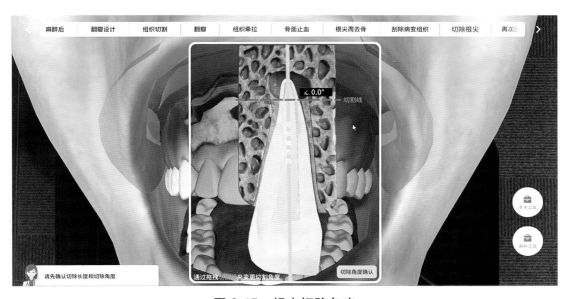

图 3-15　根尖切除角度

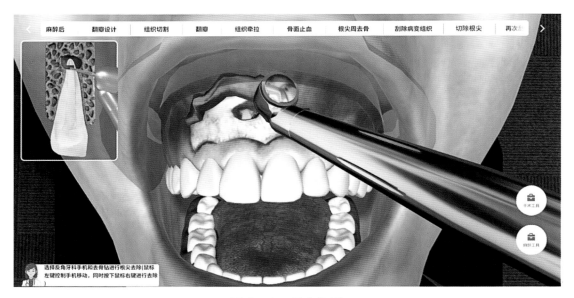

图 3-16　根尖切除

本质小管暴露少,根尖微渗漏较小。

12. 再次刮除病变组织

【交互动作】　同前。

【标准选择】　同前。

13. 骨腔止血

【交互动作】　根据提示依次选择相应工具,选择后点击"确定"回到镜下操作。回答问题后进行下一步。操作说明:点击左键移动鼠标定位,点击右键完成操作。

【标准选择】　根据页面左下角提示,单击"手术工具"→单击镊子及肾上腺素棉球→点击左键移动鼠标将棉球移至骨腔的上方,点击右键放置棉球于骨腔内,反复操作→回答问题:1~2分钟均可→点击"等待"→左键移动鼠标将镊子放入骨腔上方,点击右键拿出棉球,反复操作,留1个棉球在骨腔→点击完成骨腔止血。

【要点解析】　取棉球时应当保留一个棉球在骨腔内,防止后续再次出血。

14. 检查截根面

【交互动作】　根据提示依次选择相应工具,选择后点击"确定"回到镜下操作。提交操作后进行下一步。操作说明:①染色,点击左键移动小棉棒,点击右键进行亚甲蓝染色;②冲洗,长按鼠标左键定位冲洗部位,点击右键冲洗。

【标准选择】　根据页面左下角提示,单击"手术工具"→单击亚甲蓝溶液及小棉棒→长按鼠标左键涂布亚甲蓝溶液→单击"手术工具"→单击显微冲洗器→冲洗染色区域→单击"手术工具"→单击显微冲洗器→吹干染色区域→点击检查截根面完成。

【要点解析】 截根面检查应在显微镜高倍下观察,使用亚甲蓝染色有助于清晰区别牙根及骨组织,并且检查有无额外根管、复杂解剖结构或根裂穿孔等。因实验二维视角所限,涂布亚甲蓝时未能展示根尖病变区域,仅提示有该步骤。

15. 根尖倒预备

【交互动作】 根据提示依次选择相应工具,选择后点击"确定"回到镜下操作。回答问题后进行下一步。操作说明:长按鼠标左键进行倒预备。

【标准选择】 根据页面左下角提示,单击"手术工具"→单击超声工作尖及超声工作仪→倒预备(参照左上角示意图),预备深度为3mm,约即超声工作尖尖端弯曲长度(图3-17)。

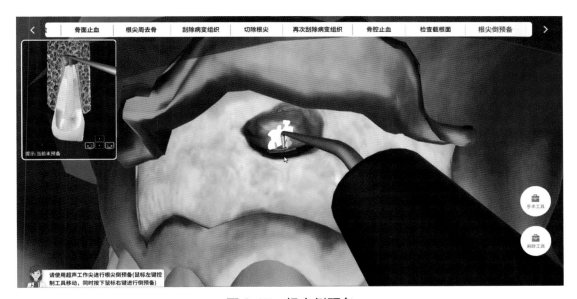

图 3-17 根尖倒预备

【要点解析】 预备时需要注意顺应根管方向,平行于牙根长轴,预备深度为3mm。预备后应用显微充填器压实牙胶。否则可能引起微渗漏导致最终治疗效果不佳。相较传统预备方法,超声工作尖可以实现更小尺寸的根尖预备,并有助于清理根管峡区。

16. 根尖倒充填

【交互动作】 根据提示依次选择相应工具,选择后点击"确定"回到镜下操作。回答问题后进行下一步。操作说明：点击鼠标左键移动器械,点击右键进行显微冲洗,加压和充填。

【标准选择】　单击"手术工具"→选择显微冲洗器→冲洗术区→单击"手术工具"→选择显微充填器、MTA、MTA block→按操作提示加压充填→单次加压充填后将充填器抬起稍停顿,等待器械尖端出现充填材料后再次加压充填→按系统提示单击"手术工具"→单击球形磨光器→单击磨光 MTA→单击"手术工具"→选择镊子→取出棉球→单击根尖倒充填完成(图 3-18)。

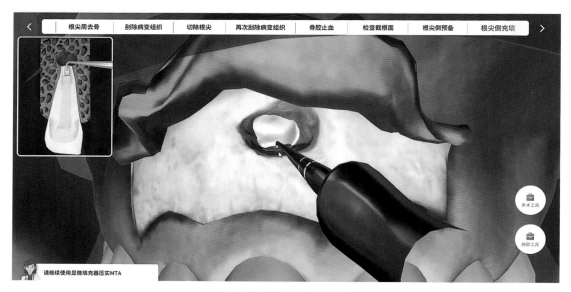

图 3-18　根尖倒充填

【要点解析】　充填前应干燥术区,否则可能导致充填不致密,治疗失败。MTA 充填前应用生理盐水冲洗术区,清除术区碎屑,去除止血棉球,再次仔细检查有无充填材料、止血剂或其他异物残留。同时,可用挖匙轻刮骨壁,使新鲜血液充满骨腔。充填时用无菌棉球填塞骨腔,可防止 MTA 碎屑掉入骨腔。MTA 充填后不可冲洗骨腔,以免影响材料固位。部分细节未在软件中体现,但学习者应予以关注。

17. 缝合

【交互动作】　根据提示依次选择相应工具,选择后点击显微镜,回到口腔界面进行相应操作。回答问题后进行下一步。操作说明：单击瓣膜,系统自动缝合。

【标准选择】　单击"手术工具"→选择尼龙缝合线和针→点击"确定"→缝

合术区→点击缝合完成。

【要点解析】　本病例展示的是间断缝合。对于水平切口,如切口类型选择为沟内切口,可选择间断缝合或悬吊缝合,缝线选择 5-0 型号。选择 6-0 缝线时容易将缝线拉断,不可选择。选择龈下切口时,只能选择间断缝合,缝线应选择6-0。垂直切口均为间断缝合,垂直切口缝线选择 5-0/6-0 皆可。

18. 术后交代说明

【交互动作】　单击选择术后交代事项的选项,多选。

【标准选择】　选择:忌剧烈运动、忌辛辣食物、忌患侧咀嚼、术后 1~2 天间断冰敷、痛时服用布洛芬、预防性使用抗生素 3 天(阿莫西林,若青霉素过敏选用罗红霉素)、一周拆线。

【要点解析】　术后交代事项应全面、准确。

上述流程完成后,系统会自动给与评分(图 3-19)。

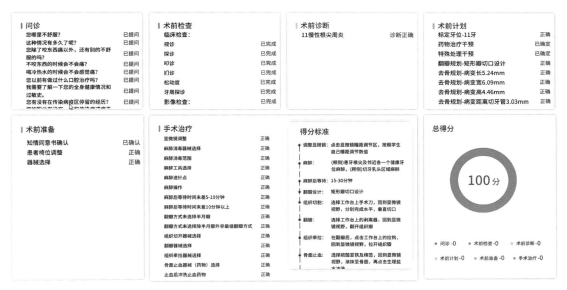

图 3-19　得分点

六、自主学习与考核

(一) 线下自主学习

学习者通过相关教材及参考文献,复习根尖外科手术的相关理论知识和操作流程。教材及参考文献包括:《牙体牙髓病学》第 5 版,周学东主编,人民卫生出版社;*Microsurgery in Endodontics*,Syngcuk Kim,Samuel Kratchman,WILEY

Blackwell 出版社；*Cohen's Pathways of the Pulp*，12th Edition，Louis Berman Kenneth Hargreaves，Elsevier 出版社等。

（二）线上虚拟仿真实验项目操作

登录根尖外科手术虚拟仿真训练项目的网址，进行线上自主学习。对于第一次使用的学习者，在完成本节课背景知识学习的基础上，建议先完成基本知识的学习后，点击综合能力训练模块，进行综合病例学习。

（三）互动教学方式

1. 系统自动记录学生在线学习时长，达到最小要求学习时长后方可完成学习任务。

2. 学生学习过程中可在讨论区留言，与授课教师进行线上互动与讨论。

3. 学生作答考核题目，授课教师根据考核结果进行重点辅导。

4. 学生完成综合能力训练模块后，系统自动显示评分细则、扣分项等结果细节，供学生自主纠错，难点由授课教师重点辅导。

（四）考核

学生完成学习任务后，进行在线考核，由题库随机出题，结合综合操作考评进行本实验学习成效的考查。

七、题库样题及解析

1. 以下属于根尖外科手术适应证的是

　　A. 难治性根尖周炎

　　B. 超充导致的根管治疗失败

　　C. 根管治疗导致的器械分离或穿孔

　　D. 真性根尖囊肿

【答案】　ABCD

【基础知识类别】　手术适应证/非适应证

【答案解析】　手术治疗可被用于非手术治疗无效的持续性根尖周病，可被视为非手术治疗的延伸。难治性根尖周炎、根管治疗并发症、真性根尖囊肿等问题往往无法通过非手术根管再治疗获得良好的疗效，为手术治疗的适应证。

2. 当患者存在以下哪些因素时，应慎重考虑进行根尖外科手术

　　A. 糖尿病　　　　　　　　　　B. 服用免疫抑制剂

　　C. 高龄　　　　　　　　　　　D. 患牙存在严重牙周疾病

【答案】　ABCD

【基础知识类别】　手术适应证/非适应证

【答案解析】　根尖手术前应当彻底收集患者的相关病史。上述选项均可能导致手术预后不佳。

3. 当患者存在以下哪些情况时,不应立刻进行根尖外科手术

    A. 6个月内心肌梗死病史　　　B. 血压高于180/100mmHg

    C. 长期服用双膦酸盐类药物　　D. 严重的凝血功能障碍

【答案】　ABCD

【基础知识类别】　手术适应证/非适应证

【答案解析】　根尖手术前应当彻底收集患者的相关病史。上述选项均为手术禁忌证。此外,近期心绞痛频繁发作、心功能Ⅲ~Ⅳ级、三度或二度Ⅱ型房室传导阻滞、贫血(血红蛋白低于80g/L)、急性白血病、糖尿病未控制(空腹高于8.88mmol/L)、急性肝炎、怀疑恶性肿瘤等也为手术禁忌证。

4. 当手术患牙为单颗上颌中切牙时,应当进行的局部麻醉操作有

    A. 患牙颊侧局部浸润麻醉

    B. 患牙左右各1个牙位颊侧局部浸润麻醉

    C. 患牙左右各2个牙位颊侧局部浸润麻醉

    D. 鼻腭神经阻滞麻醉

【答案】　ABD

【基础知识类别】　手术流程/麻醉

【答案解析】　当患牙为单颗中切牙时,手术中需要对患牙及左右各一个健康牙位进行矩形瓣翻瓣,也就需要相应牙位的局部麻醉,通常选择颊侧浸润配合腭侧鼻腭神经阻滞麻醉,鼻腭神经阻滞麻醉区域为两侧尖牙腭侧连线前方的牙龈、腭侧黏骨膜和牙槽骨。

5. 当手术患牙为单颗上颌中切牙时,应注意避让的重要解剖结构有

    A. 上颌窦　　　　　　　　　　B. 鼻腔

    C. 切牙管　　　　　　　　　　D. 颏孔

【答案】　BC

【基础知识类别】　解剖知识

【答案解析】　上颌中切牙区域,邻近的解剖结构包括鼻腔及切牙管,切牙管内走行鼻腭神经及血管,应当注意避让。上颌窦为上颌后牙区手术中应当注意避让的结构。颏孔为下颌后牙区手术中应当避让的区域。此外,下颌管也为下颌后牙手术中应当避让的区域。

6. 麻醉中使用的血管收缩剂通常为肾上腺素,其浓度为

  A. 1：10 000　　　　　　　　　　B. 1：20 000

  C. 1：50 000　　　　　　　　　　D. 1：100 000

【答案】　C

【基础知识类别】　手术流程/麻醉

【答案解析】　手术过程中使用的麻醉剂通常配合 1：50 000 肾上腺素,其目的有两个:①获得深入持久的麻醉效果;②获得较好的术中止血效果。

7. 下列关于组织瓣的定位和切口的原则,描述正确的是

  A. 避免在骨突表面切口

  B. 切口要位于健康的骨组织上

  C. 水平切口和垂直切口的连接点避免在龈乳头上

  D. 切口要避免经过肌肉附着点

【答案】　ABCD

【基础知识类别】　手术流程/瓣膜设计

【答案解析】　组织瓣的定位和切口应符合以下原则:①避免水平和有锐利角度的切口;②避免在骨突表面切口;③切口要位于健康的骨组织上;④切口要避免经过肌肉附着点;⑤瓣膜牵引器要放置在骨组织上;⑥水平切口要有足够的延伸;⑦水平切口和垂直切口的连接点避免在龈乳头上。

8. 显微根尖手术与传统根尖手术的区别包括

  A. 骨开窗与截根方式　　　　　B. 根尖倒充填材料

  C. 根尖倒预备器械　　　　　　D. 显微镜的使用

【答案】　ABCD

【基础知识类别】　手术流程/综合

9. 显微根尖手术中,常用的止血药物包括

  A. 硫酸铁　　　　　　　　　　　B. 次氯酸钠

  C. 过氧化氢　　　　　　　　　　D. 肾上腺素

【答案】　AD

【基础知识类别】　手术流程/止血

【答案解析】　术中止血常用的方法为血管收缩剂(肾上腺素)止血法和硫酸铁止血法。

10. 术前应充分进行医患沟通,医师需要向患者介绍的内容包括

  A. 手术的必要性　　　　　　　　B. 手术大致过程

　　　　C. 手术可能出现的问题　　　　D. 手术的预后

【答案】　ABCD

【基础知识类别】　术前沟通

【答案解析】　术前沟通包含上述 4 点,且需要用较为通俗的方式向患者介绍。

(郑庆华　刘孝宇)

【参考文献】

1. 周学东. 牙体牙髓病学. 5 版. 北京:人民卫生出版社,2020.

2. KATHY B B,ARTHUR C D,DOREEN K. 口腔局部麻醉学. 朱也森,姜虹,译. 北京:人民军医出版社,2011.

3. MAHMOUD T,RICHARD R. 现代根管外科理论与实践. 彭栗,汪成林,杨锦波,译. 沈阳:辽宁科学技术出版社,2020.

4. LOUIS H B,KENNETH M H . Cohen's pathways of the pulp. 12th ed. St. Louis:Elsevier,2021.

5. SYNGCUK K,SAMUEL K. Microsurgery in endodontics. Hoboken:WILEY Blackwell,2018.

实验四　窝沟封闭及预防性树脂充填虚拟仿真实验

一、实验目的和要求

1. 了解窝沟的特点和窝沟龋的特征。
2. 掌握窝沟封闭技术的原理。
3. 掌握窝沟封闭技术的适应证和非适应证。
4. 掌握窝沟封闭技术的操作步骤和注意事项。
5. 掌握窝沟封闭术后医嘱交代内容。
6. 掌握预防性树脂充填术的原理。
7. 掌握预防性树脂充填术的适应证和非适应证。
8. 掌握预防性树脂充填术的操作步骤和注意事项。
9. 掌握预防性树脂充填术后医嘱交代内容。

二、实验原理和内容

常规自我口腔卫生措施难以去除牙面点隙裂沟部位的菌斑,因而是致龋细菌及其代谢产物滞留的场所,也是龋病发生的最敏感部位。窝沟封闭正是针对此现象,不预备牙体组织,在牙面点隙裂沟涂布一层黏结性树脂,固化后形成光滑屏障,保护牙釉质不受细菌及代谢产物侵蚀,达到预防龋病发生的一种有效方法。如果发生早期龋损,则应采用预防性树脂充填方法,它仅去除窝沟处的病变牙体组织后进行充填,而对周围健康窝沟进行封闭,以最大限度保存健康牙体组织。

本实验将通过虚拟仿真技术,模拟替牙期儿童的健康但有深窝沟的恒磨牙以及局限龋坏的不同状态,让学生在虚拟平台上进行临床检查、方案选定、适应证选择、知情同意、医患沟通、临床处置、术后检查以及医嘱等,提升对理论知识的巩固和临床技能的掌握。

本实验课程的核心要素是:窝沟封闭和预防性树脂充填的适应证选择和操作步骤。通过三维动画进行临床情景再现,表现出家长、儿童和医生三方交流的过程;通过三维模型、图文介绍等多媒体途径以及线上虚拟实验操作反复学习与巩固,帮助学生掌握早期窝沟龋损的特征,实验设备材料的使用方法,窝沟封闭及预防性树脂充填技术的操作步骤,同时,通过配合线下实验室离体牙实践操作练习,更好地巩固和领悟理论知识,进一步熟悉和掌握临床操作技能。

三、基础知识介绍

(一)窝沟的解剖特征

窝沟指牙冠表面的凹陷部分。典型的磨牙包括分散于几条发育沟中的十多个点隙。下颌磨牙主要是中央窝和颊面沟,上颌磨牙则是中央窝、远中窝以及延伸出的腭面沟。通常典型的前磨牙有一条主沟和 3~4 个点隙。前牙因舌侧凹陷也会形成点隙。

窝沟的类型分为 P、V、U、I、IK 和 C 共 6 种类型。I 型和 IK 型沟裂可有大量分支,典型的窝沟通常会有包括缩余釉上皮、菌斑与食物残渣组成的有机填塞物。它为细菌生长定殖和菌斑集聚提供了一个微生态环境,漱口刷牙很难使窝沟清洁,对龋病具有敏感性。

(二)窝沟龋

窝沟龋是指磨牙和前磨牙咬合面、磨牙颊腭面沟及上颌前牙舌窝等部位的龋损。窝沟龋在儿童生命的早期即可发生,大约有三分之一的儿童在三岁时即罹患龋病,其中窝沟龋占 67%。我国 1995 年第二次全国口腔健康流行病学调查结果显示,在 12 岁年龄组儿童龋均中窝沟龋占 90% 以上。2005 年调查资料显示,12 岁年龄组儿童龋齿好发牙位前三依次是:下颌第一磨牙、上颌第一磨牙、下颌第二磨牙。这说明我国儿童的窝沟龋预防十分重要。

(三)窝沟封闭

窝沟封闭是指不磨除牙体组织,将窝沟封闭材料涂布于牙冠咬合面、颊舌面的窝沟点隙,当它流入并渗透窝沟后固化变硬,形成一层保护性的屏障覆盖在窝沟上,能够阻止致龋菌和酸性代谢产物对牙体的侵蚀,以达到预防窝沟龋发生的一种有效方法。

(四)窝沟封闭剂

窝沟封闭使用的高流动性、黏性高分子材料称为窝沟封闭剂,通常是由有机高分子树脂、稀释剂、引发剂和一些辅助剂(如溶剂、填料、氟化物、涂料等)组成。现在常用的是光固化窝沟封闭剂。窝沟封闭剂固化后与酸蚀后的牙釉质紧密结合,并具有一定的抗咀嚼压力,对进食无碍,并且固化后无毒,对人体无害。

(五)窝沟封闭防龋的原理

窝沟封闭防龋的原理是高分子材料把牙齿的窝沟填平,使牙面变得光滑易清洁。窝沟封闭后,窝沟内原有的细菌断绝了营养的来源,逐渐死亡;另一方面,外面的致龋菌不能再进入,从而达到预防窝沟龋的目的。

(六)窝沟封闭适应证与非适应证

1. 适应证　深的窝沟,特别是可以插入或卡住探针的牙(包括可疑龋)。对侧同名牙患龋或有患龋倾向的牙。

2. 非适应证　已经患龋或是已经充填的牙齿。牙面无深的沟裂点隙、自洁作用好。患者不能配合正常操作。牙尚未完全萌出,被牙龈部分或完全覆盖。

(七)窝沟封闭最佳时机

封闭的最佳时机是牙齿完全萌出,龋尚未发生的时候。

1. 牙萌出后达𬌗平面即适宜做窝沟封闭,一般是在牙萌出后 4 年之内。

2. 乳磨牙在 3~4 岁,第一磨牙在 6~7 岁,第二磨牙在 11~13 岁,前磨牙在 9~13 岁。

3. 牙釉质发育不全,𬌗面有充填物但存在未封闭的窝沟,可根据具体情况决定是否封闭。

(八)预防性树脂充填术

窝沟点隙龋仅局限于牙釉质或牙本质表层(牙本质只有少量龋坏)时,去净腐质后,用复合树脂充填窝洞,然后其余相邻的深窝沟用封闭剂封闭,这种修复技术称为预防性树脂充填术。

优点:预防性树脂充填术是一种集充填和预防于一体的临床治疗技术,避免了传统的扩展对牙体组织的大量破坏,同时又可起到预防窝沟龋的作用。

缺点:医师判断窝沟是否发生龋坏缺乏客观统一的标准。

(九)预防性树脂充填的适应证和非适应证

凡是有明确患龋迹象的早期窝沟龋,已不适宜窝沟封闭的牙均可做预防性树脂充填。

适应证:后牙窝沟的局限性龋坏,其他窝沟有患龋倾向,患儿合作。

非适应证:预防性充填不适于范围大而深的窝沟龋和复面龋损。

（十）预防性树脂充填术的分类

基于龋损范围、深度和使用的充填材料，可将预防性树脂充填分为三种类型。

类型 A：需用最小号圆钻去除脱矿牙釉质，用不含填料的封闭剂充填。

类型 B：用小号或中号圆钻去除龋损组织，洞深基本在牙釉质内，通常用流动树脂材料充填。

类型 C：用中号或较大圆钻去除龋坏组织，洞深已达牙本质，故需垫底，涂布牙本质或牙釉质粘接剂后用复合树脂材料充填。

四、实验模块组成

窝沟封闭及预防性树脂充填虚拟仿真训练项目分为 3 个模块：基础知识、综合能力训练和综合考评（图 4-1）。

（一）基础知识复习模块

分别点击"窝沟封闭"和"预防性树脂充填"的模块学习相关知识。

1."窝沟封闭"模块　复习牙齿点隙窝沟分布的主要解剖特点，窝沟封闭的防龋原理，适应证和非适应证。

2."预防性树脂充填术"模块　复习预防性树脂充填术的防龋原理，适应证和非适应证，优缺点。

3."设备与材料"模块　熟悉窝沟封闭与预防性树脂充填涉及的各类器械、设备仪器和药品/耗材的名称、功能等基本知识。

（1）常用器械：口镜、探针、镊子、低速手机、清洁用小毛刷、三用枪、无油空气压缩机、吸唾装置等。

（2）设备仪器：光固化灯。

（3）药品/耗材：窝沟封闭剂、酸蚀剂、适量棉卷或棉球、涂布封闭剂的小毛刷、咬合纸等。

（二）综合能力训练模块

该模块通过窝沟封闭和预防性树脂充填的典型案例（各一个）设计虚拟实践，整个流程包括病例选择、问诊、术前检查、诊断、治疗计划、术前准备、实施治疗等部分，学生需依次按照提示内容进行系统学习和模拟临床诊疗全过程操作。

（三）综合考核测评模块

该模块有两部分内容：随机题库测试和课后练习测评。随机题库测试是对练习过程中的关键知识点的测试，以思考题形式出现。课后练习测评要求学生

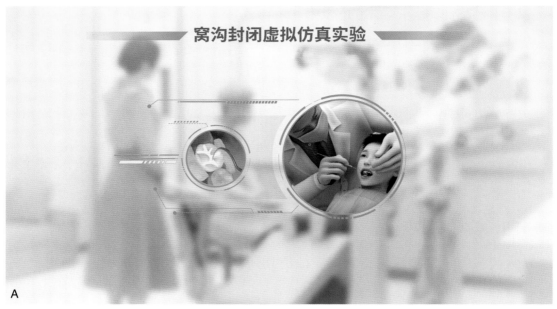

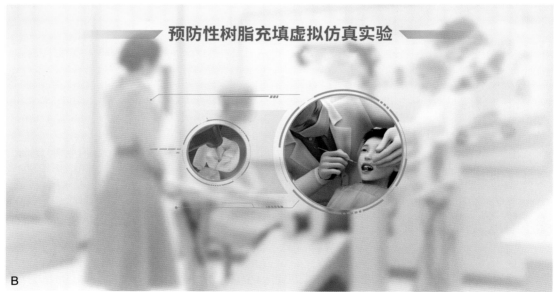

图 4-1　窝沟封闭及预防性树脂充填虚拟仿真实验界面
A.窝沟封闭虚拟仿真实验项目界面　B.预防性树脂充填虚拟仿真实验项目界面

在无系统提示的前提下完成知识的测评。系统对随机题库测试和课后练习测评的结果综合后作为对学生的测评。

五、训练流程与解析

本部分针对综合能力训练中窝沟封闭和预防性树脂充填的操作步骤进行分

步解析。为便于操作和练习,将窝沟封闭和预防性树脂充填分为两个实验界面分别进行操作,但其知识范畴、基本结构和训练流程基本一致,在此合并进行训练流程的介绍和解析。

【交互动作】　介绍软件的基本使用方法。

【标准选择】　提供软件预设的标准操作。

【要点解析】　对操作中的注意事项以及相关知识点给予说明。

医患交流

【交互动作】　单击主界面"虚拟实战"进入案例导入。

【标准选择】　主界面点击"虚拟实战"后,进入动画页面,依次显示医生和家长的交流,结束后显示患者病情资料,点击"已了解"进入检查步骤。

【要点解析】　医患交流是临床诊治的首要环节,一方面获得包括患者主诉、现病史、既往史等内容;另一方面,了解儿童及家长的心理状态,体现良好医患沟通交流,为取得良好的配合打下基础。

问答对话情况如下。

医生:你好,请问有什么可以帮助你的吗?

家长:医生,你好! 我带儿子来检查一下牙齿,看新长的牙该怎么保护?

医生:好的,请问上一次来检查牙齿是什么时候?

家长:大概2年前。

医生:间隔时间有点久了。儿童在这个年龄段应该半年左右检查一次牙齿。

家长:啊?! 我看到他前面的牙齿换了没什么问题,就没来看。这不很久没有换牙了,所以赶紧来检查一下。

医生:你可能忽略了一个重要事情。

家长:什么?

医生:小朋友已经开始长大牙了,你知道吗?

家长:我记得后面牙没有换过。

医生:这颗牙不替换乳牙,而是全新萌出的牙。一般6岁左右就长出来了,所以也叫六龄牙。形态跟前面的乳磨牙很像,很容易被忽视。最重要的是,这颗牙很容易发生龋病。

家长:啊! 那赶紧看看我儿子的牙。

医生:好的,小朋友,请张大嘴!

通过点击依次浏览问答,了解儿童定期口腔检查的重要性,认识到"六龄牙"的初步特点,引入检查步骤。

　　＊以下内容根据不同治疗计划分别介绍窝沟封闭和预防性树脂充填的术前准备和操作过程。

模块1　窝沟封闭

（一）口腔检查

1. 视诊

【交互动作】　单击"视诊"。

【标准选择】　显示医生与家长及儿童对话动画后，出现"请点击右侧按钮进行口腔检查学习"页面，点击"视诊"，出现用口镜观察牙列动画，并配有文字和音频，展示第一磨牙在牙弓中的位置和外形。完成后退回显示"请继续点击探诊进行口腔检查学习"。注意先视诊，才能点击探诊。

【要点解析】　窝沟封闭的适应证之一是完全萌出。如果部分萌出，因为龈沟液的影响，无法完全隔湿，影响窝沟封闭剂的保留率和防龋效果。这是视诊观察的主要内容之一。

2. 探诊

【交互动作】　单击"探诊"。

【标准选择】　在"请点击右侧按钮进行口腔检查学习"页面，点击"探诊"出现用探针探查牙面动画演示，并配有文字和音频。屏幕展示第一恒磨牙的𬌗面窝沟状态图片为：探诊36可探及深窝沟，插入或卡住探针。

【要点解析】　窝沟封闭的适应证之一是牙可探及深窝沟，插入或卡住探针，但无龋。探诊检查辅助判断窝沟深度，结合萌出情况，将作出是否需要封闭防龋的计划。

（二）治疗计划

【交互动作】　视探诊检查动画结束后，提示文字"探诊36可探及深窝沟，插入或卡住探针"，随后自动进入新的单选题页面，确定治疗计划。单选题内容为：

𬌗面探及深窝沟点隙，无龋，能够卡住探针，其最佳的处理方法是（　　　）

　　A. 窝沟封闭　　　　　　　　　B. 清洁＋局部涂氟

　　C. 预防性树脂充填　　　　　　D. 不做处理

选择答案BCD，会提示"回答错误，请重新选择"；选择答案A，提示"回答正确"，出现"继续"选框，点击后进入窝沟封闭学习模块。

【要点解析】　窝沟封闭的适应证：深的窝沟，特别是可以插入或卡住探针的牙（包括可疑龋）。若对侧同名牙患龋或有患龋倾向的牙可考虑进行窝沟封闭。牙萌出后达𬌗平面即适宜做窝沟封闭，一般是在牙萌出后4年之内。此情况下的计划则是:窝沟封闭。选择将进入模块1。

(三) 术前准备

1. 医生家长交流

【交互动作】　单击"医生家长交流"。

【标准选择】　完成口腔检查和计划制订后,儿童将坐起来。单击"医生家长交流",根据提示单击箭头点击所有提问-回答,结束出现窝沟封闭知情同意书界面和"继续"选框。

随机思考题如下。

儿童的六龄牙容易发生龋齿,与哪些因素有关(　　　)

    A. 点隙窝沟的解剖形态易于细菌聚集定植

    B. 窝沟的深度不能直接被个体和专业人员清洁到达

    C. 窝沟口被有机填塞物、再生牙釉质上皮、食物残渣甚至菌斑形成阻挡,阻止局部用氟的进入

    D. 点隙窝沟接近釉牙本质界,在一些情况下,可能实际位于牙本质内,由于覆盖在牙本质上的牙釉质层较薄或缺如,龋齿发生较早而深

    E. 家长忽视六龄牙的健康,或者忽略六龄牙的萌出

    F. 六龄牙位于口腔后部,儿童时期常常不能很好地清洁这颗牙齿

选择答案为ABCDEF,提示"回答正确",出现"继续"选框,点击进入窝沟封闭学习后续"医生儿童交流"模块。若选择其他答案组合,提示"回答错误,请重新选择"。

【要点解析】　椅旁医患交流和健康教育进一步取得家长和儿童的理解和配合,明确窝沟封闭的必要性,同时增进家长的健康素养,有利于促进家长和儿童主动关注口腔健康目标的实现。知情同意书的内容包含医疗风险提示和双方权利义务的说明。尽管窝沟封闭是无创操作,但是涉及儿童特殊群体,术前谈话和签署知情同意书,是必不可少的步骤。

问答对话情况如下。

医生:小朋友,张大嘴,家长,您看! 现在最后这一颗牙是第一磨牙,也就是常说的六龄牙。已经完全长出来了,估计都有一段时间了。

家长:我们都没有发现。好像也没有什么问题。

医生:必须要非常重视这颗牙。

家长:为什么?

医生:"六龄牙"是恒牙中使用时间最长的牙齿,在咀嚼过程中起着重要作

用,同时也是影响牙齿排列的重要因素,因此保证六龄牙的健康非常重要。但是,六龄牙表面窝沟较明显,细菌及食物残渣容易堆积。此外,六龄牙位于口腔后部,儿童时期常常不能很好地清洁这颗牙齿,所以,容易形成蛀牙。

家长:那怎么办?

医生:对六龄牙进行窝沟封闭。

家长:窝沟封闭要怎么做?

医生:"窝沟封闭"是对于健康的牙面,不磨除牙体组织,用流动性材料渗透进入牙齿表面的窝沟将其封闭,防止细菌及其酸性产物进入,同时使得牙面光滑容易清洁,从而避免产生龋齿。

家长:好的,请开始吧! 谢谢医生!

通过点击依次浏览问答,了解儿童窝沟封闭的重要性、防龋原理和技术特点,引入窝沟封闭的后续操作步骤。

2. 医生儿童交流

【交互动作】　单击"医生儿童交流"。

【标准选择】　单击"医生儿童交流"按钮,根据提示单击即可。点击所有"提问-回答",完成交流,点击"继续"进入封闭步骤。

【要点解析】　儿童由于心理特点,对窝沟封闭有焦虑。需要向其解释窝沟封闭具有无创、无痛、快速的特点,取得其主动配合,按照要求完成动作。同时学习者也可了解窝沟封闭的优势。

问答对话情况如下。

医生:小朋友,下面我要给你的牙齿做保护了。

儿童:啊? 我不做,坚决不做。

医生:这非常重要,我们给牙齿做窝沟封闭,做好后就像给牙齿穿上盔甲,就不怕细菌蛀牙了。

儿童:可我有点怕打针,怕钻牙!

医生:小朋友,你担心多余了! 做窝沟封闭不打针,不钻牙,不会痛。我们将用刷子清洁牙齿后,给牙齿的缝隙里面涂上奶油样的封闭剂,等光一照变硬了就可以保护牙齿了。很快就做好了!

儿童:那么简单?

医生:是的,你只需要用鼻子呼吸,张大嘴巴,配合我的指令就行。一会儿口内会有水,我们会帮你吸走;若你确实想说话,休息,可举一下手,我们就停下来。

儿童:好的,没问题!

医生:那我就开始了

儿童:好的,请开始吧!

通过点击依次浏览问答,了解儿童窝沟封闭的无创无痛技术特点,引入窝沟封闭的后续操作步骤。

3. 器械选择和准备

【交互动作】　点击正确的器械与材料。

【标准选择】　单击图片,单击后滑动鼠标可查看所有器械与材料,依次选择相应器械与材料,正确选择完成后,提示准备完成。如果没有选择正确或者选择不完整,系统则提示错误,要求重新选择。

【要点解析】　窝沟封闭需要准备的材料和器械包括窝沟封闭剂、酸蚀剂、口镜、探针、镊子、低速手机、清洁用小毛刷、三用枪、无油空气压缩机、吸唾装置、适量棉卷或棉球、涂布封闭剂的小毛刷、咬合纸、光固化灯等。

(四)实施窝沟封闭

1. 清洁牙面

【交互动作】　点击"清洁"按钮,完毕后单击"牙面清洁完毕"。

【标准选择】　医生儿童交流后,出现儿童张口画面,页面提醒"请拖动正确的工具对牙齿进行清洁。(多选)"拖动选择"慢速手机"和"小毛刷"至口腔位置,系统提示正确,(如果选择其他,系统提示错误,要求重新选择,后续类似操作与之相同)并自动播放慢机毛刷完成牙面清洁动画,同时播放配音:"嘱患儿张大口,在低速手机上装好锥形小毛刷,蘸上适量清洁剂来回刷洗牙面。彻底冲洗牙面后应冲洗漱口,去除清洁剂白陶土等,再用尖锐探针清除窝沟中残余的清洁剂。"

动画完成后出现随机思考题,进行知识巩固。

思考题内容如下。

窝沟封闭时清洁牙面的清洁剂是(　　　　)

　　A. 浮石粉　　　　　　　　　B. 酒精

　　C. 含氟牙膏　　　　　　　　D. 含有油质清洁剂

　　E. 过细磨料

选择答案 BCDE,会提示"回答错误,请重新选择";选择答案 A,提示"回答正确",出现"继续"选框。新的页面提醒"请拖动正确的工具对牙齿进行冲洗。(多选)",拖动选择"吸唾管"和"三用枪(水枪)"至牙齿位置,系统提示正确,自动播放冲洗画面,同时播放配音:"彻底冲洗牙面后应冲洗漱口,去除清洁剂白陶土等"。然后,新的页面提醒"请拖动正确的工具对窝沟中残余的清洁剂进行清除。(多选)",拖动选择"探针"至牙齿位置,系统提示正确,自动播放动画,同时播放配音:"用尖锐探针清除窝沟中残余的清洁剂。"

随后自动转入隔湿干燥页面,页面提醒"请拖动正确的工具对牙面进行干燥和隔湿。(多选)",拖动选择"棉卷"和"三用枪(气枪)"至牙齿位置,系统提示正确,自动播放冲洗画面,同时播放配音:"用棉卷对牙齿进行隔湿,并用气枪吹干牙面"。然后自动跳转思考题,内容如下。

窝沟封闭时清洁牙面不合适的方法有(　　　)

　　A. 单独使用三用枪进行窝沟清洁

　　B. 只使用湿棉球、酒精棉球、棉签等擦拭牙面进行清洁

　　C. 不清洁牙面,直接封闭

　　D. 使用含氟牙膏或油性清洁剂

　　E. 使用机用小毛刷配合三用枪

答案是:ABCD

选择答案为 ABCD,提示"回答正确",出现"继续"选框,点击进入酸蚀步骤。选择其他答案会提示"回答错误,请重新选择"。

【要点解析】　封闭是否成功依赖于每一个步骤的认真操作,这是封闭剂完整保留的关键。尽管操作并不复杂,但对每一步骤及细节的注意是绝对必要的。清洁是第一步。注意:不使用含有油质的清洁剂或过细磨料。

2. 酸蚀

【交互动作】　点击"酸蚀"按钮,完毕后单击"牙面酸蚀完毕"。

【标准选择】　牙面清洁完成后,点击"继续"按钮,出现新的页面,提醒"请拖动正确的工具对窝沟进行酸蚀。(多选)",拖动选择"酸蚀剂"至牙齿位置,系统提示正确,显示待酸蚀的牙齿,同时播放配音:"将酸蚀剂涂在要封闭的牙面窝沟部位),不要反复涂擦,酸蚀面积一般为牙尖斜面的 2/3。常规用 37% 的磷酸凝胶酸蚀,酸蚀时间为 20~30 秒"。完毕后,鼠标点击酸蚀剂,移动模拟涂布酸蚀剂过程,酸蚀剂范围为牙面虚线框,同时页面左上角显示 30 秒倒计时,计时停止后出现思考题,内容如下。

酸蚀过程中容易出现的操作问题有(　　　)

　　A. 酸蚀剂涂的面积过大或者过小

　　B. 酸蚀剂有气泡

　　C. 隔湿不好,舌体运动碰及酸蚀剂导致的腐蚀

D. 遗漏下颌磨牙的颊沟、上颌磨牙的腭沟

选择答案为 ABCD,提示"回答正确",出现"继续"选框,点击进入冲洗步骤。选择其他答案会提示"回答错误,请重新选择"。

新的页面提醒"请拖动正确的工具对酸蚀后牙面进行冲洗。(多选)",拖动选择"三用枪"和"吸唾管"至牙齿位置,系统提示正确,自动播放冲洗画面,同时播放配音:"三用枪水枪冲洗牙面10~15秒,去除酸蚀剂和反应产物,用吸唾器吸干"。同时页面左上角显示 30 秒倒计时,计时停止后进入干燥隔湿界面。

【要点解析】　酸蚀剂可为磷酸液或含磷酸的凝胶,酸蚀面积应为接受封闭的范围,一般为牙尖斜面三分之二。恒牙酸蚀的时间一般为 20~30 秒,乳牙酸蚀 60 秒。注意酸蚀过程中不要擦拭酸蚀牙面,因为这会破坏被酸蚀的牙釉面,降低粘接力。放置酸蚀剂时要注意酸的用量适当,不要溢出到口腔软组织,还要注意避免产生气泡。

3. 隔湿干燥

【交互动作】　点击"干燥隔湿"按钮,完毕后单击"干燥隔湿完毕"。

【标准选择】　新的页面提醒"请拖动正确的工具进行隔湿。(多选)",拖动选择"干棉卷"和"三用枪(气枪)"至牙齿位置,系统提示正确,自动播放冲洗画面,同时播放配音:"更换干棉卷进行隔湿",然后页面提醒"请拖动正确的工具对牙面进行干燥并隔湿。(单选)",拖动选择"三用枪头(气枪)"至牙齿位置,按提示"将气枪移动到牙面吹干 15 秒",移动鼠标模拟吹干,左上角计时器满 15 秒后系统提示"白垩状",同时播放配音:"酸蚀牙面干燥后呈白色雾状外观,如没有这种现象或被污染,应重复酸蚀。"完毕后单击"继续"按钮出现随机"思考题",进行知识巩固。

思考题内容如下。

封闭前保持牙面干燥,不被唾液污染是封闭成功的关键,为什么(　　　)

A. 唾液影响封闭剂固化

B. 唾液堵塞酸蚀形成微孔,影响固位

C. 唾液中细菌存留于牙面,形成牙菌斑有致病性

D. 唾液与封闭剂反应,释放毒性物质

选择答案 B,提示"回答正确",出现"继续"选框,点击进入下一道思考题。选择其他答案会提示"回答错误,请重新选择"。

如何保证不被唾液污染(　　　)

A. 最好有助手

  B. 事先给儿童交代

  C. 用吸唾器,不能吐口水

  D. 更换棉球时,要用口镜挡住舌头

  E. 吹气前先检查有无水、油

  F. 上颌防止舌头后缩

  G. 避免刺激软腭及舌根部

  选择答案 ABCDEFG,提示"回答正确",出现"继续"选框,点击进入下一道思考题。选择其他答案会提示"回答错误,请重新选择"。

  如果发生唾液污染,应怎么做(　　　　)

  A. 再冲洗牙面,彻底干燥后重复酸蚀步骤

  B. 再冲洗牙面,彻底干燥后即进行封闭

  C. 酒精擦拭,彻底干燥后即进行封闭

  D. 不能连续酸蚀,放弃操作,改日再来治疗

  选择答案 A,提示"回答正确",出现"继续"选框,点击进入下一道思考题。选择其他答案会提示"回答错误,请重新选择"。

  如果发生唾液污染,再冲洗牙面,彻底干燥后重复酸蚀,时间为多久(　　　　)

  A. 1 秒   B. 10 秒

  C. 20 秒   D. 30 秒

  E. 60 秒

  选择答案 B,提示"回答正确",出现"继续"选框,点击进入涂布封闭剂步骤。选择其他答案会提示"回答错误,请重新选择"。

  思考题全部选择正确后,进入下一步操作。

  【要点解析】　干燥前先试一下三用枪,确保气枪仅有压缩空气时再进行吹干牙面,防止水油气混合而影响干燥效果。当干燥磨牙窝沟时,气枪气流勿过大,否则会溅起唾液污染牙面。干燥过程中如果唾液分泌过多,可以同时配合使用吸唾器。完成酸蚀的牙面干燥后呈白色雾状外观,如果酸蚀后的牙釉质没有这种现象,则应重复酸蚀。操作中要确保酸蚀牙面不被唾液污染,如果发生唾液污染,则应再次冲洗牙面,彻底干燥后重复酸蚀 10 秒。

  4. 涂布封闭剂

  【交互动作】　根据提示依次选择相应封闭剂,点击"封闭"按钮,完毕后单击"封闭剂涂布完成",然后点击"思考题"。

  【标准选择】　新的页面提醒"请拖动正确的工具对牙面进行封闭。(单选)",

拖动选择"窝沟封闭剂"至牙面位置,系统提示正确,自动播放封闭画面,同时播放配音:"用制造厂家的专用供应器将封闭材料涂布在酸蚀牙面上",完成后随机出现思考题。

涂布封闭剂后,你认为最理想的牙面状况(图 4-2)是哪一种(　　　　)

A. 仅在部分窝沟点隙中

B. 覆盖所有窝沟,覆盖约 2/3 牙面

C. 材料过多,覆盖整个牙面

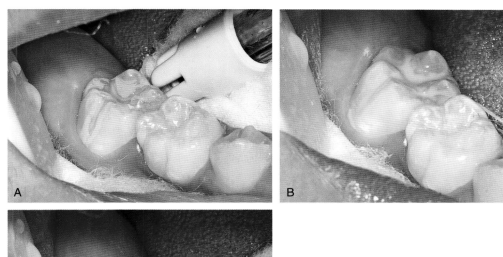

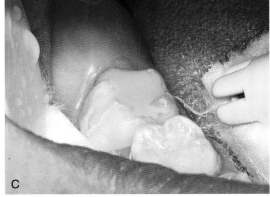

图 4-2　涂布封闭剂
A.仅在部分窝沟点隙中　B.覆盖所有窝沟,覆盖约 2/3 牙面　C.封闭剂过多

选择答案 B,提示"回答正确",出现"继续"选框,点击进入固化步骤。选择其他答案会提示"回答错误,请重新选择"。

【要点解析】　光固化封闭剂无需调拌,直接取出涂布在牙面上,然后使用光固化灯固化。注意光固化封闭剂在自然光下也会逐渐凝固。注意牙科椅灯光的强度,固化前避免长时间照射。涂布时可以使用清洁探针使窝沟内的空气排出,利于封闭剂渗入窝沟,并放置适量的封闭材料以覆盖牙面全部酸蚀面。在不

影响咬合的情况下尽可能有一定的厚度。如果涂层太薄就会缺乏足够的抗压强度,容易被咬碎。无填料封闭剂不必调和。

5. 光固化

【交互动作】　选择"光固化灯工具",进行"光固化",完毕后单击"光固化完成",然后点击"继续"。

【标准选择】　新的页面提醒"请拖动正确的工具对牙齿进行固化。(单选)",拖动选择"光固化灯"至牙面位置,系统提示正确,显示固化画面,提示"请点击光固化灯进行照射",点击后右上角出现 20 秒倒计时,同时播放配音:"光固化灯靠近牙面照射 20 秒,距离牙尖约保持 1cm,照射部位大于封闭剂涂布的部位。"随后封闭剂将改变颜色,表示固化完成。点击页面出现"继续"按钮。

【要点解析】　光固化要保证相应的照射时间,才能达到效果。

6. 固化后检查

【交互动作】　点击"继续"按钮,选择"探针"工具,点击"检查"按钮,完毕后单击"继续"。

【标准选择】　新的页面提醒"请拖动正确的工具对牙齿进行检查。(单选)",拖动选择"探针"至牙面位置,系统提示正确,显示检查动画画面,同时播放配音:"封闭剂固化后,隔湿条件下用探针进行全面检查。",完成后出现"继续"按钮,进入"思考题",进行检查结果判断。

思考题内容如下。

(1)仔细观察图 4-3 显示的内容,判断是否需要进行重新封闭?

図判断　仔细观察下面图片显示内容,是否需要进行重新封闭(　　)

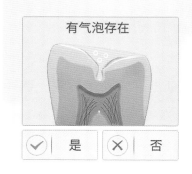
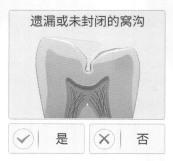
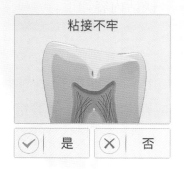

图 4-3　窝沟封闭后检查照片

所有都选择"是",提示"回答正确",出现"继续"选框,点击进入下一个思考题。选择其他答案会提示"回答错误,请重新选择"。

（2）如果出现粘接不牢的情况,应如何处理（　　　）

　　A. 使用原封闭剂直接涂布固化

　　B. 重新清洁酸蚀后干燥固化

　　C. 和材料有关,涂布粘接剂,涂布封闭剂后再固化

　　D. 不用处理,没有关系

选择答案"B",提示"回答正确",出现"继续"选框,点击结束封闭。选择其他答案会提示"回答错误,请重新选择"。

【要点解析】　封闭后一定要及时检查,了解固化程度,粘接情况,有无气泡存在,寻找遗漏或未封闭的窝沟,如果发现缺陷,一定及时重新封闭。封闭后还应定期(三个月、半年或一年)复查,观察封闭剂保留情况,脱落时应重新封闭。

7. 封闭操作完成

【交互动作】　点击"知道了"按钮。

【标准选择】　新的页面提醒"按照上述步骤依次完成剩余牙齿的窝沟封闭",点击"知道了"按钮,进入术后医嘱模块。

【要点解析】　按照上述步骤依次完成剩余牙齿的窝沟封闭。

8. 术后医嘱

【交互动作】　观看"术后医嘱动画",完成后操作者可以分别进入"案例导入主界面"。

【标准选择】　动画显示,完成所有封闭以后,儿童坐起漱口,医生与家长、儿童交流进行医嘱,儿童身上穿着治疗巾,弹出"术后医嘱"按钮,操作者点击。家长和医生进行以下对话,完成医患交流的术后医嘱。

谈话内容如下。

医生:小朋友,表现得非常棒。

儿童:谢谢医生!

医生:现在你的牙齿已经完成窝沟封闭,变得更强大了。

儿童:那我就不会得虫牙了。

医生:小朋友,还有家长,你们要记住,窝沟封闭剂有脱落的可能,封闭后还应定期复查,例如半年后来检查封闭剂保留情况,脱落时应重新封闭。

儿童与家长:好的!

医生:另外,蛀牙与口腔卫生、饮食习惯等也有密切关系。不注意保护,其他

牙齿也有蛀牙的风险。

　　家长：那请把孩子的所有牙齿都封闭起来吧！

　　医生：窝沟封闭主要针对牙面点隙沟裂的预防保护。牙齿光滑面、牙间隙并不适合。保持合理的饮食习惯，良好的口腔卫生习惯，使用含氟牙膏，定期系统地进行口腔检查，将会提供更全面的保护！

　　儿童与家长：知道了，谢谢医生！

　　通过点击依次浏览问答，了解儿童窝沟封闭后的注意事项，结束操作。

　　【要点解析】　操作者应该明白窝沟封闭只是去除龋病的危险因素之一，并不能保证完全避免龋齿。窝沟封闭后保持合理的饮食习惯，良好的口腔卫生习惯，使用含氟牙膏，定期系统地进行口腔检查，将会提供更加全面的保护。

模块 2　预防性树脂充填

(一) 口腔检查

1. 视诊

　　【交互动作】　单击"视诊"。

　　【标准选择】　显示医生与家长及儿童的对话动画后，出现"请点击右侧按钮进行口腔检查学习"页面，点击"视诊"，出现用口镜观察牙列动画，并配有文字和音频，展示第一磨牙在牙弓中的位置和外形。完成后退回，显示"请继续点击探诊进行口腔检查学习"。注意先视诊，才能点击探诊。

　　【要点解析】　龋病的最基本改变是牙齿色形质的变化。视诊是观察牙齿颜色外形改变的最基本方法。如果观察到龋病，则不是窝沟封闭的适应证，需要进行预防性树脂充填治疗。这是视诊观察的主要内容之一。

2. 探诊

　　【交互动作】　单击"探诊"

　　【标准选择】　在"请点击右侧按钮进行口腔检查学习"页面，点击"探诊"出现用探针探查牙面动画演示，并配有文字和音频。屏幕显示第一恒磨牙的𬌗面窝沟状态图片，文字显示：探诊 36 可探及龋洞，质软。

　　【要点解析】　预防性树脂充填的适应证之一是𬌗面窝沟和点隙有龋损能够卡住探针。探诊检查辅助判断龋损深度、范围，将作出是否进行预防性树脂充填的计划。

(二) 治疗计划

　　【交互动作】　视探诊检查动画结束后，提示文字"探诊 36 可探及龋洞，质软"，随后自动进入新的单选题页面，确定治疗计划。单选题内容如下。

殆面部分窝沟点隙有龋损能卡住探针,其最佳的处理方法是( )

    A. 窝沟封闭   B. 清洁+局部涂氟

    C. 预防性树脂充填   D. 不做处理

【标准选择】 选择答案 ABD,会提示"回答错误,请重新选择";选择答案 C,提示"回答正确",出现"继续"选框,点击后进入预防性树脂充填学习模块。

【要点解析】 已经形成龋洞的活跃性龋齿,是封闭的非适应证。预防性树脂充填则是针对处理局限于窝沟的早期龋的一种临床技术。此情况下的计划则是:预防性树脂充填。选此项将进入进一步的训练计划。

(三) 术前准备

1. 医生家长交流

【交互动作】 单击"医生家长交流"。

【标准选择】 案例导入模块完成口腔检查和计划制订后,儿童将坐起来。单击"医生家长交流",根据提示单击箭头点击所有对话,结束后出现预防性树脂充填知情同意书界面和"继续"选框。

问答对话情况如下:

医生:家长,您看! 现在最后一颗牙是第一磨牙,也就是常说的六龄牙。已经完全长出来了,估计都有一段时间了。

家长:我们都没有发现。好像也没有什么问题。

医生:仔细看一下,已经发生蛀牙了,需要引起重视。

家长:啊?

医生:"六龄牙"是恒牙中萌出时间最早的牙齿,在咀嚼过程中起重要作用,同时也是影响牙齿排列的重要因素,因此保证六龄牙的健康非常重要。但是,六龄牙表面窝沟较明显,细菌及食物残渣容易堆积。此外,六龄牙位于口腔后部,儿童时期常常不能很好地清洁这颗牙齿,所以,容易形成蛀牙。

家长:那怎么办?

医生:需要进行补牙。

家长:不是可以窝沟封闭吗?

医生:对于部分窝沟已经出现龋坏的牙齿,单纯的窝沟封闭是不够的,这时可以采用"预防性树脂充填"的方法进行治疗。即:首先去除龋坏组织,先用树脂充填窝洞,再对周围健康的窝沟进行窝沟封闭。

家长:好的,请开始吧! 谢谢医生。

【要点解析】 椅旁医患交流和健康教育进一步取得家长和儿童的理解和配

合,明确预防性树脂充填的价值,同时增进家长健康素养,有利于促进家长和儿童主动关注口腔健康目标的实现。通过点击依次浏览问答,了解预防性树脂充填的重要性,防龋原理和技术特点,以及与窝沟封闭的差别,引入预防性树脂充填的后续操作步骤。

2. 特殊检查

【交互动作】　点击"X 线片"。

【标准选择】　新的页面显示"请继续点击"X 线片进行查看,点击"X 线片"按钮,显示儿童全景片,观察第一磨牙无龋,无根尖牙周疾病影像。点击"确定"按钮,进入下一步。

【要点解析】　由于窝沟龋常有表现为潜行性龋,不易为肉眼察觉和判断。借助 X 线片更加有利于准确判断,依据适应证和非适应证进行选择。

3. 器械选择

【交互动作】　选择合适的器械和材料,开始操作。

【标准选择】　系统提示儿童患龋损类型为 B 型(即窝沟点隙浅到中龋,周围有健康窝沟),根据提示选择器械和材料。分别选中"微创车针""快机""探针""慢机""毛刷"等进入下一步骤。

【要点解析】　由于不采用传统的预防性扩展,只去除少量的龋坏组织后即用复合树脂或玻璃离子材料充填龋洞,而未患龋的窝沟使用封闭剂保护。这样保留了更多的健康牙体组织,同时又阻止了早期龋的发展。因此一定要选择微创车针进行预备操作。

(四)实施预防性树脂充填

1. 清洁牙面

【交互动作】　点击"清洁"按钮,完毕后单击"牙面清洁完毕"。

【标准选择】　医生儿童交流后,出现儿童张口画面,页面提醒"请拖动正确的工具对牙齿进行清洁。(多选)"拖动选择"慢速手机"和"小毛刷"至口腔位置,系统提示正确,并自动播放慢机毛刷完成牙面清洁动画,同时播放配音:"嘱患儿大张口,在低速手机上装好锥形小毛刷刷洗牙面。"完成清洁。

【要点解析】　预防性树脂充填技术是树脂充填与窝沟封闭结合的防龋技术。龋损周围深窝沟应该按照窝沟封闭的操作进行清洁、酸蚀等步骤,保证窝沟封闭的质量。

2. 去龋

【交互动作】　选择工具开始去龋。

【标准选择】　清洁牙面后,页面提醒"请拖动正确的工具去除龋损。(多选)",拖动选择"球钻"和"快速手机"至牙齿位置,系统提示正确,并自动播放去龋动画,同时播放配音:"去除点隙窝沟的龋坏组织,球钻大小依龋坏大小决定,不做预防性扩展。"完成去龋。

【要点解析】　预防性树脂充填不采用传统的预防性扩展,只去除少量的龋坏组织,保留了更多的健康牙体组织。

3. 冲洗

【交互动作】　选择工具开始冲洗。

【标准选择】　清洁牙面后,页面提醒"请拖动正确的工具对牙面进行冲洗。(多选)"拖动选择"三用枪头(水枪)"和"吸唾器"至牙齿位置,系统提示正确,并自动播放冲洗吸唾动画,同时播放配音:"用水枪对牙面进行冲洗,去除碎屑。"完成冲洗。

随后自动转入干燥隔湿页面,页面提醒"请拖动正确的工具对牙面进行干燥并隔湿。(多选)",拖动选择"棉卷"和"三用枪(气枪)"至牙齿位置,系统提示正确,并自动播放冲洗画面,同时播放配音:"用棉卷对牙齿进行隔湿,并用气枪吹干牙面",为酸蚀做好准备。

4. 酸蚀

【交互动作】　选择工具开始酸蚀。

【标准选择】　隔湿好牙面后,页面提醒"请拖动正确的工具对窝洞和窝沟进行酸蚀。(单选)"拖动选择"酸蚀剂"至牙齿位置,系统提示正确。自动显示酸蚀页面,文字提示"请涂抹酸蚀剂至牙齿窝沟处",语音提示"请将酸蚀剂涂在已预备的窝洞及深窝沟处",牙面虚线勾出建议涂布范围。移动鼠标模拟涂布酸蚀剂,范围与建议范围基本重叠时,左上角显示计时装置,倒计时 30 秒后,弹出"请拖动正确的工具对酸蚀后牙面进行冲洗。(多选)"提示,拖动选择"三用枪(水枪)"和"吸唾管"至牙齿位置,系统提示正确,并自动播放冲洗画面,同时播放配音:"三用枪水枪冲洗牙面 20~30 秒,去除酸蚀剂和反应产物,边冲洗边用吸唾器吸干"。同时页面左上角显示 30 秒倒计时,计时停止后进入干燥隔湿界面。

5. 隔湿干燥

【交互动作】　选择工具进行干燥并隔湿。

【标准选择】　新的页面提醒"请拖动正确的工具进行干燥并隔湿。(多选)",拖动选择"干棉卷"和"三用枪(气枪)"至牙齿位置,系统提示正确,并自动播放隔湿干燥画面,同时播放配音:"用干棉卷对牙齿进行隔湿,气枪吹干牙面更换干棉卷进行隔湿。酸蚀牙面干燥后呈白色雾状外观,如没有这种现象或被污染,应重复酸蚀。"左上角计时器满15秒后系统提示"白垩状",牙面中央部位显示白垩色外观。

6. 充填窝沟

【交互动作】 根据提示依次选择相应材料用品,完成树脂充填。

【标准选择】 新的页面提醒"请拖动正确的工具对窝洞进行粘接。(单选)",拖动选择"粘接剂"至牙齿位置,系统提示正确,自动播放粘接画面,同时播放配音:"将适量粘接剂均匀涂抹到预备好的窝洞中,静置10秒",左上角计时器满10秒后系统提醒"请拖动正确的工具去除多余粘接剂。(单选)",拖动选择"三用枪(气枪)"至牙齿位置,系统提示正确,自动播放粘接画面,同时播放配音:"用气枪去除多余粘接剂",完成后系统提醒"请拖动正确的工具固定粘接剂。(单选)",拖动选择"光固化灯"至牙齿位置,系统提示正确,自动播放光固化画面,同时播放配音:"用光固化灯照射窝洞10秒",左上角计时器满10秒后系统提醒"请拖动正确的工具对窝洞进行充填。(单选)",拖动选择"流动树脂"至牙齿位置,系统提示正确,自动播放充填画面,同时播放配音:"将适量流动树脂充填到预备好的窝洞中",完成后再次提示"请拖动正确的工具对牙齿进行固化。(单选)",拖动选择"光固化灯"至牙齿位置,系统提示正确,自动播放固化画面,播放配音:"用光固化灯照射窝洞40秒",左上角计时器满40秒后完成充填。

【要点解析】 按照树脂充填步骤,严格实施充填。

7. 窝沟封闭

【交互动作】 点击"知道了"。

【标准选择】 完成充填后,系统显示页面"按照窝沟封闭技术的要求邻近深窝沟"。简略学习者窝沟封闭的步骤,按照"窝沟封闭"学习模块即可完成。

【要点解析】 按照窝沟封闭步骤,严格实施窝沟封闭。

8. 检查咬合

【交互动作】 选择工具进行咬合检查。

【标准选择】 完成窝沟封闭后,系统显示页面"请拖动正确的工具检查咬合。(单选)",拖动选择"咬合纸"至牙齿位置,系统提示正确,并自动播放咬合检查画面,同时播放配音:"使用咬合纸检查有无咬合高点,若有,需要调𬌗"。系统进一步显示页面"请拖动正确的工具进行抛光。(多选)",拖动选择"抛光杯"和"抛光膏"至牙齿位置,系统提示正确,自动播放抛光画面,同时播放配音:"使用抛光杯蘸取适量抛光膏抛光牙面。"

【要点解析】　按照窝沟封闭步骤,严格实施窝沟封闭。

9. 术后医嘱

【交互动作】　点击"知道了"。

【标准选择】　系统提示"术后注意事项"同"窝沟封闭术"。点击"知道了",表示完成所有操作。

【要点解析】　操作者应该明白尽管窝沟封闭和充填能够预防龋齿的发生,却并不能保证完全避免龋齿。窝沟封闭后需保持合理的饮食习惯,良好的口腔卫生习惯,使用含氟牙膏,定期系统地进行口腔检查,将会提供更加全面的保护。

六、自主学习与考核

(一) 线下自主学习

学习者通过相关教材及参考文献,复习窝沟封闭术和预防性树脂充填术的相关理论知识和操作流程。

(二) 线上虚拟仿真实验项目操作

登录窝沟封闭及预防性树脂充填虚拟仿真训练项目的网址,进行线上自主学习。对于第一次使用的学习者,在完成本节课背景知识学习的基础上,建议先完成基本知识的学习后,再点击综合能力训练模块,进行综合病例的学习。

(三) 互动教学方式

1. 系统自动记录学生在线学习时长,达到最小要求学习时长后方可完成学习任务。

2. 学生学习过程中可在讨论区留言,与授课教师进行线上互动与讨论。

3. 系统随机弹出考核题目请学生作答,授课教师根据考核结果进行重点辅导。

4. 学生完成综合能力训练模块后,系统自动显示评分细则、扣分项等结果细节,供学生自主纠错,难点由授课教师重点辅导。

(四) 考核

学生完成三个模块学习任务后,进行课后练习,由题库随机出题,选择答案,点击"确定"当即判断,无论回答正确(提示:回答正确)还是错误(提示:回答错误,正确答案:*),显示"继续"按钮,点击自动进入下一题,结合综合操作考评进行本实验学习成效的考查,给出综合报告,完成后提交可下载报告。

七、题库样题及解析

1. 封闭的成功率与以下哪一种因素无关

 A. 封闭牙的选择   B. 术者训练程度

 C. 临床操作技术   D. 光固化或化学固化

 E. 工作态度

【答案】　D

【答案解析】　封闭的成功率与封闭牙的选择、术者训练程度、临床操作技术、工作态度有关。

2. 以下哪种情况不适合窝沟封闭

 A. 殆面无深的沟裂点隙、自洁作用好

 B. 患较多邻面龋损者

 C. 牙萌出 4 年以上未患龋

 D. 患者不合作,不能配合正常操作

 E. 已行充填的牙

【答案】　D

【答案解析】　窝沟封闭的适应证是深的窝沟,特别是可以插入或卡住探针的牙(包括可疑龋)。若对侧同名牙患龋或有患龋倾向的牙可考虑进行窝沟封闭。牙萌出后达殆平面即适宜行窝沟封闭,一般是在牙萌出后 4 年之内。

3. 窝沟封闭失败的主要因素有

 A. 较推荐的酸蚀时间多了 30 秒

 B. 封闭剂固化后没有及时漱口

 C. 封闭后没有使用氟化物防龋

 D. 唾液污染了酸蚀面

 E. 在放置封闭剂前干燥了酸蚀面

【答案】　D

【答案解析】　唾液污染是窝沟封闭失败的最主要原因。封闭前保持牙面干燥,不被唾液污染是封闭成功的关键。操作中要确保酸蚀牙面不被唾液污染,如果发生唾液污染,则应再冲洗牙面,彻底干燥后重复酸蚀 10 秒。

4. 通常用于窝沟封闭使用的酸蚀剂,磷酸的浓度范围是

 A. 10%~20%   B. 20%~30%

 C. 30%~40%   D. 40%~50%

　　E. 50%~60%

【答案】　C

【答案解析】　酸蚀剂可为磷酸液或含磷酸的凝胶,浓度通常为37%左右。酸蚀作用为牙面形成牙釉质微孔,窝沟封闭剂进入后形成树脂突,与牙釉质形成机械性的结合,有较强的结合力。

　　5. 恒牙窝沟封闭时为达到理想粘接效果的酸蚀时间是

　　A. 10秒　　　　　　　　　　B. 20~30秒

　　C. 60秒　　　　　　　　　　D. 2分钟

　　E. 5分钟

【答案】　B

【答案解析】　恒牙酸蚀30秒即可形成微孔结构,利于粘接形成。

　　6. 乳牙窝沟封闭时为达到理想粘接效果的酸蚀时间是

　　A. 10秒　　　　　　　　　　B. 20~30秒

　　C. 60秒　　　　　　　　　　D. 2分钟

　　E. 5分钟

【答案】　C

【答案解析】　乳牙有机成分较多,酸蚀时间较恒牙长。

　　7. 6岁儿童,第一磨牙未完全萌出,部分牙龈瓣覆盖,检查发现𬌗面窝沟深,窝沟点隙无龋损,此时适宜采取的防治措施是

　　A. 应该行窝沟封闭　　　　　　B. 应作充填

　　C. 应作预防性充填　　　　　　D. 尚不能行窝沟封闭

　　E. 口服氟片

【答案】　D

【答案解析】　窝沟封闭的适应证是深的窝沟,特别是可以插入或卡住探针的牙(包括可疑龋)。若对侧同名牙患龋或有患龋倾向的牙可考虑进行窝沟封闭。牙完全萌出后达𬌗平面即适宜行窝沟封闭,一般是在牙萌出后4年之内。

（尹　伟）

【参考文献】

1. 冯希平. 口腔预防医学. 7版. 北京:人民卫生出版社,2020.

2. 刘燕清,许强,张福军. 光固化流体复合树脂与光固化窝沟封闭剂比较预防儿童龋病的Meta分析. 中国循证医学杂志,2018,18（02）:178-184.

3. 王兴. 第四次全国口腔健康流行病学调查报告. 北京:人民卫生出版社,2018.

4. 钟婷,邓雅兰,邵美瑛,等. 成都市 7~9 岁儿童第一磨牙牙体情况及窝沟封闭的效果分析. 国际口腔医学杂志,2020,47(04):391-396.

5. 中华人民共和国卫生部办公厅. 口腔预防适宜技术操作规范,2009.

6. DEERY C.Clinical practice guidelines proposed the use of PIT and fissure sealants to prevent and arrest noncavitated carious lesions. Journal of Evidence-Based Dental Practice,2017;17(1):48-50.

实验五 恒牙外伤急症处理及治疗虚拟仿真实验

一、实验目的和要求

1. 掌握牙外伤的定义、临床类型、表现与诊断。
2. 掌握常见恒牙外伤的治疗原则。

二、实验原理和内容

本实验通过借助虚拟现实、数字图像等信息技术,建立临床常见恒牙外伤病例及相关材料设备库,通过人机交互操作方式,使操作者对虚拟患者进行自主问诊和检查,并在制订治疗方案后完成相应的治疗流程。通过病例群的训练,帮助学习者掌握常见恒牙外伤的急症处理及治疗原则,使操作者在实践训练中逐步提升理论联系临床实际,根据患者情况进行正确决策的能力。

三、基础知识介绍

(一)牙外伤的定义和分类

牙外伤(traumatic dental injuries,TDIs)是指在突然的外力作用下,牙体硬组织、牙髓或牙周组织发生急性损伤的一种疾病。多见于前牙区,上颌牙列发生多于下颌牙列。

常见牙外伤类型包括牙折(teeth fracture)和牙脱位(dislocation of the teeth)。根据解剖部位及是否累及牙髓,牙折可分为牙釉质损伤(enamel infraction)、简单冠折(uncomplicated crown fractures)、复杂冠折(complicated crown fractures)、冠根折(crown-root fractures)和根折(root fractures)。根据所受外力大小和方向不同,牙脱位可分为牙震荡(concussion of the teeth)、半脱位(subluxation)、侧向脱位(lateral luxation)、脱出性脱位(extrusive luxation)、嵌入性脱位(intrusive luxation)

和完全脱位（avulsed tooth）。

（二）牙外伤的治疗原则

　　牙外伤治疗的首要原则是尽量保存生活牙髓。年轻恒牙的牙髓具有强大的愈合能力，当年轻恒牙发生复杂冠折、牙脱位或根折等情况时，尽可能选择直接盖髓术、部分活髓切断术或牙髓切断术等保存活髓的治疗方法，以促进牙根的继续发育和根尖孔的形成。即使牙髓发生感染坏死，也可首选血运重建术等方式尝试保存生活牙髓。

　　对于发育成熟的恒牙，在发生嵌入性脱位、严重的脱出性脱位或侧方脱位时，牙髓存活概率极低，通常建议早期进行根管治疗。对于年轻恒牙，若发生嵌入性脱位合并冠折等严重的复合型外伤时，其发生牙髓坏死和感染的风险较高，可考虑立即或早期进行根管治疗，否则，只有在复查中出现临床症状和影像学证据，显示牙髓坏死或根尖周组织感染时，再行根管治疗。

四、实验模块组成

　　恒牙外伤急症处理及治疗虚拟仿真实验分为三个病例模块。学习者可自主点击相应病例模块进行学习。

五、训练流程与解析

　　本部分针对虚拟实战中病案的操作步骤进行分步解析。

　　【交互动作】　介绍软件的基本使用方法。

　　【标准选择】　提供软件预设的标准操作。

　　【要点解析】　对操作中的注意事项给与说明。学习者在实际操作中，可根据需要选择是否查看所有内容。

（一）进入实验

　　【交互动作】　单击"开始实验"，学习牙外伤定义后，点击选择案例进行学习。

（二）案例学习——病例1

病例1

1. 病例资料

　　【交互动作】　点击"病例1"。

　　【交互动作】　点击选项，完成选择题："牙外伤是口腔急症，请问在病史采集时应当询问哪些内容"。

【标准选择】　点击 ABCDE。

【要点解析】　牙外伤病史采集时,应首先确认患者的全身状况,再确认患牙情况,若患者出现一过性意识丧失、头晕、恶心、呕吐、呼吸困难、肢体活动限制的情况时,提示有可能存在危及生命的全身损伤,包括颅脑损伤、呼吸障碍、肢体骨折等,应首先救治,其次再进行口腔检查。

【交互动作】　阅读病史资料。

【标准选择】　点击并阅读资料,点击"已了解"完成资料阅读。

【要点解析】　根据患者病史,提炼关键信息:年龄 21 岁,提示患牙为发育成熟的恒牙。上前牙折断 2 日,牙齿触碰时疼痛,冷热刺激时敏感,提示患牙牙本质暴露,可能伴有牙髓暴露。

【交互动作】　点击选项,完成选择题:"恒牙外伤最常见是哪种情况"。

【标准选择】　点击 D。

【要点解析】　文献报道简单冠折的发生率占所有牙外伤的 1/3~1/2,是最常见的外伤类型。牙隐裂属于牙慢性损伤,不属于牙外伤。

2. 口腔检查

【交互动作】　依次点击"口腔检查"标题栏下设的选项,完成从视诊到松动度检查的所有检查项目。

【标准选择】　依次拖动相应器械进入口内完成检查,并阅读检查结果。

【交互动作】　文本框内输入思考题"若患牙出现扪痛或叩痛,提示可能出现什么情况"的答案。

【标准选择】　填写:需警惕牙脱位性损伤或根折。

【要点解析】　若患牙出现扪痛或叩痛,提示患牙可能存在牙周组织损伤或牙根折裂。

【交互动作】　阅读病史资料。

【标准选择】　点击并阅读资料,点击"已了解"完成资料阅读。

【要点解析】　根据检查结果,提炼关键信息:11 冠折露髓,叩(−),无明显松动。21 冠折未露髓,叩(−),无明显松动。露髓与否提示患牙下一步治疗计划会有区别。无叩痛和明显松动提示患牙无移位或根折。

【交互动作】　点击选项,完成选择题:"患者还需进行哪些检查"。

【标准选择】　点击 ABDE。

【要点解析】　X 线片是判断患者牙外伤程度和类型最重要的手段,对上颌包括切牙和尖牙在内的所有前牙牙髓活力检测可用于评估牙髓状态,并作为基线,与随访观察上颌其他无明显损伤牙齿的结果对比,牙周探诊辅助判断牙齿牙周状态,有无移位等。咬诊是检查有无早接触点和有无咬合痛的诊断方法,常用于隐裂牙的诊断,患牙牙本质及牙髓暴露,本身有敏感疼痛的症状,可能会干扰咬诊结果。

【交互动作】　依次点击"口腔检查"标题栏下设的选项,完成从牙周探诊到牙髓温度测试的所有检查项目。

【标准选择】　依次拖动相应器械进入口内完成检查,并阅读检查结果。

【交互动作】　点击选项,完成判断题:"患者初次就诊时患牙对牙髓活力测试有(无)反应,可以说明其牙髓健康(坏死)"。

【标准选择】　分别点击"错误","错误"。

【要点解析】　牙髓温度测试和牙髓电测试实际上是对神经功能的敏感性测试,并不能表明牙髓腔内是否存在血液循环。有学者猜想在创伤性损伤之后,牙髓神经末梢和/或感觉受体的传导能力发生紊乱,从而抑制来自电刺激或热刺激的神经冲动。这使得受过创伤的牙齿受到此类测试时容易表现出假阴性。此外,有研究报道完全发育成熟的牙齿外伤后恢复正常血供到冠部牙髓可能需要9个月,因此,初诊时的测试结果不能说明牙髓一定坏死或健康,在随后的测试中,牙髓反应从阴性到阳性的转变可以被认为是牙髓愈合的标志。而结果从有反应到无反应转变则说明牙髓可能正在经历变性,提示患牙可能需要进行根管治疗干预。如果持续没有反应,说明牙髓已经受到了不可逆的损伤,但也并非绝对。

【交互动作】　点击选项,完成选择题:"患者应选择哪种 X 线检查"。

【标准选择】　点击 C。

【要点解析】　X 线片是判断患者牙外伤程度和类型最重要的手段,对于前牙冠折,可平行投照拍摄 X 线根尖片,若症状或体征提示有其他潜在损伤的可能性,则需额外的影像学检查,本病例患牙未提示有根折或牙齿移位的可能,故首选根尖片。B 选项和 D 选项可用于排除患牙移位和可能存在的根折,CBCT 还可用于诊断牙槽突骨折或其他难以确诊的牙外伤,由于其辐射剂量高于普通根尖片,根据尽可能低剂量原则(as low as reasonably achievable,ALARA)则应在必须情况下使用。

【交互动作】　点击查看 X 线根尖片。

【标准选择】　点击并查看根尖片及解析。

3. 临床诊断

【交互动作】　点击选项,完成选择题:"请判断该患者的诊断"。

【标准选择】　点击 B。

【要点解析】　本题考查冠折的分类。根据折裂是否累及牙髓,冠折可分为简单冠折和复杂冠折。复杂冠折是指累及牙釉质、牙本质及牙髓的冠折,仅累及牙釉质或累及牙釉质、牙本质,而牙髓未暴露者为简单冠折。

4. 治疗计划

【交互动作】　点击选项,完成选择题:"冠折治疗方案的选择应考虑哪些因素"。

【标准选择】　点击 ABCDE。

【要点解析】　牙周损伤会破坏牙髓的营养供应,特别是对于成熟牙齿,其牙髓存活的概率要低于未成熟牙齿。后期患牙若需进行桩冠修复,则需行根管治疗。

【交互动作】　点击选项,完成连线题:"请完成冠折治疗方案与对应的适应证的连线"。

【标准选择】　如图 5-1 所示。

【要点解析】　简单冠折治疗的要点首先是尽可能封闭所有暴露的牙本质小管,由此阻止细菌侵入牙本质小管以及减少患者不适。若患牙断片保留,可直接

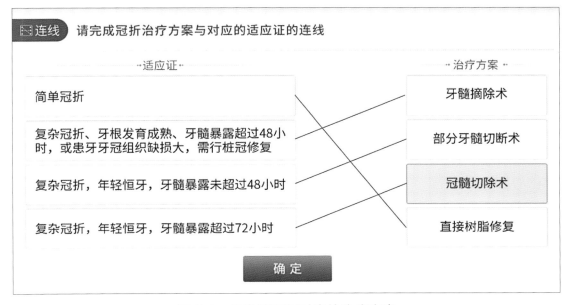

图 5-1　各类型冠折对应的治疗方案

进行粘接修复,否则可行树脂充填修复。若残留牙本质厚度大于0.5mm,则可直接进行修复;若残留牙本质厚度小于0.5mm,需应先行氢氧化钙间接盖髓。

复杂冠折的治疗包括活髓治疗(盖髓术、部分牙髓切断术或牙髓切断术)和牙髓摘除术。治疗的选择取决于牙齿的发育阶段,外伤和就诊之间的时长,伴随的牙周损伤和修复治疗计划。对于根尖发育未成熟的患牙,应尽可能保存活髓。外伤后24小时内,牙髓最初的反应表浅,牙髓炎症深度不超过2mm。48小时后,细菌直接污染牙髓的可能性增大,炎症范围向根方扩散,随着时间增加成功维持健康牙髓的可能性降低。外伤露髓72小时以上可行完整的牙髓切除术。对于牙根发育完全并且后期需要桩冠修复的患者,通常需进行根管治疗。

【交互动作】　点击选项拖动至空白位置完成题目:"请拖动11的首选治疗方案及21的首选治疗方案"。

【标准选择】　11的首选治疗方案:牙髓摘除术;21的首选治疗方案:直接树脂修复。

【要点解析】　本病例患牙根尖片显示11根尖发育已完成,对于露髓而牙根已发育成熟的恒牙,且就诊时间距离外伤已达48小时,牙髓摘除术是远期效果最有保障的治疗方法。此外,考虑到患者牙体缺损大,如因美观需求进行全冠修复,且患者年龄已达永久修复的标准,则亦适宜进行牙髓摘除术。

12患牙未露髓,临床检查结果正常,可行树脂充填修复,但需定期复查追踪,因其仍有牙髓坏死的风险。若患者保留有牙折片,可直接用断片进行粘接修复。若暂不能行树脂修复,亦应即刻封闭牙本质小管,减少对牙髓的刺激。

5. 治疗

【交互动作】　单击图片完成多选题:"请问治疗所需的物品"。

【标准选择】　选择除柳叶刀及斧形龈刀外的其他所有选项。

【要点解析】　本题考查树脂充填术及根管治疗术所需的器械和材料。选项中的斧形龈刀多用于牙龈切除术。

【交互动作】　点击选项拖动至空白位置完成题目:"请将11牙髓摘除术的操作步骤排序"。

【标准选择】　如图5-2所示。

【要点解析】　本题考查根管治疗操作流程。需注意通常建议开髓步骤在上橡皮障之前完成,因为上橡皮障后可能影响对牙长轴走向的判断,导致钻磨方向的偏移。

【交互动作】　点击选项,完成选择题:"请选择21树脂充填的正确充填

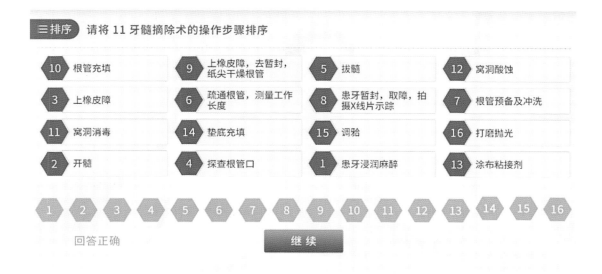

图 5-2　11 牙髓摘除术的操作步骤

顺序"。

　　【标准选择】　点击 A。

　　【要点解析】　此题考查Ⅳ类洞的树脂充填方法。

6. 术后随访

　　【交互动作】　点击选项,完成选择题:"请问患者是否还需要复诊"。

　　【标准选择】　点击 A。

　　【要点解析】　牙外伤后可能发生牙髓坏死感染、根管闭锁、牙根吸收、龈缘退缩和牙槽嵴顶吸收等各类并发症,应早期发现和处理以改善预后,因此,牙外伤治疗后必须进行随访复诊和检查。

　　【交互动作】　点击选项,完成选择题:"患者复诊的时间为"。

　　【标准选择】　点击 A。

　　【要点解析】　美国牙髓病学医师协会(AAE)对冠折患牙的复诊时间给出的推荐方案,简单冠折患牙的复诊时间为 6~8 周和外伤后 1 年。复杂冠折患牙的复诊时间为治疗后 6~8 周,3 个月,6 个月和治疗后 1 年。由于本病例 11 患牙已行牙髓摘除术,无需检测牙髓状态,可延长复诊间隔,参照简单冠折的标准复诊。此外,世界卫生组织规定根管治疗疗效评估的观察期为术后 2 年,选择 A。

　　【交互动作】　点击选项,完成选择题:"请选择该患者的复诊检查内容"。

　　【标准选择】　点击 AB。

　　【要点解析】　复诊需搜集患牙牙周和口腔软组织损伤愈合情况、牙髓活力变化、咬合情况、牙髓愈合情况(有无根尖周低密度影、根内外吸收、根管内密度异常等牙髓改变情况)、牙体是否变色、修复体质量和磨损等。其中,进行牙髓敏感性测试的目的是确定患牙牙髓状态的变化趋势。

(三)病例学习——病例2

病例2

1. 病例资料

【交互动作】　点击"病例2"。

【交互动作】　点击选项,完成选择题:"以下哪些选项属于牙外伤的分类"。

【标准选择】　点击 ABCE。

【要点解析】　本病例考察牙外伤的类型,牙隐裂等牙齿折裂是由于正常或过度咬合力的反复施加而导致的累积的、未被察觉到的创伤所造成的结果,属于牙慢性损伤,这种情况患者通常没有能记得的创伤事件,故与牙外伤不同。

【交互动作】　阅读病史资料。

【标准选择】　点击并阅读资料,点击"已了解"完成资料阅读。

【要点解析】　根据患者病史,提炼关键信息:年龄28岁提示患牙为发育成熟的恒牙。门牙松动半日,触痛,提示可能有根折或牙周膜损伤。

【交互动作】　点击选项,完成选择题:"请问以下对牙外伤患者进行检查的说法中正确的是"。

【标准选择】　点击 ACDE。

【要点解析】　应首先救治危及生命的全身损伤,再行口腔诊治。

2. 口腔检查

【交互动作】　依次点击"口腔检查"标题栏下设的选项,完成从视诊到松动度检查的所有检查项目。

【标准选择】　依次拖动相应器械进入口内完成检查,并阅读检查结果。

【交互动作】　阅读病史资料。

【标准选择】　点击并阅读资料,点击"已了解"完成资料阅读。

【要点解析】　根据检查结果,提炼关键信息:11、21叩痛(+),松动Ⅲ度,提示患牙可能存在根折或牙脱位等情况。若摇动松动的单颗牙时邻牙也同时松动,还需要考虑牙槽骨骨折。

【交互动作】　点击选项,完成选择题:"患者还需进行哪些检查"。

【标准选择】　点击 ABDE。

【交互动作】　依次点击"口腔检查"标题栏下设的选项,完成从牙周探诊到牙髓温度测试的所有检查项目。

【标准选择】　依次拖动相应器械进入口内完成检查,并阅读检查结果。

【要点解析】　关注检查结果:11、12 对牙髓电测试和温度测试无反应,提示牙髓状态异常。

【交互动作】　点击选项,完成判断题:"11、21 对 EPT 和牙髓温度测试无反应,提示 11、21 牙髓坏死"。

【标准选择】　点击"错误"。

【要点解析】　患牙对 EPT 和牙髓温度测试无反应,提示短暂的牙髓损伤(休克),后续还应紧密追踪随访,此时并不能说明牙髓已坏死。

【交互动作】　点击图片相应区域,完成读片题。

【标准选择】　读片结果如图 5-3 所示。

【要点解析】　根折在 X 线片上表现为不整齐的细线条状密度减低影像,断端之间可有轻微错位。

【交互动作】　点击选项完成选择题:"若根折发生在牙根中 1/3,以下哪种检查手段可以定位颊舌向走行累及牙根颈 1/3 的纵向折裂线?"。

【标准选择】　点击 D。

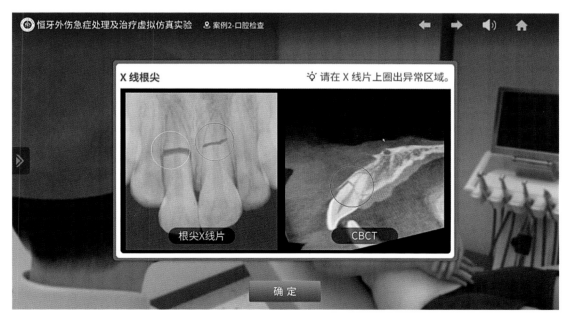

图 5-3　11、21 患牙影像学检查结果异常区域

【要点解析】　由于根折走向通常为斜行,单一一张根尖片可能漏诊折裂线,通常需要拍摄至少 2~3 张不同角度的根尖片以协助诊断。咬合片可提供受伤牙齿和周围组织不同垂直向的视图,有助于检查侧向脱位、根折和牙槽骨骨折。对于颊舌向折裂线,由于根管影像的遮挡可能漏诊,而 CBCT 可提供三维视角,以确定根折的位置、范围及方向,以及与边缘骨组织的关系,此外,其还有助于评估冠根比例,决定治疗计划。

3. 临床诊断

【交互动作】　点击选项完成选择题:"请对患牙做出初步诊断"。

【标准选择】　点击 B。

【交互动作】　点击选项完成选择题:"根折的急症处理包括"。

【标准选择】　点击 AB。

【要点解析】　根折的治疗首先应促进其自然愈合,复诊时牙髓有炎症或坏死迹象者再行根管治疗。

【交互动作】　点击选项完成选择题:"哪种类型的根折预后最差"。

【标准选择】　点击 A。

【要点解析】　冠部断片的位移和松动程度对根折预后非常重要,位移程度和松动度越大,预后越差。根折局限于牙槽骨内,有利于预后,而折裂若累及龈沟或在龈下,常使治疗变得复杂且预后亦差。

【交互动作】　点击选项完成选择题:"哪种类型的根折预后最佳"。

【标准选择】　点击 C。

【要点解析】　根尖 1/3 折断时牙齿通常比较稳固,牙周膜损伤较小,且有可能修复并维持牙髓活力,多数情况下只需进行夹板固定,无需牙髓治疗。

4. 治疗计划

【交互动作】　点击选项完成连线题:"请完成冠折治疗方案与对应的适应证的连线"。

【标准选择】　分别点击左侧选项和右侧对应选项进行连线。连线结果如图 5-4 所示。

【交互动作】　点击选项完成连线题:"请点击 11、21 的首选治疗方案"。

【标准选择】　点击 DEF。

【要点解析】　11、21 为根中 1/3 根折,应进行患牙复位并即刻夹板固定。约 25% 的根折患牙可能发生牙髓坏死,通常发生在冠部折断片,需密切随访,必要时行根管治疗。

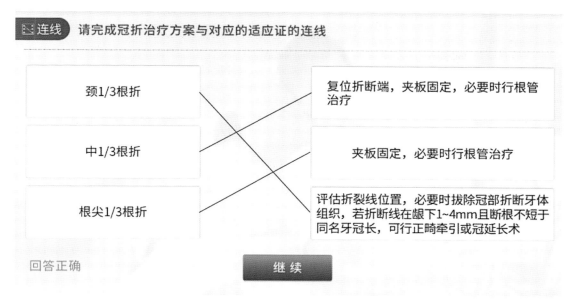

图 5-4　根折类型与对应牙外伤治疗方案

5. 治疗

【交互动作】　点击需要进行固定的牙齿。

【标准选择】　点击 13—23。

【要点解析】　根折牙固定时需同时固定左右两侧至少各一颗健康牙,应选择稳定的基牙,以尖牙为佳。本病例相邻两颗前牙均为松动牙,固定范围应适当增加。

【交互动作】　拖动数字到相应虚线框完成排序题:"请选择弹性夹板(以纤维夹板为例)固定的操作步骤"。

【标准选择】　正确排序参照图 5-5 所示。

【要点解析】　固定时应注意牙齿本来的位置,防止造成牙齿倾斜、扭转等情况。粘接固定时注意留出邻面的龈间隙,以便可以清洁牙齿邻面,并防止损害牙间乳头和唇颊黏膜。术后应对患者加强口腔卫生指导。

【交互动作】　文本框内输入思考题"请问拍摄 X 线片的目的是什么"的答案。

【标准选择】　填写:检查患牙复位效果。

【交互动作】　点击选项完成选择题:"请问酸蚀部位为"。

【标准选择】　点击 B。

【要点解析】　粘接位置应尽量不影响患者的口腔卫生措施及咬合。

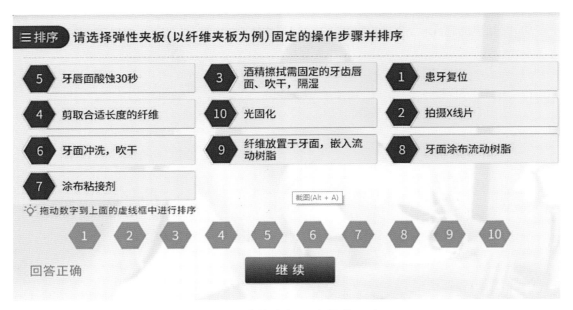

图 5-5　弹性夹板固定操作顺序

【交互动作】　点击选项完成选择题:请问以下哪种根折转归可判断为愈合"。

【标准选择】　点击 ABC。

【要点解析】　选项 D 常见于冠部断端失去牙髓活力的情况。冠部牙髓的感染物导致炎症反应,在折裂线附近形成典型的透射影。

【交互动作】　点击选项完成选择题:"请将根折转归的描述与对应的 X 线片进行正确的匹配"。

【标准选择】　正确排序参照图 5-6 所示。

【要点解析】　选项 A"根折两端钙化组织连接"在影像学上表现为可辨认出折裂线,但两断端紧密接触。选项 B"结缔组织将根折两断端分隔"在影像学上表现为两断端被一条狭窄的透射黑线分开,但折裂端边缘圆钝。选项 C"根折两断端间由结缔组织和骨桥分隔"在影像学上表现为两断端被明显的骨嵴分隔。选项 D"根折两断端间由慢性炎症组织分隔"在影像学上表现为一条加宽的折裂线,或相较之前的折裂线透射变得更明显。

【交互动作】　文本框内输入思考题"请问患者主诉门牙触痛的主要原因是什么"的答案。

【标准选择】　填写:患牙根折导致露髓,触碰牙齿冠部断片时,机械压力作用于牙髓神经受体,引起尖锐疼痛。

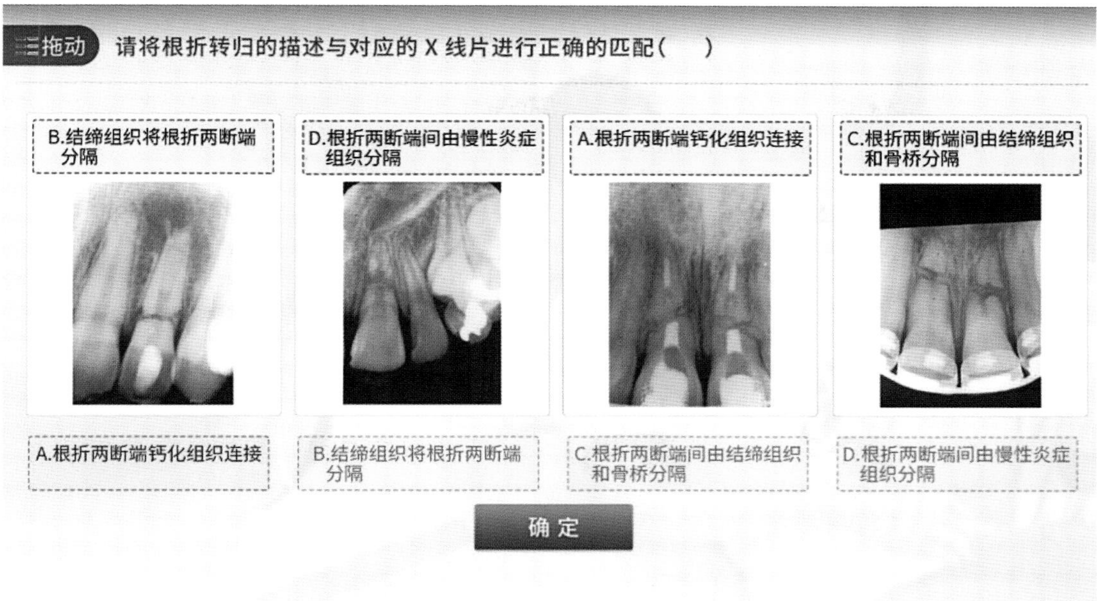

图 5-6　根折转归与对应 X 线片结果图

【交互动作】　点击选项完成选择题："请选择医嘱内容"。

【标准选择】　点击 ABCDE。

【要点解析】　无明确证据表明全身服用抗生素有利于根折愈合,目前对其使用有争议。但若患者伴有软组织和其他组织损伤,需要进行手术治疗时,可根据具体情况决定是否使用抗生素。使用时需考虑患者全身情况,是否存在系统性疾病或药物过敏等。

6. 术后随访

【交互动作】　点击选项完成选择题："请问患者是否还需要复诊"。

【标准选择】　点击 A。

【交互动作】　拖动右侧选项至左侧框内,完成题目："请选择该患者的复诊间隔"。

【标准选择】　选择:"治疗后 4 周""治疗后 6~8 周""治疗后 4 个月""治疗后 6 个月""治疗后 1 年"和"每年 1 次,至少持续 5 年"。

【交互动作】　点击选项完成选择题："请选择该患者的复诊检查内容"。

【标准选择】　点击 AB。

【交互动作】　点击选项完成选择题："若在随访过程中发现患牙牙髓坏死,请选择最宜的治疗方案"。

【标准选择】　点击 C。

【要点解析】　根管治疗通常仅需在冠段折片处进行,除非出现根尖周病损,否则根方牙体组织通常无需根管治疗。

【交互动作】　输入正确数字完成填空:"请填写根折类型与对应的夹板拆除时间"。

【标准选择】　分别填写:4、4、4。

【要点解析】　牙根中 1/3 根折和根尖 1/3 根折固定时间相同,均为 4 周,牙根颈 1/3 根折因冠部断端动度和断面面积大,存在感染风险,愈合难度增加,固定时长需延长。

(四)案例学习——病例 3

病例 3

1. 病例资料

【交互动作】　点击"病例 3"。

【交互动作】　阅读病史资料。

【标准选择】　点击并阅读资料,点击"已了解"完成资料阅读。

【要点解析】　根据患者病史,提取关键信息:门牙脱出,牙齿脱出后保存方式为包含于口内,就诊时间距离外伤发生时间为半小时,患者年龄 10 岁,提示门牙牙根发育可能已近成熟。

2. 口腔检查

【交互动作】　依次点击"口腔检查"标题栏下设的选项,完成从视诊到松动度检查的所有检查项目。

【标准选择】　依次拖动相应器械进入口内完成检查,并阅读检查结果。

【交互动作】　点击选项完成选择题:"患者还需进行哪些检查"。

【标准选择】　点击 ABDE。

【要点解析】　除 11 外,其他前牙需常规进行检查以建立基线结果,便于后期跟踪观察。

【交互动作】　阅读病史资料。

【标准选择】　点击阅读资料,点击"已了解"完成资料阅读。

【要点解析】　根据检查结果,提炼关键信息:11 牙槽窝空虚,牙齿包含于口内,牙体完整。12、21 轻度叩痛,其余检查结果正常。11 牙体完整,提示口内无残留断根,但需排查有无支持组织损伤。余留前牙无松动,提示牙槽突骨折及牙槽窝骨壁骨折的可能性小。12、21 轻度叩痛,提示 12、21 可能有牙震荡,需拍摄

X 线片进一步排查有无根折。

【交互动作】　点击查看根尖片。

【标准选择】　点击并查看根尖片及解析。

【要点解析】　根尖片还需重点查看患牙根尖发育情况,本病例牙根发育已完全。

【交互动作】　点击选项完成选择题:"本病例还需通过影像学检查获得以下哪些情况"。

【标准选择】　点击 AB。

【要点解析】　软组织有无撕裂难以通过 X 线片呈现,11 牙体完整,无残留牙根。

3. 临床诊断

【交互动作】　点击选项完成选择题:"请对该患者做出诊断"。

【标准选择】　点击 B。

【要点解析】　本题考查对各类牙脱位的定义。侧方移位、挫入和亚脱位均属于部分脱位。

【交互动作】　拖动选项完成题目:"请将牙脱位类型拖动到与之对应的图片处"。

【标准选择】　正确答案如图 5-7 所示。

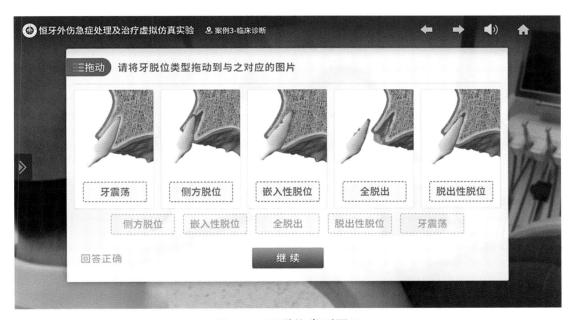

图 5-7　牙脱位类型图示

【要点解析】　本题考查对各类牙脱位的理解。牙震荡是牙周膜的轻度损伤,牙齿无明显移位,侧方脱位者牙齿偏离长轴向侧向移位,可造成牙周膜撕裂,常伴有牙槽窝骨壁骨折。嵌入性脱位牙齿沿牙长轴向牙槽骨深部嵌入,临床牙冠变短。脱出性脱位牙齿沿牙长轴向切端部分脱出,有伸长。

【交互动作】　文本框内输入思考题"对于牙外伤患者,初次就诊除了牙齿本身,应首先排除哪些问题"的答案。

【标准选择】　填写:排除大脑损伤(如脑震荡)和/或中枢神经系统(CNS)损伤是最重要的,一旦有发生颅脑损伤的可能,应立刻转诊至相关专科医师。此外,还应排查肢体骨折和牙齿支持组织损伤等。

4. 治疗计划

【交互动作】　点击选项完成选择题:"牙全脱出的治疗决策与以下哪些方面有关"。

【标准选择】　点击 ABCD。

【要点解析】　根据全脱出患牙牙周膜细胞活力状态的不同以及根尖是否发育完成(根尖孔开放或闭合),其治疗方案不同。其中,牙周膜(PDL)细胞的活力状态取决于全脱出患牙暴露在口腔外时间的长短和患牙的保存介质,尽量减少患牙在体外的干燥时间是牙周膜(PDL)细胞存活的关键。根尖孔未闭合的患牙有发生牙髓血运重建,促进牙根继续发育的可能,因此,不同于牙根发育成熟的患牙,在未发现有牙髓坏死和根管感染的明确迹象时不应进行根管治疗。选项C有助于判断患牙干燥时长,选项 D 与治疗细节有关,如根管封药选择氢氧化钙和皮质类固醇等抗炎和抗吸收的根管内药物,封药时长和时机存在区别。

【交互动作】　点击选项完成选择题:"牙全脱出时,可采用的牙齿应急保管方式"。

【标准选择】　点击 ABCD。

【要点解析】　纸张包裹的患牙是干燥状态,而尽量减少患牙在体外的干燥时间是牙周膜(PDL)细胞存活的关键。

【标准选择】　点击 C。

【要点解析】　牙齿从牙槽骨分离时牙周韧带撕裂,在大部分牙根表面存留有生活的牙周膜细胞,还可能有小面积局限的牙骨质损伤。若牙周膜细胞没有干透,牙脱出破坏最小。若再植之前牙周膜细胞已经过度干燥,则损伤的牙周膜细胞将在牙根表面弥散的区域引发严重的炎症反应,并可能在后期发生骨替代。无论全脱位牙是否储存在介质中,若总的口腔外干燥时间超过 60 分钟,牙周膜细胞很有可能已经坏死。对于根尖发育成熟的恒牙,如干燥时间少于 60 分钟,应在 7~10 天内进行根管治疗;若干燥时间超过 60 分钟,可于初次就诊时在口外完成根管治疗。年轻恒牙就诊及时可能发生牙髓血运重建,促进牙根继续发育,不要贸然进行根管治疗,但需密切随访。本病例患牙牙根发育成熟,脱出时间 30 分钟,并包含于口内,为湿润环境,应行即刻再植,择期根管治疗。

5. 治疗
【交互动作】　点击选项完成排序题:"请将 11 治疗流程进行正确排序"。
【标准选择】　正确答案如图 5-8 所示。

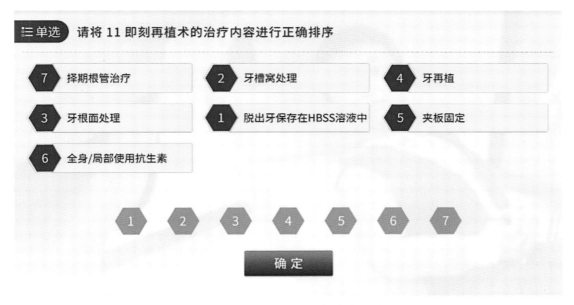

图 5-8　11 即刻再植术治疗顺序

【要点解析】　再植时应行抗生素全身给药,以防止坏死牙髓的细菌侵入,并减少继发的炎症性吸收。牙再植前,如果患牙有明显的污染,应用盐水或等渗介质冲洗患牙根面,去除肉眼可见的污物,若根面有碎屑,可将牙齿在存储介质内轻轻摇动或用生理盐水缓慢冲洗牙根表面,以去除碎屑。此外,应用无菌盐水冲洗牙槽窝并检查牙槽窝的完整性,如果有牙槽窝骨壁折裂,先应复位牙槽窝骨折片。根管治疗宜在再植后 2 周内进行,最好在外伤后 7~10 天进行初次根管治疗,此时牙齿松动度有改善,以防止缺血性坏死的牙髓变为有感染性的坏死组织。
【交互动作】　依次点击流程模块学习相关知识。
【标准动作】　学习牙全脱出的急诊处置流程,并依次点击各模块完成相应

题目:

(1)"患牙保存"模块

完成题目:"请选择最佳的牙齿保存液",正确选择为 A。

(2)"局麻"模块

完成题目①:"请选择局麻所需物品",正确选择为分别点击棉签、碘伏、无菌手套、口腔检查盘、针筒和利多卡因。

完成题目②:请选择局麻位点。

(3)"处理牙根表面"模块

完成题目①:"请选择冲洗液",正确选择为 C。

完成题目②:"请选择正确牙齿握持部位",正确选择为点击牙冠处。

(4)"处理牙槽窝"模块

完成题目①:"请选择冲洗液",正确选择为 C。

完成题目②:"以下关于检查牙槽窝说法正确的是",正确选择为 AB。

(5)"牙再植"模块

完成题目①:"请点击牙齿握持部位进行复位",正确选择为点击牙冠处。

完成题目②:"请问牙复位后拍摄 X 线片的目的为?"正确答案为确认牙齿是否复位到位,并判断牙槽骨折裂情况。

完成题目③:"请选择夹板固定所需物品",正确答案为全选。

完成题目④:"请将患牙复位固定的流程进行正确排序",正确答案如图 5-9 所示。

(6)"根管治疗"模块

完成题目:请将以下封药类型及时间进行匹配"。正确答案为在牙再植当天进行类固醇封药,封药至少 6 周。在牙再植 7~10 天,夹板拆除前进行氢氧化钙等药物封药,封药 4 周。

(7)"全身抗生素治疗"模块

完成题目:"请问全身抗生素治疗的原则为?"正确答案为:患者小于 12 岁则需服用阿莫西林 7 天,根据患者年龄和体重使用合适剂量。大于 12 岁的患者服用多西环素 7 天,根据患者年龄和体重使用合适剂量。

【要点解析】 对于根管封药,皮质类固醇或其与抗生素混合物具有抗炎和抗吸收作用,若选择该类药物作为根管内封药应尽早进行并至少 6 周。封药时应小心将药物置于根管内,避免放入髓腔,以免导致牙齿染色。若采用氢氧化钙封药建议至少 1 月。充填时机应选择在 X 线片上可看到围绕牙根的完整牙周膜

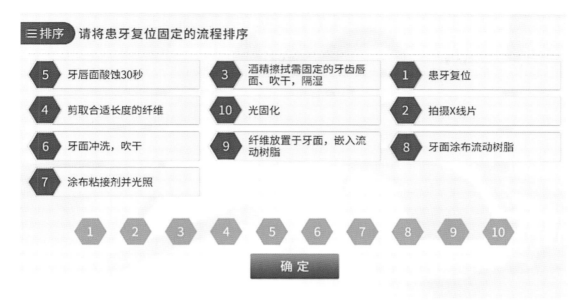

图 5-9　脱位牙复位固定流程

形成,提示牙根吸收过程停止。

　　给予患者全身抗生素治疗的目的在于防止坏死牙髓的细菌侵入,减少继发的炎症性吸收。应注意小于 12 岁的患儿不宜使用四环素类药物。

　　6. 术后随访

　　【交互动作】　点击选项完成选择题:"请选择医嘱内容"。

　　【标准动作】　点击全部选项。

　　【交互动作】　点击选项完成选择题:"请问患者是否还需要复诊"。

　　【标准选择】　点击 A。

　　【交互动作】　拖动选项至左边空白框完成选择题:"请选择该患者的复诊间隔"。

　　【标准选择】　选择外伤后 7~10 天,外伤后 2 周,外伤后 4 周,外伤后 3 个月,外伤后 6 个月,外伤后 1 年,每年 1 次,直至 5 年。

　　【交互动作】　点击选项完成选择题:"请选择复诊处置正确描述的选项"。

　　【标准选择】　点击全部选项。

　　【要点解析】　再植牙每次复诊应包括再植牙的临床检查和影像学检查,对于根尖孔闭合型再植牙,以下临床表现提示患牙预后良好:复诊时患者无自发症状,再植牙功能正常,动度正常,对叩诊不敏感,正常叩诊音,影像学检查未见根尖透影区,未见牙根吸收的影像学证据,根周膜影像正常,则预后良好。反之,以下临床表现则提示患牙预后不良:患者可以有或者没有任何症状,临床检查可见再植牙根尖区肿胀或出现根尖窦道,动度增大或无动度,伴金属高叩诊音(骨粘连)。影像学检查可见根尖透影区,感染性吸收(炎症性吸收)和/或骨粘连(替代性吸收)。当处于生长发育期的青少年的再植牙出现骨粘连时,患牙逐渐远离正常咬合,可能在短期、中期和长期内对口腔颌面部的生长发育造成干扰。

六、自主学习与考核

(一) 线下自主学习

学习者通过相关教材及参考文献,复习牙外伤的相关理论知识和操作流程。

(二) 线上虚拟仿真实验项目操作

登录根尖外科手术虚拟仿真训练项目的网址,进行线上自主学习。对于第一次使用的学习者,在完成本节课背景知识学习的基础上,建议先完成基本知识的学习后,点击综合能力训练模块,进行综合病例学习。

(三) 互动教学方式

1. 系统自动记录学生在线学习时长,达到最小要求学习时长后方可完成学习任务。

2. 学生学习过程中可在讨论区留言,与授课教师进行线上互动与讨论。

3. 系统随机弹出考核题目请学生作答,授课教师根据考核结果进行重点辅导。

4. 学生完成病例训练,错误题目显示解析,供学生自主纠错,难点由授课教师重点辅导。

(四) 考核

学生完成学习任务后,进行在线考核,由题库随机出题,结合综合操作考评进行本实验学习成效的考查。

七、题库样题及解析

1. 以下哪些情况属于牙脱位

　　A. 牙震荡　　　　　　　　　B. 牙撕脱

　　C. 脱出性脱位　　　　　　　D. 侧向脱位

【答案】　BCD

【基础知识类别】　疾病分类

【答案解析】　牙受外力作用而脱离牙槽窝者称为牙脱位,牙震荡时牙周膜有损伤,但未脱离牙槽窝,牙撕脱即牙完全脱位。

2. 以下哪个属于牙外伤伴发牙槽突骨折的典型临床表现

　　A. 检查单颗牙松动度时邻牙随之移动

　　B. 牙槽窝骨壁异常动度

　　C. 牙龈撕裂伤

　　D. 牙槽窝受挤压破裂

【答案】　A

【基础知识类别】　临床表现

【答案解析】　牙槽突骨折可累及或不累及牙槽窝。选项 B 为牙槽窝骨壁骨折的表现,选项 D 为牙槽窝粉碎性骨折的表现,选项 C 为软组织损伤,无特异性,多种牙外伤均可发生。

3. 以下哪些情况牙髓电活力测验结果可能不准确

　　A. 根尖尚未完全形成的年轻恒牙

　　B. 低龄儿童

　　C. 即刻外伤的患牙

　　D. 死髓牙

【答案】　ABC

【基础知识类别】　检查技术

【答案解析】　根尖尚未完全形成的年轻恒牙牙髓对电刺激通常无反应,低龄儿童因配合度较差,可能影响测试结果,即刻外伤的患牙牙髓可能处于休克状态,对电刺激无反应。

4. 脱出牙保存介质的推荐程度依次是

　　A. 唾液、生理盐水、Hank's 液、牛奶、水

　　B. 唾液、HBSS、生理盐水、水、牛奶

　　C. HBSS、牛奶、唾液、生理盐水、水

　　D. 牛奶、HBSS、唾液、生理盐水、水

【答案】　D

【基础知识类别】　治疗

【答案解析】　细胞培养介质如 HBSS(Hank's 平衡盐溶液)作为脱出牙保存介质效果最佳,但不易获得。水是最不理想的储存介质,因为低渗环境会导致细胞快速溶解,再植过程中炎症反应加剧。

5. 全脱出牙再植前浸泡于以下哪种溶液有助于降低骨粘连的风险

  A. 1% 次氯酸钠溶液　　　　　B. 3% 双氧水溶液

  C. 2% 氟化钠溶液　　　　　　D. 多西环素溶液

【答案】　C

【基础知识类别】　治疗

【答案解析】　多西环素溶液有助于血管重建,适用于根尖孔开放的患牙。氟化钠溶液处理根面后可延缓继发的牙骨质牙本质置换性吸收和骨性黏连。

6. 叩诊呈高调金属音是以下哪种牙外伤的临床表现

  A. 牙震荡　　　　　　　　　　B. 复杂冠折

  C. 嵌入性脱位　　　　　　　　D. 侧向脱位

【答案】　C

【基础知识类别】　诊断

【答案解析】　嵌入性脱位牙齿向根尖方向移位被压入牙槽骨内,导致叩诊音变化。

7. 以下哪种检测手段对外伤后牙髓状态判断最准确

  A. 牙髓电活力测验

  B. 牙髓温度测验

  C. 激光多普勒血流仪及血氧仪检测

  D. 扪、叩诊

【答案】　C

【基础知识类别】　治疗

【答案解析】　选项 A 和 B 实际上是对神经功能的敏感性测试,并不能表明牙髓腔内是否存在血液循环。选项 C 可确认牙髓中的实际血流是否存在,更加准确。

8. 以下哪些属于牙外伤的并发症

  A. 牙髓坏死和感染　　　　　　B. 根管闭锁

  C. 牙根吸收　　　　　　　　　D. 牙槽嵴顶吸收

【答案】　ABCD

【基础知识类别】　临床表现

【答案解析】　本题考查牙外伤常见并发症,提示在随访复诊和检查时应重点关注,以便及早处理,改善预后。根管闭锁常见于根尖孔开放的年轻恒牙发生严重脱位性损伤时,其中脱出性脱位、嵌入性脱位和侧方脱位的牙外伤类型中发生根管闭锁的概率较高,根折后也常发生根管闭锁。

9. 根尖孔闭合的成年恒牙在发生以下哪些情况时建议早期进行根管治疗

A. 复杂冠折　　　　　　　　B. 嵌入性脱位

C. 牙震荡　　　　　　　　　D. 严重的侧向脱位

【答案】　BD

【基础知识类别】　治疗

【答案解析】　发育成熟的恒牙在外伤后牙髓仍有可能存活,但发生嵌入性脱位、严重的脱出性脱位或侧方脱位时,牙髓几乎没有存活的可能,建议早期行根管治疗。

10. 请做出判断:根折患牙初诊应立刻开始根管治疗。

A. 对　　　　　　　　　　　B. 错

【答案】　B

【基础知识类别】　治疗

【答案解析】　根折恒牙牙髓坏死率约为 20%~24%,特别是根尖 1/3 折断,通常无需牙髓治疗,有可能出现修复并维持牙髓活力,不应进行预防性根管治疗。

(郑庆华　郑 巧)

【参考文献】

1. 周学东. 牙体牙髓病学. 5 版. 北京:人民卫生出版社,2020.

2. LOUIS H B,KENNETH M H . Cohen's pathways of the pulp. 12th ed. St. Louis:Elsevier,2021.

3. LEVIN L,DAY P F,HICKS L,et al. International association of dental traumatology guidelines for the management of traumatic dental injuries:general introduction. Dent Traumatol,2020;36(4):309-313.

实验六　牙体牙髓病临床思维训练虚拟仿真实验

一、实验目的和要求

1. 掌握深龋、急性牙髓炎及急性根尖周炎的诊疗思路。
2. 掌握树脂充填和根管治疗的基本操作流程。

二、实验原理和内容

　　本实验通过借助虚拟现实、数字图像等信息技术,建立以牙痛为主诉的牙体牙髓病病例群,通过人机交互操作方式,使操作者对虚拟患者进行自主问诊和检查,并在制订治疗方案后完成相应的治疗流程。通过病例群的完整训练,帮助学习者掌握以牙痛为主诉的常见牙体牙髓病的病史采集内容、基本诊疗思路和注意事项,使操作者在实践训练中逐步提升理论联系临床实际,根据患者情况进行正确决策的能力。

三、基础知识介绍

（一）牙体牙髓病病史采集基本要素

　　牙体牙髓病病史采集要素主要包括主诉、现病史和全身病史。

　　主诉的记录应包括就诊时患病的部位、主要症状和持续时间,记录应言简意赅。进行现病史的询问时,应依据主诉内容展开。牙体牙髓病患者的主诉经常为牙痛,对于该类患者,现病史需搜集的主要内容应围绕牙痛的特点进行询问,包括:疼痛的部位(是否可定位),疼痛发作的方式、频率和时间(自发抑或激发、间歇或持续、白天或晚上等),加重或减轻疼痛的因素、有无治疗史以及治疗效果等。

　　全身病史主要包括系统病史、传染病史、药物过敏史和精神心理病史等,全面了解患者的全身病史有助于判断在进行诊疗前评估治疗是否安全,以及是否需要进行预防性用药等。特别需要询问患者是否患有以下几类全身性疾病,患有这些疾病提示需要改变治疗方案:心血管疾病如高血压、不稳定型心绞痛、充血性心力衰竭、心律失常等;肺部疾病如慢性阻塞性肺疾病、哮喘、肺结核;终末期肾脏疾病;透析患者;艾滋病、糖尿病、甲状腺功能亢进或功能减退、癌症、白血病、骨关节炎和类风湿性关节炎、系统性红斑狼疮等。女性患者还需根据情况询问是否处于妊娠期或月经期。另外,对于患有阿尔茨海默病、精神分裂症、帕金森综合征等疾病的患者,也需要酌情评估其接受治疗的可能性。

(二)深龋的诊断和鉴别诊断

结合患者的主观症状、临床检查和 X 线片等较易诊断深龋。临床检查时通常可发现明显的深龋洞,位于邻面的龋洞及有些隐匿性龋洞可能不易发现,需仔细检查。深龋引起的牙痛通常是当食物或冷水进入龋洞时激发,患牙疼痛可定位,疼痛无延迟,无自发痛,患牙牙髓温度测验结果正常,这是和急性牙髓炎鉴别的要点。龋病的 X 线检查通常选择根尖片或𬌗翼片,X 线片可了解龋坏的程度以及是否伴有根尖周炎症,并能有效发现隐匿性龋洞和邻面龋坏。但需注意,通过 X 线片判断龋坏程度和是否穿髓并不十分可靠,还需结合临床检查。

(三)急性牙髓炎的诊断和鉴别诊断

急性牙髓炎的主要症状是剧烈的不可定位的牙痛。疼痛呈现以下特点:自发性阵发性痛,夜间痛,温度刺激加剧疼痛,患者无法自行定位疼痛的患牙。基于典型的疼痛症状,结合临床检查可查到明确的引起牙髓病变的牙体损害(如深龋)或其他病因(如牙隐裂、牙折等),并通过牙髓温度测验结果辅助定位患牙,通常可做出比较明确的诊断。

急性牙髓炎需要与三叉神经痛、龈乳头炎、上颌窦炎等出现类似疼痛症状的疾病相鉴别。三叉神经痛发作时通常有"扳机点",疼痛发作时间短,温度刺激也不引起疼痛。龈乳头炎可出现剧烈的自发性疼痛但疼痛多可定位,为持续性钝痛,临床检查患牙通常未查到明显牙体损害等牙髓病病因,但龈乳头充血水肿,触痛明显。上颌窦炎时患侧后牙可有类似牙髓炎的疼痛症状并伴有叩痛,但患牙未查到可引起牙髓炎的病损,而上颌窦前壁可有压痛。此时应仔细询问患者病史,患者可能伴有头痛、鼻塞、流涕等上呼吸道症状。疼痛可能在跑、跳等体位发生变化时加重,提示可与牙髓炎区分。

(四)急性根尖周炎的诊断和鉴别诊断

急性根尖周炎分为浆液期、根尖周脓肿期、骨膜下脓肿期和黏膜下脓肿期。

后三个阶段主要由形成的脓液相对聚集的位置不同而分。急性根尖周炎患者主诉通常为牙齿咬合痛,此外,临床检查患牙叩痛、牙齿不同程度松动、牙髓活力测试无反应(除乳牙和年轻恒牙外)等,亦是各阶段急性根尖周炎的共同表现。随着病程进展,在不同阶段的症状体征有所差异,总体趋势是症状逐渐加重后缓解。

急性根尖周炎不同阶段的鉴别诊断主要围绕患牙疼痛特点、叩痛程度、扪诊结果、根尖区牙龈肿胀程度以及有无全身症状等方面展开。

1. **患牙疼痛特点** 急性浆液期患牙在疾病初期,患者可主诉咬紧患牙后稍感不适缓解,而随病程进展患牙浮出与伸长感加重,出现自发性、持续性钝痛,以及明显的咬合痛。病程进展至根尖周脓肿时期,疼痛加剧,表现为患牙出现自发的、剧烈持续的跳痛,患牙伸长感加重,不敢咬合。骨膜下脓肿期是疼痛最剧烈的阶段,病程发展到黏膜下脓肿期,咬合痛缓解。

2. **临床检查** 急性浆液期患牙叩痛(+)~(++),不松动或松动Ⅰ度,根尖区牙龈无变化或潮红,扪诊无异常,无全身症状。根尖周脓肿期患牙叩痛加重,(++)~(+++),松动度Ⅱ~Ⅲ度,根尖部牙龈潮红,扪诊轻度疼痛。骨膜下脓肿期叩痛(+++),松动Ⅲ度,根尖部牙龈红肿广泛,移行沟变平,牙痛明显,扪诊深部有波动感。患者可有发热、乏力、血象升高等全身症状。黏膜下脓肿期患者症状趋于缓和,疼痛及松动程度有所改善,根尖区黏膜肿胀明显且局限。

急性根尖周炎与慢性根尖周炎急性发作主要通过 X 线根尖片进行鉴别。前者根尖周无明显透射影,后者则可见根尖周有不同程度的牙槽骨破坏。

急性根尖周炎与急性牙周脓肿的鉴别点包括:感染来源为感染根管或牙周袋,有无牙髓病或牙周病病史及病损,牙髓有无活力,有无牙周袋,脓肿部位靠近根尖部还是靠近龈缘,脓肿范围弥散还是局限于牙周袋壁,疼痛程度,牙松动度与炎症消散的关系,病程长短等。通过仔细询问和全方位的口腔检查,结合 X 线片表现进行综合分析,得以鉴别。

四、实验模块组成

牙体牙髓病 CBL 临床思维虚拟仿真训练项目分为三个病例模块。学习者可自主点击相应病例模块进行学习。

五、操作流程与解析

本部分针对虚拟实战中病案的操作步骤进行分步解析。

【交互动作】　介绍软件的基本使用方法。

【标准选择】　提供软件预设的标准操作。

【要点解析】　对操作中的注意事项给与说明。学习者在实际操作中,可根据需要选择是否需查看所有内容。

(一) 进入实验

【交互动作】　单击"开始实验",进入"案例导入",点击"继续",了解软件操作说明,或点击"跳过"。

(二) 案例导入

【实验动画】　观看动画,医生询问患者就诊原因,患者给出主诉:"最近右边大牙痛"。

【交互动作】　点击选项,完成选择题:"请选择门诊常见的牙痛病因"。

【标准选择】　点击 ABCDE。

【要点解析】　龋病、急性牙髓炎、急性根尖周炎、牙隐裂、牙本质过敏均有疼痛的表现,但特点各不相同。龋病通常为食物进入龋洞,或进食酸甜食物时一过性疼痛。急性牙髓炎为无法定位的自发性疼痛,急性根尖周炎为可定位的自发性持续性钝痛伴咬合痛,牙隐裂为定点咬合痛,牙本质过敏症为受到机械、化学等刺激迅速出现的短时的尖锐疼痛或不适。

【交互动作】　点击选项,完成选择题:"牙髓根尖周病患牙疼痛问诊内容应包括?"。

【标准选择】　点击 ABCDE。

【要点解析】　牙痛问诊是牙髓病和根尖周病病史收集的重要内容,牙痛相关信息的全面收集对医生判断患牙和可能的疾病至关重要。询问患者疼痛部位,有助于判断患牙疼痛可否定位。急性牙髓炎患者常无法定位患牙,表现为牵涉痛;急性根尖周炎患者则能明确指出患牙。询问疼痛发作的时间、方式和频率,主要是了解患牙为自发痛还是激发痛(冷热刺激痛、咬合痛等),疼痛是一过性抑或延迟痛,持续还是间歇;询问疼痛的性质和程度主要是了解疼痛为钝痛、锐痛、刺痛还是跳痛等,急性牙髓炎一般表现为锐痛、刺痛、跳痛等,而慢性炎症则常为钝痛。牙痛问诊还需了解引起患牙疼痛加重或缓解的因素。温度刺激加重疼痛是牙髓炎疼痛的特点之一,而急性根尖周炎则表现为咬合时加重疼痛。患牙是否接受过治疗以及效果如何也是需要仔细询问的内容。

（三）案例学习——病例1

病例1

【交互动作】 点击"病例1"。

1. 病史采集

【交互动作】 点击"主诉及现病史"标题栏下设的选项,进入医患问答动画。

【标准选择】 点击所有小标题,并观看医患问答动画。

【交互动作】 点击选项,完成选择题:"除了主诉及现病史,牙髓病根尖周病的病史采集还应包括以下哪项内容？"。

【标准选择】 点击 CE。

【要点解析】 对于女性患者,在治疗前需注意询问是否处于月经期,以及育龄期女性是否处于妊娠期或备孕。拔牙等有创操作应避开月经期。妊娠前三个月和后三个月不宜进行口腔治疗。碘甘油、甲硝唑等药物应避免在妊娠期使用。

【交互动作】 点击选项,完成选择题:"请选择既往史需要询问患者的内容？"。

【标准选择】 点击 ABDEHI。

【要点解析】 选项 F 和 G 与本次牙痛情况有关,属于现病史内容。

2. 口腔检查

【交互动作】 点击"常规口腔检查"标题栏下设的选项,进入检查动画。

【标准选择】 点击"常规口腔检查"标题栏下设所有选项,并完成相关选择题。

（1）视诊

【交互动作】 点击选项,完成选择题:"请根据你观察到的情况,选择该患者的视诊结果"。

【标准选择】 点击 A。

（2）探诊

【交互动作】 点击图片,完成选择题:"请选择正确工具对患者进行探诊"。

【标准选择】 点击 B 图。

【要点解析】 本题考查学生对口腔检查器械形态和功能的认识。B 选项为探针,可用于探查龋损范围、硬度及有无穿髓孔,牙齿表面敏感部位和程度,还可用于探查窦道方向、根分叉病变及悬突等。A 选项为树脂充填器,C 选项为镊子,

D选项为瓷粉充填器。

（3）叩诊

【交互动作】　点击图片,完成选择题:"请选择正确工具对患者进行叩诊"。

【标准选择】　点击A图。

【要点解析】　叩诊可使用平头金属器械如金属口镜柄,C选项为一次性镊子,为塑料材质,不可用于叩诊。

【交互动作】　点击选项,完成选择题:"请选择拟检查的牙齿"。

【标准选择】　点击C。

【要点解析】　叩诊时应先检查对侧健康同名牙,再检查可疑患牙。前者的检查结果可作为阴性对照。叩诊结果记录为(–)、(±)、(+)、(++)和(+++),分别表示"无、可疑、轻度、中度和重度"。

（4）松动度检查

【交互动作】　点击图片,完成选择题:"请选择正确工具对患者进行松动度检查"。

【标准选择】　点击C图。

（5）牙髓温度测验

【交互动作】　点击选项,完成选择题:"常规口腔检查无法判断患牙时,可选择的特殊检查方法是？"。

【标准选择】　点击ABC。

【要点解析】　叩诊和咬诊属于一般检查。

【交互动作】　拖动选项进入相应框内,完成选择题:"请从以下物品中分别选择可作为冷刺激源的物品及热刺激源的物品"。

【标准选择】　拖动A、C、D、H至冷刺激源的物品框,拖动E、I、G到热刺激源的物品框。

【要点解析】　正常牙髓对温度的耐受范围在20~50℃。低于10℃的刺激源可用于冷诊。三用喷枪的水气及冷牙胶棒的温度都不能达到冷诊的温度要求。

（6）影像学检查

【交互动作】　点击选项,完成选择题:"请问患者下一步应选择何种检查"。

【标准选择】　点击A。

【要点解析】　该患牙下一步需明确龋坏的深度和根尖有无病变。全景片可了解口内多颗患牙的情况,但清晰度不如根尖片,若需了解特定牙的牙体和牙周情况,还需拍摄根尖片。本病例患者可疑患牙仅1颗,不宜采用全景片。相较全景片和X线片,CBCT相对辐射量更大,可作为进一步检查的手段,在根尖片提供信息不足时使用。

【交互动作】 点击"查看X线根尖片解析",阅读后点击"知道了",进入下一步。

3. 临床诊断

【交互动作】 点击选项,完成选择题:"根据病史采集情况及口腔检查结果,你认为该患者的临床诊断为"。可点击"记录库"工具栏查看患牙病史采集及检查情况。

【标准选择】 点击D。

【交互动作】 点击选项,完成选择题:"请问该疾病应当与哪些疾病进行鉴别诊断"。

【标准选择】 点击BD。

4. 治疗措施

【交互动作】 点击选项,完成选择题:"请问在制订患者治疗方案时,需要综合考虑哪些情况"。

【标准选择】 点击ABCD。

【要点解析】 龋损深浅、牙髓是否充血、龋坏是急性龋还是慢性龋,一次就诊是否能去净龋坏组织而不暴露牙髓,都是在制订具体治疗方案时需考虑的内容。

【交互动作】 分别点击左侧和右侧选项,完成选择题:"请根据患牙情况选择对应的治疗方案"。

【标准选择】 如图6-1所示。

【交互动作】 点击观看下颌第一磨牙牙体解剖视频。点击"知道了",进入下一步。

【交互动作】 点击选项完成判断题:"请问确定治疗方案后,需要与患者交代深龋充填治疗可能存在的风险吗?"

【标准选择】 点击A。

【要点解析】 任何有创的治疗都存在一定的风险,需提前告知患者,确保患者了解各种治疗方案的利弊,并根据自身情况加以选择。任何治疗的进行都需要获取患者的知情同意。切忌在患者不知情的情况下进行操作。深龋充填治疗可能存在局麻意外、去龋过程中穿髓、继发龋、牙髓炎及充填物脱落或折断等

连线 请根据患牙情况选择对应的治疗方案（　　）

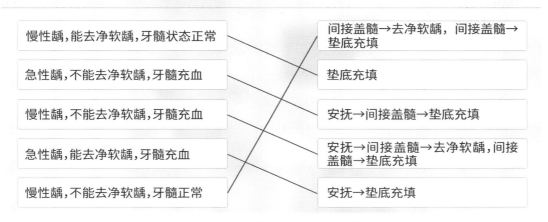

图 6-1　患牙龋坏情况与对应的治疗方案

风险。

【交互动作】　点击选项完成选择题："向患者交代最佳治疗方案后,下一步需要做的是"。

【标准选择】　点击 B。

【交互动作】　点击选项完成选择题："由于不同牙的解剖形态及其生长部位的特点有别,龋病在不同牙的发生率不同,在恒牙列中,患龋最多的是"。

【标准选择】　点击 B。

【要点解析】　根据大量调查资料的统计分析表明,恒牙列中,患龋频率由高到底的牙位依次是:下颌第一磨牙、下颌第二磨牙、上颌第一磨牙、上颌第二磨牙、前磨牙、第三磨牙和上颌前牙,患龋率最低的牙位是下颌前牙。

【交互动作】　拖动序号选项并放置到相应的治疗流程左端对应的图形处。

【标准选择】　正确流程依次为:取咬合印迹→比色→橡皮障隔离→去龋,窝洞预备→放置成形片和楔子→粘接→树脂充填→调𬌗,修形抛光。

【要点解析】　后牙Ⅰ、Ⅱ类洞树脂充填修复前,需检查牙齿咬合状况,用咬合纸标记咬合点,避免充填体承担全部的咬合接触。比色需在自然光下,在橡皮障隔离之前进行,牙齿应呈现自然湿润状态。

【交互动作】　点击图片,完成选择题："请问在进行 46 去龋备洞时,需要选择的器械有哪些"。

【标准选择】　点击:高速手机、慢速手机、挖器和牙科三用枪。

【要点解析】　深龋去腐时需使用慢速手机或挖器,避免不必要的穿髓。

【交互动作】 点击图片,完成选择题:"请问在进行46去龋备洞时,可能用到的车针有哪些"。

【标准选择】 点击图ABE。

【要点解析】 倒锥钻主要用于平整洞底和制备倒凹,多用于银汞合金充填时的窝洞制备。金刚砂钻多用于充填体及牙体调磨。

【交互动作】 点击选项,完成选择题:"请问窝洞常见的固位形有哪些"。

【标准选择】 点击ABCD。

【要点解析】 树脂充填主要依靠粘接固位,常不需要再制备特殊的固位形。

【交互动作】 点击图片,完成选择题:"请问在进行46树脂充填时,需要选择的器械有哪些"。

【标准选择】 点击:高速手机、慢速手机、牙科三用枪、光固化灯、橡皮杯、充填器。

【要点解析】 高速手机用于调𬌗修形,慢速手机用于配合橡皮杯进行充填体抛光。

【交互动作】 点击图片,完成选择题:"请问在进行46窝洞充填时,需要用到的口腔材料有哪些"。

【标准选择】 点击除75%酒精外的所有选项。

【要点解析】 传统窝洞充填前常用75%酒精消毒,目前研究认为窝洞充填前的消毒必要性有待商榷,且酒精在挥发时可能带动牙本质小管液流动,引起患牙疼痛和牙髓刺激,本病例为深龋,建议避免使用。研究表明2%洗必泰用于牙本质表面有助于维持粘接界面的稳定性和持久性。

【交互动作】 点击图片,完成选择题:"请选择本病例中的填充方式"。

【标准选择】 点击图片C。

【要点解析】 本病例为Ⅱ类洞,填充原则为分层斜向填充。第一层厚度不超过1mm,其后每层厚度不超过2mm。

【交互动作】 思考问题:"如果患者术后出现牙齿疼痛",点击"查看解析"查看参考答案。

【标准选择】 独立思考后,点击"查看解析"查看参考答案。

【要点解析】 树脂充填术后出现牙齿疼痛,根据引起疼痛的病因和疼痛性质主要需考虑两方面的问题:包括牙髓性及牙周性疼痛,具体疼痛特点及对应的可能病因如表6-1。

表 6-1　树脂充填术后出现牙齿疼痛的特点和原因

牙髓性疼痛		牙周性疼痛	
疼痛特点	疼痛原因	疼痛特点	疼痛原因
激发痛	备洞过程对牙髓的物理刺激致牙髓充血	咬合痛	充填物过高
	垫底材料对牙髓的化学刺激致牙髓充血	自发痛	术中器械或酸蚀剂等伤及牙龈或牙周膜
自发痛	短期出现,主要是对牙髓状态判断错误,患牙已存在牙髓炎		充填物形成悬突,压迫牙龈致牙龈发炎
	远期出现,主要是材料对牙髓的慢性刺激,或洞底余留龋坏组织较多,持续感染所致		接触点恢复不良致食物嵌塞、牙龈发炎等

(四)案例学习——病例 2

病例 2

【交互动作】　点击"病例 2"。

1. 病史采集

【交互动作】　点击"主诉及现病史"标题栏下设的选项,进入医患问答动画。

【标准选择】　点击所有小标题,并观看医患问答动画。

【交互动作】　点击选项,完成选择题:"除了主诉及现病史,牙髓病根尖周病的病史采集还应包括以下哪项内容?"。

【标准选择】　点击 CE。

【要点解析】　同病例 1。

【交互动作】　点击选项,完成选择题:"请选择需要询问患者既往史的内容?"

【标准选择】　点击 ABDEHI。

【要点解析】　同病例 1。

2. 口腔检查

【交互动作】　点击"常规口腔检查"标题栏下设的选项,进入检查动画。

【标准选择】　点击"常规口腔检查"标题栏下设所有选项,并完成相关选择题。

（1）视诊

【交互动作】　点击选项,完成选择题:"请根据你观察的情况,选择该患者的视诊结果"。

【标准选择】　点击 A。

（2）探诊

【交互动作】　点击图片,完成选择题:"请选择正确的工具对患者进行探诊"。

【标准选择】　点击 B 图。

【要点解析】　同病例 1。

（3）叩诊

【交互动作】　点击图片,完成选择题:"请选择正确的工具对患者进行叩诊"。

【标准选择】　点击 A 图。

【要点解析】　同病例 1。

【交互动作】　点击选项,完成选择题:"请选择拟检查的牙齿"。

【标准选择】　点击 C。

【要点解析】　叩诊时应先检查对侧健康同名牙,再检查可疑患牙。前者的检查结果可作为阴性对照。叩诊结果记录为(-)、(±)、(+)、(++)和(+++),分别表示"无、可疑、轻度、中度和重度"。

（4）扪诊

【交互动作】　点击"扪诊",查看结果。

【标准选择】　点击"扪诊",查看结果。

（5）松动度检查

【交互动作】　点击图片,完成选择题:"请选择正确的工具对患牙进行松动度检查"。

【标准选择】　点击 C 图。

【交互动作】　点击选项,完成选择题:"该患者下一步应进行什么检查"。

【标准选择】　点击 A。

【要点解析】　牙髓温度测验可有效判断牙髓状态。热诊对于患者主诉接触到热的液体或食物时牙齿剧痛,但又无法分辨是哪颗牙时最有用。诊断性备洞属于特殊检查,是有创操作,通常在其他检查方式无法确认患牙时才使用。咬诊是检查有无咬合痛和早接触点的诊断方法,用于判断有无牙周炎、根尖周炎、牙隐裂、牙齿过敏等。

（6）牙髓温度测验

【交互动作】　点击选项，完成选择题："牙髓状态检查选择同名牙的顺序"。

【标准选择】　点击 D。

【交互动作】　拖动选项进入相应框内，完成选择题："请从以下物品中分别选择可作为冷刺激源的物品及热刺激源的物品"。

【标准选择】　拖动 A、C、D、H 至冷刺激源的物品框，拖动 E、I、G 到热刺激源的物品框。

【要点解析】　正常牙髓对温度的耐受范围在 20~50℃。低于 10℃的刺激源可用于冷诊。三用喷枪的水气及冷牙胶棒的温度都不能达到冷诊的温度要求。

（7）影像学检查

【交互动作】　点击选项，完成选择题："请问患者下一步应选择何种检查"。

【标准选择】　点击 A。

【要点解析】　该患牙下一步需明确龋坏的深度和根尖有无病变。全景片可了解口内多颗患牙的情况，但清晰度不如根尖片，若需了解特定牙的牙体和牙周情况，还需要拍摄根尖片。本病例患者可疑患牙仅 1 颗，不宜采用全景片。相较全景片和 X 线片，CBCT 辐射量更大，可作为进一步检查的手段，在根尖片提供信息不足时使用。

【交互动作】　点击"查看根尖片解析"，阅读后点击"知道了"，进入下一步。

【要点解析】　46 远中邻𬌗面牙体组织低密度影像累及牙髓，提示牙齿龋坏的程度深，已波及牙髓，结合患牙症状，提示牙髓组织已感染。牙周膜连续，根尖周组织未见明显低密度影像，提示炎症未波及根尖周组织。47 根管内阻射影像，提示该牙已行根管治疗，故不太可能仍然存在牙髓炎症状。

3. 临床诊断

【交互动作】　点击选项，完成选择题："根据病史采集情况及口腔检查结果，你认为该患者的临床诊断为"。可点击"记录库"工具栏查看患牙病史采集及检查情况。

【标准选择】　点击 B。

【交互动作】　点击选项，完成选择题："请问该疾病应当与哪些疾病进行鉴别诊断"。

【标准选择】　点击 ABCD。

4. 治疗措施

【交互动作】　点击视频播放键,观看下颌磨牙解剖特点讲解视频。观看完成后,点击"知道了"完成观看。

【交互动作】　点击选项,完成选择题:"在治疗前与患者沟通的要点是什么"。

【标准选择】　点击 ABCD。

【交互动作】　点击选项,完成选择题:"在临床诊疗过程中,患者一般需要签署哪些知情同意书呢"。

【标准选择】　点击 AB。

【要点解析】　该牙牙髓未坏死,需在局麻下开髓,在签署根管治疗知情同意书外,还需签署麻醉知情同意书。

【交互动作】　点击选项,完成选择题:"主诉患牙应选择何种麻醉方法"。

【标准选择】　点击 B。

【要点解析】　下颌骨密质骨较厚,浸润麻醉渗透效果局限,对于下颌后牙的麻醉通常采用下牙槽神经阻滞麻醉。

【交互动作】　拖动序号选项,并放置到相应的治疗流程上端对应的图形处。

【标准选择】　正确流程依次为:右侧下牙槽神经阻滞麻醉→高速手机开通髓腔→棉卷隔湿→浸有肾上腺素的小棉球→封失活剂→失活剂上方置小棉球→窝洞暂封,预约 2 周后复诊。

【要点解析】　若牙齿穿髓孔处出血较多,可使用浸有肾上腺素的小棉球压入窝洞片刻协助止血,再放入失活剂。后牙牙髓失活时间通常为 2 周,前牙为7~10 日。

【交互动作】　点击每个步骤,进行器械选择。

【标准选择】　依次点击每个步骤,完成题目。

【交互动作】　点击选项 1,进入题目,点击图片完成"高速手机开通髓腔(请为此项操作选择正确工具)"。

【标准选择】　点击"高速手机""裂钻""球钻""探针"。

【要点解析】　裂钻用于钻通髓腔,球钻用于揭开髓室顶,探针用于探查根管口,确认髓室顶的揭开情况等。

【交互动作】　点击选项 2,进入题目,点击图片完成"棉卷隔湿(请为此项操作选择正确工具)"。

【标准选择】　点击"牙科棉卷""镊子"。

【交互动作】　点击选项3,进入题目,点击图片完成"小棉球止血(请为此项操作选择正确工具)"。

【标准选择】　点击"小棉球""肾上腺素药品""镊子"。

【交互动作】　点击选项4,进入题目,点击图片完成"封失活剂(请为此项操作选择正确工具)"。

【标准选择】　点击"探针""失活剂"。

【要点解析】　用探针大弯头头部取小球钻大小的失活剂置入髓腔。

【交互动作】　点击选项5,进入题目,点击图片完成"失活剂上方置小棉球(请为此项操作选择正确工具)"。

【标准选择】　点击"小棉球""探针/镊子"。

【交互动作】　点击选项6,进入题目,点击图片完成"窝洞暂封,预约2周后复诊(请为此项操作选择正确工具)"。

【标准选择】　点击"暂封膏""探针/镊子"。

【交互动作】　点击继续,进入成绩页面,点击提交后完成本实验。

(五) 案例学习——病例3

病例3

【交互动作】　点击"病例3"。

1. 病史采集

【交互动作】　点击"主诉及现病史"标题栏下设的选项,进入医患问答动画。

【标准选择】　点击所有小标题,并观看医患问答动画。

【交互动作】　观看动画过程,完成弹出思考题:"患牙疼痛可定位是否能排除牙髓病变？""患牙咬合时疼痛的可能原因是什么？""患牙松动上浮提示什么？""患者以前痛过没有治疗,后来不痛了的可能原因是？"等题目。

【标准选择】　自主思考后,点击"查看解析"阅读参考答案。

【交互动作】　点击选项,完成选择题:"除了主诉及现病史,牙髓病根尖周病的病史采集还应包括以下哪项内容？"。

【标准选择】　点击CE。

【要点解析】　同病例1。

【交互动作】　点击选项,完成选择题:"请选择需要询问患者的既往史内容？"

【标准选择】　点击ABDEHI。

【要点解析】　同病例 1。

2. 口腔检查

【交互动作】　点击"常规口腔检查"标题栏下设的选项,进入检查动画。

【标准选择】　点击"常规口腔检查"标题栏下设所有选项,并完成相关选择题。

（1）视诊

【交互动作】　点击选项,完成选择题:"请根据你观察到的情况,选择该患者的视诊结果"。

【标准选择】　点击 C。

【要点解析】　注意检查结果显示患牙根尖周黏膜潮红,提示可能存在根尖周病变。

（2）探诊

【交互动作】　点击图片,完成选择题:"请选择正确的工具对患者进行探诊"。

【标准选择】　点击 B 图。

【要点解析】　患牙探诊未见明显牙周袋,进一步排除牙周来源的疾病。

（3）叩诊

【交互动作】　点击图片,完成选择题:"请选择正确工具对患者进行叩诊"。

【标准选择】　点击 A 图。

【要点解析】　同病例 1。

【交互动作】　点击选项,完成选择题:"请选择拟检查的牙齿"。

【标准选择】　点击 C。

【要点解析】　叩诊时应先检查对侧健康同名牙,再检查可疑患牙。前者的检查结果可作为阴性对照。叩诊结果记录为（－）、（±）、（＋）、（＋＋）和（＋＋＋）,分别表示"无、可疑、轻度、中度和重度"。患牙有明显的垂直叩痛,提示根尖周病变。

（4）扪诊

【交互动作】　点击"扪诊",查看结果。

【标准选择】　点击"扪诊",查看结果。

【要点解析】　患牙未扪及波动感,提示未有较成熟的脓肿形成。

（5）松动度检查

【交互动作】　点击图片,完成选择题:"请选择正确的工具对患牙进行松动度检查"。

【标准选择】　点击 C 图。

【交互动作】　点击选项,完成选择题:"该患者下一步应进行什么检查"。

【标准选择】　点击 C。

【要点解析】　患牙表现为根尖周炎症状,通过牙髓电活力测试可进一步确诊患牙牙髓是否已坏死。

（6）牙髓温度测验

【交互动作】　点击图片,完成选择题:"请选择所需材料和器械"。

【标准选择】　点击牙髓电活力测试仪、牙膏、棉卷。

【交互动作】　点击选项,完成选择题:"请问患者下一步应选择何种检查"。

【标准选择】　点击 A。

（7）影像学检查

【交互动作】　点击选项,完成选择题:"请问患者下一步应选择何种检查"。

【标准选择】　点击 A。

【交互动作】　点击"查看根尖片解析",阅读后点击"知道了",进入下一步。

【要点解析】　根尖周组织未见明显低密度影像,结合患牙临床表现和检查结果,提示患牙为急性根尖周炎而非慢性根尖周炎急性发作。

3. 临床诊断

【交互动作】　点击选项,完成选择题:"根据病史采集情况及口腔检查结果,你认为该患者的临床诊断为"。可点击"记录库"工具栏查看患牙病史采集及检查情况。

【标准选择】　点击 A。

【要点解析】　患牙深龋,叩痛明显,疼痛可定位,牙齿有松动和上浮感,牙髓电活力测试结果显示牙髓坏死,根尖周黏膜潮红等临床表现提示患牙为急性根尖周炎。

【交互动作】　点击选项,完成选择题:"请问该疾病应当与哪些疾病进行鉴别诊断"。

【标准选择】　点击 ABC。

【要点解析】　边缘性颌骨骨髓炎常为牙源性,多见于下颌智齿冠周炎,急性期临床表现与颌面部间隙感染类似;慢性期主要表现为腮腺咬肌区呈弥漫性肿胀,局部组织坚硬,轻微压痛感,无波动感。查及口内病灶牙及 X 线片典型表现较易鉴别。牙髓钙化多发生于外伤后患牙,牙齿多无症状,偶可有与体位相关的自发痛,较易区分。

【交互动作】 点击选项,完成选择题:"请问本病例的治疗方案"。

【标准选择】 点击 B。

【要点解析】 本病例考察急性根尖周炎切开排脓的指征。切开排脓的时机一般选择在急性炎症的第 4~5 天,且局部有较为明确的波动感时。若切开过早会给患者增加痛苦,达不到引流的目的,还可能延误病情。本病例视诊黏膜潮红,但前庭沟未变浅,扪诊无明显波动感,故不适合行脓肿切开引流术。

【交互动作】 点击视频播放键,观看根管治疗流程讲解视频。观看完成后,点击"知道了"完成观看。

【交互动作】 点击选项,完成选择题:"在治疗前与患者沟通的要点是什么"。

【标准选择】 点击 ABCD。

【交互动作】 点击选项,完成选择题:"在本病例临床诊疗过程中,患者需要签署哪些知情同意书"。

【标准选择】 点击 B。

【要点解析】 该牙牙髓已坏死,开髓时应无明显痛感。开髓时疼痛主要由于涡轮机钻磨震动所导致的根尖周区域疼痛。急性炎症时局部麻醉的效果局限。

【交互动作】 点击选项,完成选择题:"请选择本病例的治疗方案"。

【标准选择】 点击 B。

4. 治疗措施

【交互动作】 拖动序号选项,并放置到相应的治疗流程上端对应的图形处。

【标准选择】 正确流程依次为:开通髓腔→初步清理扩大根管→髓室内置一无菌棉球开放髓腔,开放引流 1~2 天后复诊。

【要点解析】 若根管内脓液溢出不多,可不行开放,以免根管暴露于口腔环境中导致多重感染。

【交互动作】 点击每个步骤,进行器械选择。

【标准选择】 依次点击每个步骤,完成题目。

【交互动作】 点击选项 1,进入题目,点击图片完成"开通髓腔(请为此项操作选择正确工具)"。

【标准选择】 点击"高速手机""裂钻""球钻""根管探针 DG16"。

【要点解析】 高低速手机都可用于穿通髓腔,但本题目选项中无低速车针。

DG16 用于寻找和探查根管口。

【交互动作】 点击选项 2，进入题目，点击图片完成"初步清理扩大根管（请为此项操作选择正确工具）"。

【标准选择】 点击"根管冲洗针""K 锉""1% 次氯酸钠"。

【交互动作】 点击继续，进入成绩页面，点击提交后完成本实验。

六、自主学习与考核

（一）线下自主学习

学习者通过相关教材及参考文献，复习根尖外科手术的相关理论知识和操作流程。

（二）线上虚拟仿真实验项目操作

登录牙体牙髓病 CBL 临床思维虚拟仿真训练项目的网址，进行线上自主学习。对于第一次使用的学习者，在完成本节课背景知识学习的基础上，建议先完成基本知识的学习后，点击相应病例模块，进行综合病例学习。

（三）互动教学方式

1. 系统自动记录学生在线学习时长，达到最小要求学习时长后方可完成学习任务。

2. 学生学习过程中可在讨论区留言，与授课教师进行线上互动与讨论。

3. 系统随机弹出考核题目请学生作答，授课教师根据考核结果进行重点辅导。

4. 学生完成综合能力训练模块后，系统自动显示评分细则、扣分项等结果细节，供学生自主纠错，难点由授课教师重点辅导。

（四）考核

学生完成学习任务后，进行在线考核，由题库随机出题，结合综合操作考评进行本实验学习成效的考查。

七、题库样题及解析

1. 以下哪些疾病属于不可复性牙髓炎

    A. 急性牙髓炎   B. 慢性牙髓炎

    C. 残髓炎   D. 逆行性牙髓炎

【答案】 ABCD

【基础知识类别】 疾病分类

【答案解析】 根据牙髓炎症状态是否可恢复,分为可复性牙髓炎和不可复性牙髓炎,根据不可复性牙髓炎的临床发病特点和病程经过,分为急性牙髓炎(包括慢性牙髓炎急性发作)、慢性牙髓炎、残髓炎、逆行性牙髓炎等,此类疾病只有摘除牙髓以去除病变。

2. 急性牙髓炎疼痛的典型特点包括

    A. 自发痛   B. 夜间痛

    C. 疼痛无延迟   D. 疼痛随体位改变而改变

【答案】 AB

【基础知识类别】 临床表现

【答案解析】 急性牙髓炎疼痛有延迟。疼痛随体位改变而变化是上颌窦炎疼痛的表现。

3. 深龋与可复性牙髓炎鉴别的关键点

    A. 有无自发性阵发性痛   B. 疼痛是否可定位

    C. 冷诊有无敏感   D. 有无咬合痛

【答案】 C

【基础知识类别】 临床表现

【答案解析】 自发性阵发性痛和疼痛不可定位是不可复性牙髓炎的疼痛特点,咬合痛是晚期牙髓炎和根尖周炎的临床表现。

4. 以下哪些属于急性根尖周炎的排脓途径

    A. 通过骨髓腔突破骨膜、黏膜或皮肤向外排脓

    B. 通过根尖孔经根管从冠部缺损处排脓

    C. 通过牙周膜从龈沟或牙周袋排脓

    D. 突破鼻底黏膜或上颌窦壁排脓

【答案】 ABCD

【基础知识类别】 临床表现

【答案解析】 突破鼻底黏膜或上颌窦壁排脓较罕见,属于通过骨髓腔的排脓途径。

5. 局部浸润麻醉适合以下哪些牙位的治疗

    A. 下颌磨牙   B. 下颌前磨牙

    C. 上颌前牙   D. 乳牙

【答案】 CD

【基础知识类别】 治疗

【答案解析】　局部浸润麻醉是将麻醉剂注射到根尖部的骨膜上,通过麻醉剂的渗透作用实现患牙的无痛治疗。由于麻醉剂不能渗透密质骨,故不适于下颌牙的治疗。

6. 以下哪些属于根管治疗术的适应证

　　A. 可复性牙髓炎　　　　　　B. 牙内吸收

　　C. 根尖周炎　　　　　　　　D. 牙髓钙化

【答案】　BC

【基础知识类别】　治疗

【答案解析】　牙髓钙化不是根管治疗的适应证,牙齿增龄性变化可导致牙髓营养不良性钙化的发生,盖髓术也可诱发和加速牙髓钙化。

7. 以下哪些情况不适宜直接盖髓术

　　A. 龋源性露髓的乳牙　　　　B. 露髓点出血不可控

　　C. 露髓孔直径小于 0.5mm　　D. 深龋近髓患牙

【答案】　ABD

【基础知识类别】　治疗

【答案解析】　露髓孔直径小于 0.5mm 的患牙可行直接盖髓术。

8. 龋病的好发部位依次为

　　A. 𬌗面、邻面、牙颈部根面、唇/颊面

　　B. 邻面、𬌗面、牙颈部根面、唇/颊面

　　C. 邻面、牙颈部根面、𬌗面、唇/颊面

　　D. 𬌗面、牙颈部根面、唇/颊面、邻面

【答案】　A

【基础知识类别】　疾病流行病学

【答案解析】　磨牙𬌗面点隙沟裂丰富,邻面不易清洁,易发龋坏,唇/颊面较易清洁,菌斑不易滞留,患龋率低。

9. 以下哪些非牙源性疾病可能出现牵涉痛

　　A. 龈乳头炎　　　　　　　　B. 上颌窦炎

　　C. 颞下颌关节疾病　　　　　D. 心绞痛

【答案】　BCD

【基础知识类别】　诊断与鉴别诊断

【答案解析】　龈乳头炎虽表现为自发性疼痛,但患者对疼痛多可定位。心绞痛患者疼痛可牵涉至左侧下颌或牙齿,颞下颌关节疾病疼痛部位深在,定位不清,可伴有耳朵疼痛和张口受限,上颌窦急性炎症可牵涉到相应上颌后牙的牙髓神经。

10. 请做出判断:牙髓电活力测验结果可判断牙髓不同的病理状态。

　　　A. 对　　　　　　　　　　　　B. 错

【答案】　A

【基础知识类别】　检查技术

【答案解析】　牙髓电活力测验用于反映患牙有无牙髓活力,不能明确其所处的病理状态。仅可在对照牙检测结果读数之差大于 10 时,提示被测牙的牙髓活力与正常状态存在差异。

（郑庆华　王琨　任倩）

【参考文献】

1. 李晓箐,张凌琳. 口腔医学临床前技能训练. 北京:人民卫生出版社,2013.
2. 周学东. 牙体牙髓病学. 5 版. 北京:人民卫生出版社,2020.
3. LOUIS H B , KENNETH M H . Cohen's pathways of the pulp. 12th ed. St. Louis:Elsevier,2021.

实验七　常用口腔局部神经阻滞麻醉虚拟仿真实验

一、实验目的和要求

1. 掌握口腔部黏膜解剖标志、肌肉及神经分布。
2. 掌握口腔黏膜各解剖标志点的意义。
3. 掌握口腔疾病治疗常用局麻药物名称、剂量和功能。
4. 熟悉局部麻醉的适应证和禁忌证。
5. 熟悉口腔各种局部麻醉的方法和步骤。
6. 初步掌握上牙槽后神经阻滞麻醉、下牙槽神经阻滞麻醉的方法。
7. 熟悉上牙槽后神经阻滞麻醉、下牙槽神经阻滞麻醉的操作步骤和注意事项。
8. 了解局部麻醉意外的处理方法。

二、实验原理和内容

本实验以上牙槽后神经阻滞麻醉、下牙槽神经阻滞麻醉为例,通过三维模型、图文简介和 3D 交互等多媒体途径,学习口腔颌面外科局部麻醉的应用解剖,熟悉临床常用局麻药物,局部麻醉的适应证、方法及麻醉效果,了解局部麻醉意外的处理方法,配合线上虚拟实验操作的反复练习,使学生掌握口腔软硬组织解剖,局部麻醉相关的理论基础知识,各种局部麻醉的步骤和方法等实验流程及操作要点,同时配合线下实验室的实验操作训练,更好地应用理论知识,进一步巩固和掌握操作技能。作为一门实践课程,虚拟仿真操作仍然不能代替实际操作,学生通过考核后需互相在口内进行阻滞麻醉练习。

三、基础知识介绍

（一）临床常用局麻药物

1. 利多卡因　又名赛洛卡因。局麻效果较普鲁卡因强，维持时间也较长，因其有较强的组织穿透性和扩散性，故既可作为阻滞麻醉药物，也可作为表面麻醉剂。临床上主要以含 1∶10 000 肾上腺素的 1%~2% 利多卡因行阻滞麻醉，是目前口腔临床应用最多的局麻药，常作为心律失常患者的首选局麻药物。

2. 普鲁卡因　又名奴佛卡因。麻醉效果确切，毒性和副作用小，曾是临床应用较广的一种局麻药物。因其血管扩张作用较明显，故应用时常加入 0.1% 肾上腺素，以减缓组织对普鲁卡因的吸收速度，延长麻醉作用时间。普鲁卡因和其他酯类局麻药偶能产生过敏反应。

3. 布比卡因　又名丁吡卡因或麻卡因。其麻醉持续时间为利多卡因的 2 倍，一般可达 6 小时以上；麻醉强度为利多卡因的 3~4 倍。常以 0.5% 的溶液与 1∶200 000 肾上腺素共用，特别适合费时较长的手术，术后镇痛时间也较长。

4. 阿替卡因　该药的组织穿透性和扩散性较强，给药后 2~3 分钟即可出现麻醉效果，浸润麻醉多选用此种局麻药物。适用于成人及 4 岁以上儿童。

5. 丁卡因　又名潘托卡因。易溶于水，穿透力强。临床上主要用作表面麻醉。麻醉作用较普鲁卡因强 10~15 倍，毒性较普鲁卡因大 10~20 倍。由于毒性大，一般不作浸润麻醉。即使用作表面麻醉，亦应注意剂量。

6. 甲哌卡因　是一种氨基类局部麻醉剂。用于浸润、神经阻滞和硬膜外麻醉，也用于表面麻醉，见效快，药效持续时间长，能有效阻碍神经传导。在麻醉剂中加入肾上腺素可减缓盐酸甲哌卡因在人体内的运行速度，以确保麻醉时间和效果，并在一定程度上减少了用量。

（二）局麻药物的过敏试验

1. 普鲁卡因皮内试验　取 0.1 毫升 1% 浓度的普鲁卡因稀释至 1mL，皮内注射 0.1mL，患者静坐 20 分钟。观察注射区反应，产生红晕直径超过 1cm 者为阳性。

2. 利多卡因皮内试验　取 0.1 毫升 2% 浓度的利多卡因稀释至 1mL，皮内注射 0.1mL，患者静坐 20 分钟。阳性标准同普鲁卡因。

（三）相对的适应证与禁忌证

对于局部麻醉方式的选择，应根据患者的年龄、体质，疾病的性质，手术部位，麻药对机体的影响，麻醉的设备和技术水平等综合判断，选择安全、有效、方便,且有利于手术操作的麻醉方法。

1. 适应证

（1）牙和牙槽突手术。

（2）颌面部小手术。

（3）疼痛的治疗。

2. 禁忌证

（1）严重的全身或系统性疾病:严重高血压、白血病、血友病、重度贫血、心内膜炎、风湿性心脏病、不受控制的糖尿病、肾炎、有出血倾向、器官移植等。

（2）不合作的患者。

（3）局部急性炎症期。

（4）其他不适合局麻的情况。

（四）常用的口腔局部麻醉方法

1. 冷冻麻醉　应用药物使局部组织迅速散热,皮温聚降,此时局部感觉,首先是痛觉消去,从而达到暂时麻醉的效果。

2. 表面麻醉　将麻醉剂涂布或喷射于手术区表面,麻醉药物被吸收而使末梢神经麻痹,从而达到暂时麻醉的效果。

3. 浸润麻醉　将局麻药液注入组织内,以作用于神经末梢,使之失去传导痛觉的能力,从而达到暂时麻醉的效果。

4. 阻滞麻醉　将局麻药液注射到神经干或其主要分支附近,以阻断神经末梢传入的刺激,使之失去传导痛觉的能力,从而达到暂时麻醉的效果。

常用的各个牙位麻醉方法如表 7-1 所示。

表 7-1　常用的各个牙位麻醉方法

牙位	常用麻醉方法
321 | 123	唇侧浸润和鼻腭神经阻滞麻醉
54 | 45	颊侧浸润和腭前神经阻滞麻醉
6 | 6	颊侧浸润、上牙槽后神经阻滞和腭前神经阻滞麻醉
87 | 78	上牙槽后神经阻滞和腭前神经阻滞麻醉

续表

牙位	常用麻醉方法
4321 | 1234	下牙槽神经阻滞和舌神经阻滞麻醉
8765 | 5678	下牙槽神经阻滞、颊神经阻滞和舌神经阻滞麻醉

（五）常规阻滞麻醉的方法

口腔外科学教学中,阻滞麻醉的常规方法是要求学生掌握的重点内容。学生必须熟练掌握和运用阻滞麻醉术的基本操作技能,才能胜任临床工作。然而,由于下牙槽神经阻滞麻醉术是一门有着一定风险的临床实践技术,在临床前需要加强训练,才能有充分的信心和能力进行真实的麻醉操作训练。需要做到:①熟悉解剖标志,确保准确注射。神经阻滞的成功,有赖于穿刺入路和注药点的准确,需要利用体表标志并通过扪摸、测量、针感等正确掌握进针方向和深度。②通过反复训练来熟悉阻滞麻醉注射的步骤流程。③严格无菌操作,防止感染发生。④深部注射一定要回吸,以防药物直接入血,引起中毒反应。

1. 上牙槽后神经阻滞麻醉（图 7-1）

（1）适应证:上颌磨牙的拔除及相应的颊侧牙龈、黏膜和上颌结节部的手术。

（2）口内注射操作方法

1）患者采取坐位,头微后仰,半张口,上颌𬌗平面与地面成 45°。术者用口镜或手将唇颊部向后上方牵开,充分显露上颌磨牙区。

2）一般以上颌第二磨牙远中颊侧根部前庭沟作为进针点;在上颌第二磨牙尚未萌出的儿童,则以第一磨牙远中颊侧根部的前庭沟作为进针点;在上颌磨牙缺失的患者,则以颧牙槽嵴部的前庭沟作为进针点。

3）注射针与上颌牙长轴成 40°,向后内方刺入,进针时针尖沿着上颌结节弧形表面滑动,深约 2cm,回抽无血后即可注入麻药 1.5~2mL。

注意:针尖刺入不宜过深,以免刺破上颌结节后方的翼静脉丛引起血肿。

（3）麻醉区域及效果:除第一磨牙颊侧近中根外的同侧磨牙、牙槽突及其颊侧的牙周膜、骨膜、牙龈黏膜可被麻醉。一般 5~10 分钟后显示麻醉效果,此时用探针刺牙龈组织应无痛觉。

（4）注意事项:注射针尖刺入不宜过深,以免刺破上颌结节后方的翼静脉

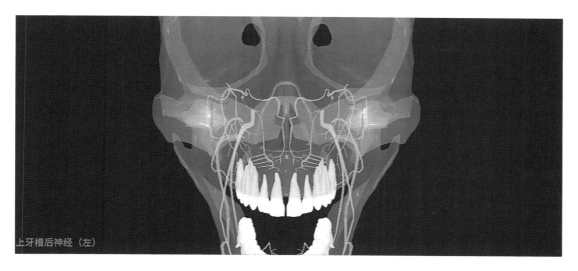

上牙槽后神经（左）

图 7-1　上牙槽后神经

丛，引起深部血肿；患者不宜张口过大，否则颊部由于紧张而不能较好地显露进针点。上颌第一磨牙的颊侧近中根由上牙槽中神经支配，因此，拔除上颌第一磨牙尚需在该牙颊侧近中根部前庭沟处加局部浸润麻醉。

2. 下牙槽神经阻滞麻醉（图 7-2）

（1）适应证：同侧下颌牙的拔除及相应的颊侧牙龈、黏膜和下颌骨体部的手术。

（2）口内注射操作方法

1）注射标志：患者大张口时，可见磨牙后方，腭舌弓之前，有纵行的黏膜皱襞，为翼下颌皱襞，其深面为翼下颌韧带。另在颊部，翼下颌韧带前方，有一三角形颊脂垫，其尖端正对翼下颌韧带中点，这两个解剖结构是注射点的重要标志。若遇颊脂垫尖不明显或磨牙缺失的患者，可选择其大张口时，上下颌牙槽突相距的中点线与翼下颌皱襞外侧 3~4mm 的交点，作为注射标志。

2）注射方法：患者取坐位大张口，下颌𬌗平面与地面平行。将注射器放在对侧第一、第二前磨牙之间，与中线成 45°，可用注射器稍稍牵开口角，以达到准确位置。注射针应高于下颌𬌗平面 1cm 并与之平行。按注射标志进针，推进 2.5cm 左右，感觉针尖触及骨面，提示已到达下颌支内侧的下颌神经沟。回抽无血注入麻药 1~1.5mL。

（3）麻醉区域及效果：麻醉同侧下颌骨、下颌牙、牙周膜、前磨牙至中切牙唇（颊）牙龈、黏骨膜及下唇部。约 5 分钟后，患者即感同侧下唇口角麻木、肿胀，探刺无痛；如超过 10 分钟仍不出现麻醉征象，可能是注射部位不准确，应重新注射。

147

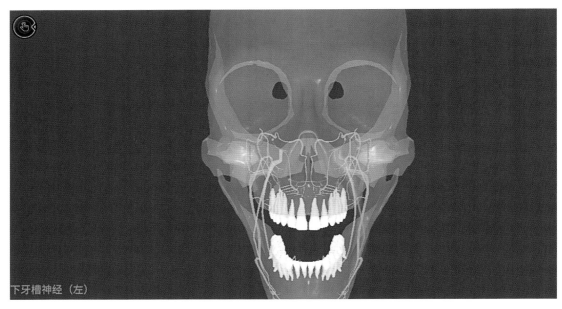

图 7-2　下牙槽神经

（4）注意事项：为防止注射失败，在注射麻药之前，应观察下颌形态及下颌孔的位置，甚至可以先用手感受下颌孔位置。一般来说，下颌升支愈宽，下颌孔到升支前缘的位置愈大，进针的深度应大；下颌骨愈宽，应尽量向对侧磨牙后区靠拢，加大与中线的夹角，以使针头避开内斜嵴的阻挡，准确地到达下颌孔；下颌角的角度愈大，下颌孔的位置愈高，注射点常应适当上移。

3. 腭前神经阻滞麻醉（图 7-3）

（1）适应证：同侧上颌前磨牙、磨牙拔除的腭侧麻醉，腭隆突切除及腭裂整复术等，但同时需要配以其他麻醉。

（2）操作方法

1）注射标志：腭大孔位于第三磨牙腭侧龈缘至腭中线弓形凹面连线的中点，可在黏膜上观察到一凹陷。如果第三磨牙尚未萌出，腭大孔则在第二磨牙的腭侧。如果磨牙缺失，腭大孔位于软硬腭交界前约 0.5cm 处。腭大孔的平面位置，在腭侧龈缘到腭中线连线的中外 1/3 的交界处。

2）注射方法：患者头部后仰，大张口并使上颌𬌗平面与地面成 60°，注射针在腭大孔的表面标志稍前的位置刺入黏膜，往上后方推进腭大孔，注入麻药 0.3~0.5mL。

（3）麻醉区域及效果：麻醉同侧磨牙、前磨牙腭侧的黏骨膜、牙龈、牙槽骨等。腭前神经与鼻腭神经在尖牙的腭侧相互吻合，如果手术涉及尖牙腭侧组织

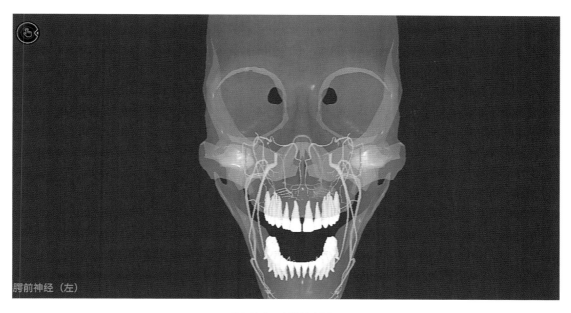

图 7-3　腭前神经

时,需要同时行鼻腭神经麻醉,或者尖牙腭侧黏骨膜的局部浸润麻醉。

（4）注意事项:腭前神经与鼻腭神经在尖牙腭侧相吻合,如手术涉及尖牙腭侧组织时,应同时行鼻腭神经麻醉,或行尖牙腭侧黏骨膜的局部浸润麻醉;腭侧黏骨膜阻力大,注射前需要将针头拧紧,注射药液量无需过大,黏膜发白即可。注射点不应过于向后,注射药液剂量不应过多,以免麻醉腭中、腭后神经,引起软腭、腭垂麻痹而出现恶心、呕吐反应。

4. 鼻腭神经阻滞麻醉（图 7-4）

（1）适应证:上颌前牙拔除的腭侧麻醉,但同时需要配以其他麻醉。

（2）操作方法

1）注射标志:腭前孔的解剖位置位于左右尖牙连线与腭中线的交点上,在该处有梭形的腭乳头（即切牙乳头）,提示腭前孔位于其下。如果患者前牙缺失,以唇系带为起点,往后 0.5cm 越过牙槽嵴处,即为腭乳头。

2）注射方法:患者头部向后仰,大张口,使注射针自腭乳头一侧缘刺入黏膜,然后将针摆向中线,与中切牙的牙长轴平行,向后上方推进约 0.5cm,进入腭前孔。该处组织致密,注射时需要用较大压力,一般注入量为 0.25~0.5mL。

（3）麻醉区域及效果:麻醉两侧尖牙腭侧连线前方的黏骨膜、牙龈、牙槽骨等。尖牙腭侧远中的组织有腭前神经与鼻腭神经交叉分布,所以该处不能获得完全的麻醉效果,需要辅以腭前神经阻滞麻醉或者局部浸润麻醉。

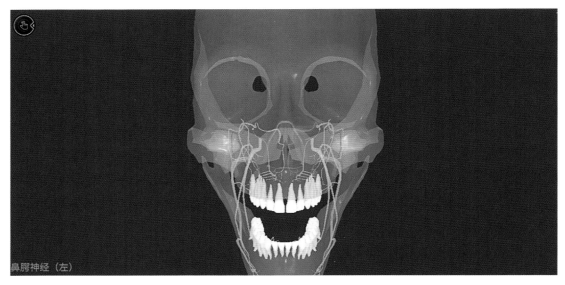

图 7-4　鼻腭神经

（4）注意事项：尖牙腭侧远中有腭前神经分布，故麻醉效果不完全，可辅以局部浸润麻醉，或者腭前神经麻醉。腭乳头组织致密，神经末梢丰富，注射时应从侧缘进针，避免疼痛。腭侧黏骨膜阻力大，注射前需要将针头拧紧，注射药液量无需过大，黏膜发白即可。

5. 眶下神经阻滞麻醉（图 7-5）

（1）适应证：同侧上颌切牙至前磨牙的拔除，牙槽突修整及唇裂修复和上颌囊肿剜除术等手术。

（2）口内注射操作方法：牵引上唇向前向上，将注射针与上颌中线成 45°，于侧切牙根尖相应部位的前庭沟顶刺入，向上后外进针，即可至眶下孔，但不易进入眶下管。

（3）麻醉区域及效果：可以麻醉同侧下眼睑、鼻、上唇、眶下区、上颌前牙和前磨牙，以及这些牙的唇颊侧牙槽突、骨膜、牙龈和黏膜等组织。

（4）注意事项：面部区域血管丰富，组织疏松，进行眶下神经阻滞麻醉一定注意无菌操作，避免引起感染。

（六）口腔局部麻醉的主要并发症及其防治

1. 晕厥　由于一时性的中枢缺血所致短暂的意识丧失过程。可由精神紧张、恐惧、饥饿、疲劳、疼痛、全身健康情况较差及体位不良等因素引起。

表现为：发作时患者可感觉头晕、胸闷、恶心等症状，严重者面色苍白、出冷汗、四肢厥冷、呼吸短促。进一步可出现血压下降、呼吸困难和短暂意识丧失。

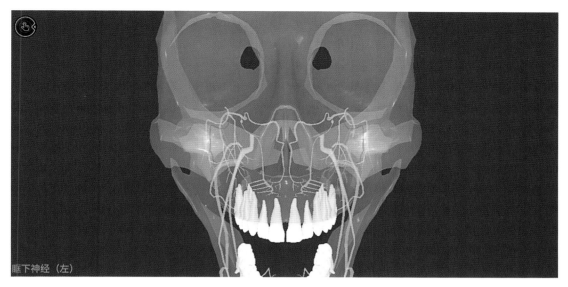

图 7-5　眶下神经

防治方法:在术前做好检查,缓解患者紧张情绪,体质较弱者,可暂缓手术。一旦出现晕厥,应立即停止注射,放平坐椅,松解衣领,通畅呼吸,还可用酒精或者氨水刺激呼吸。严重者可以刺激人中,吸氧和注射高渗葡萄糖,立即报请专科团队进一步支持。

2. 过敏　指患者曾使用过某种麻醉药物,无不良反应,当再次使用该药时,却出现了不同程度的症状,有即刻反应和延迟反应两种类型。

表现为:即刻反应是用极少量药物后,立即发生严重的类似中毒的症状,轻者表现为烦躁不安、胸闷、寒战、恶心、呕吐等;严重者出现惊厥、神志不清、血压下降、昏迷,甚至呼吸心跳骤停而死亡。延迟反应主要表现为血管神经性水肿,偶见荨麻疹、药疹等。

防治方法:术前仔细询问有无麻药过敏史,对怀疑有过敏史者应先行皮内过敏试验。对某种药物有过敏史的患者应该进行局麻药的过敏试验,如既往对某种局麻药确有过敏史者,切勿再重复该药的过敏试验,应更换药物。

进行局部麻醉时,推注药物速度要慢,注意观察,如出现过敏症状,应立即停止注射,反应轻者按晕厥处理,严重者应立即抢救,给予静脉推注安定,给氧、解痉、升血压等对症处理,并立即报请专科团队进一步支持。对延迟反应可给予抗过敏药物。

3. 中毒反应　单位时间内血液中麻醉剂的浓度超过机体的耐受力,引起的各种程度的毒性反应。决定中毒反应的因素:①总药量/单位时间药量;②浓度;

③注射速度;④药物是否直接快速进入血液。

表现为:症状轻者表现为烦躁不安、多语、恶心、呕吐、嗜睡等,严重者可出现紫绀、惊厥、神志不清、呼吸循环衰竭而死亡,临床表现可分为兴奋型和抑制型两种类型。

防治方法:术者应熟悉麻醉药物的毒性、一次最大剂量,单位时间内推注药物的速度要慢。推注药物要回抽,观察是否进入血管内,一旦发生中毒反应,应立即停止注射。症状轻者的处理与晕厥处理相同,症状严重者应立即采取给氧、输液、升血压、抗惊厥、应用激素等抢救措施。

4. 血肿　注射针刺破血管所导致的肿胀,特别是刺伤静脉丛后,发生的组织内出血。

表现为:开始为局部迅速肿胀,无疼痛,皮肤或黏膜出现紫红色斑痕,数日后转变为黄绿色,最后吸收消失。

防治方法:注射针尖不能有倒钩,注射时不要反复穿刺;出现血肿先冷敷,并酌情给予抗生素及止血药;48 小时后局部热敷或理疗,使血肿吸收消散。

5. 感染　局部麻醉后导致的感染多发生在术后 1~5 天,需要与术区感染相鉴别,局麻后感染多由于注射针被污染,局部或麻药消毒不严格,注射针穿过感染灶将病原微生物带入深部等原因导致。

表现为局部红、肿、热、痛明显,甚至有张口受限或吞咽困难,偶尔引起全身症状。

防治方法:注射器械及注射区的消毒一定要严格;注射时防止注射针的污染和避免穿过或直接在炎症区注射。已发生感染者应按感染的治疗原则处理。

四、实验模块组成

线上实验模块(图 7-6)

模块一　相关解剖学习

1. 口腔部黏膜解剖标志。

2. 相关肌肉走行。

3. 相关神经走行。

4. 口腔黏膜各解剖标志点的意义。

模块二　口腔医学中常用局麻方法

1. 口腔医学中常用局麻方法的基本定义、适应证及禁忌证。

2. 口腔疾病治疗常用局麻药物的名称、剂量和功能。

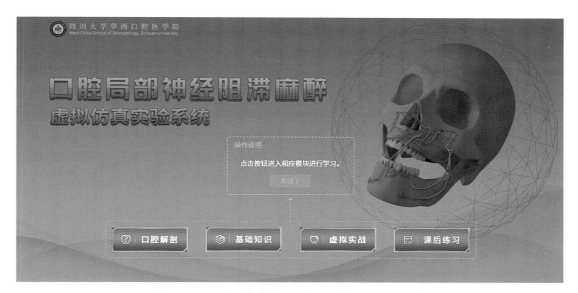

图 7-6　口腔局部神经阻滞麻醉线上实验模块

3. 局部麻醉的麻醉范围。

模块三　主要阻滞麻醉的方法和步骤

1. 上牙槽后神经阻滞麻醉。

2. 下牙槽神经阻滞麻醉。

3. 腭前神经阻滞麻醉。

4. 眶下神经阻滞麻醉。

5. 鼻腭神经阻滞麻醉。

模块四　局麻主要并发症及处理方法

1. 局麻主要并发症的判断。

2. 局麻主要并发症处理方法的选择。

线下实验模块：

模块五　线下 MOOG 虚拟机手部技能训练

1. 不同阻滞麻醉模块训练。

2. 虚拟口镜下不同阻滞麻醉模块训练。

模块六　线下 MOOG 虚拟机进行神经阻滞麻醉注射训练

1. 上牙槽后神经阻滞麻醉注射训练。

2. 下牙槽神经阻滞麻醉注射训练。

模块七　训练合格者参加线下互相进行阻滞麻醉练习。

五、操作流程与解析

本实验采用虚实结合的训练理念,共设置了 7 个实验模块。前 4 个实验模块均为线上学习模块,主要通过理论知识学习及实验操作过程模拟等手段进行训练;后 2 个实验模块为线下虚拟机实训,以进一步强化前期线上学习成效,训练学习者的动手操作能力;最后 1 个实验模块为线下互相注射,进一步强化前期线下虚拟仿真学习成效,作为临床前注射的最终训练。

1. 相关解剖学习（图 7-7）

（1）口腔黏膜解剖标志

【交互动作】 单击"口腔黏膜解剖标志"。

【标准选择】 点击"口腔黏膜解剖标志"按钮,进入牙及口腔黏膜组织结构理论知识学习。

【要点解析】 掌握正常口腔黏膜形态是进行口腔局部麻醉知识学习和后期开展临床工作的基础。本实验模块图文并貌、生动形象地介绍了口腔黏膜解剖标志。其中,界面左边是口腔黏膜总体概览,右上方为相应解剖结构的细节显示,右下方是该结构的详细文字描述,鼠标或手指滑动屏幕可以对相应结构进行放大和旋转查看等操作。

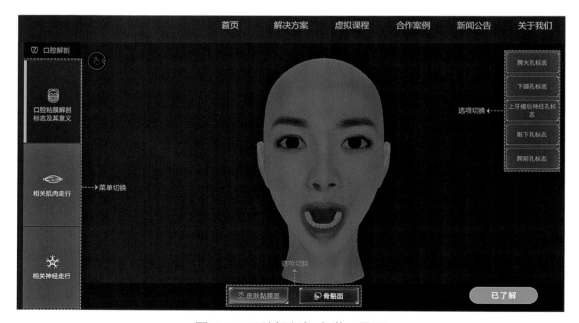

图 7-7　口腔解剖标志学习界面

（2）相关肌肉走行认知

【交互动作】　单击"肌肉走行认知"。

【标准选择】　点击"肌肉走行"按钮，进入肌肉走行解剖标志理论知识学习。

【要点解析】　掌握肌肉走行特点，能更好地帮助学习者进行局麻训练，本实验模块可选择查看不同面观的相关肌肉走行，并通过线条和箭头等对肌肉走行进行标注，鼠标或手指滑动屏幕可以对相应结构进行放大和旋转查看等操作。

（3）相关神经走行认知

【交互动作】　单击"相关神经走行认知"。

【标准选择】　点击"相关神经走行认知"按钮，进入三叉神经分支及面神经系统解剖理论知识学习。

【要点解析】　可查看不同截面的神经走行并进行标注，鼠标或手指滑动屏幕可以对相应结构进行放大和旋转查看等操作。

（4）解剖标志点意义认知

【交互动作】　单击"解剖标志点意义认知"。

【标准选择】　点击"解剖标志点意义认知"按钮，进入口腔黏膜与骨面解剖标志点对应的局部应用解剖理论知识学习。

【要点解析】　可查看不同解剖标志点与颌骨骨面解剖标志点的截面，了解相关解剖的大致位置和方向，通过口内可见的解剖标志寻找深面组织的解剖标志并进行标注，鼠标或手指滑动屏幕可以对相应结构进行放大和旋转查看等操作。

2. 口腔医学中常用局麻方法（图7-8）

（1）口腔医学中常用局麻方法

【交互动作】　单击"口腔医学中常用局麻方法"。

【标准选择】　点击"口腔医学中常用局麻方法"按钮，进入口腔医学中常用局麻方法的知识学习。

【要点解析】　本实验模块重点介绍口腔医学中常用局麻方法的基本定义、适应证及禁忌证。线上界面左侧是口腔医学中常用局麻方法，点击简图右侧出现方法的基本定义、适应证及禁忌证。鼠标或手指滑动屏幕可以多方位多角度观看各种方法的3D演示。

（2）常用局麻药物名称、剂量和功能认知

【交互动作】　单击"常用局麻药物名称、剂量和功能认知"。

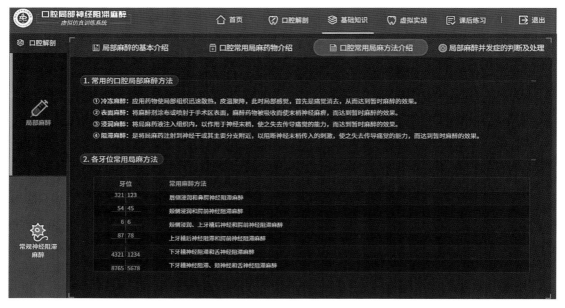

图 7-8　口腔医学中常用局麻方法学习界面

【标准选择】　点击"常用局麻药物名称、剂量和功能认知"按钮,进入常用局麻药物名称、剂量和功能理论知识学习。

【要点解析】　本实验模块重点介绍口腔医学中常用局麻药物的名称、剂量和功能。线上界面左侧是口腔医学中常用局麻药物,点击简图右侧出现药物的基本介绍、一般使用剂量和功能及特殊事项。

（3）麻醉范围功能认知

【交互动作】　单击"麻醉范围功能认知"。

【标准选择】　点击"麻醉范围功能认知"按钮,进入麻醉范围功能认知理论知识学习。

【要点解析】　本实验模块重点介绍口腔医学中常用麻醉范围功能。线上界面左侧是口腔医学中常用局麻方法,点击简图右侧出现该麻醉方法能够麻醉的区域的基本介绍及特殊事项。

3. 主要阻滞麻醉的方法和步骤（图 7-9）

（1）主要阻滞麻醉的方法

【交互动作】　单击"主要阻滞麻醉的方法"。

【标准选择】　点击"主要阻滞麻醉的方法",进行主要阻滞麻醉的定义、命名等理论知识的学习。

【要点解析】　主要阻滞麻醉是指目前口腔医学临床主要采用的阻滞麻醉方

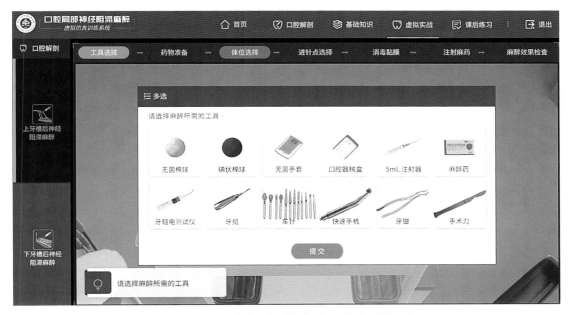

图 7-9　口腔主要阻滞麻醉虚拟实践界面

法。实验模块主要是理论知识的学习,通过学习主要的阻滞麻醉方法,辅以文字介绍,强化学习效果。

（2）主要阻滞麻醉的步骤

【交互动作】　单击"主要阻滞麻醉的步骤"。

【标准选择】　点击"主要阻滞麻醉的步骤",出现下级菜单,进行主要阻滞麻醉分类和步骤的学习。

【要点解析】　按照临床常用的情况,该模块主要介绍上牙槽后神经阻滞麻醉、下牙槽神经阻滞麻醉、腭前神经阻滞麻醉、眶下神经阻滞麻醉以及鼻腭神经阻滞麻醉5种阻滞麻醉的步骤。本实验模块可通过点击三维模型,以及在3D模型上反复增减软硬组织全方位地观察各类阻滞麻醉的操作步骤,不同结构分别由不同颜色模型表示。流程进行按步骤显示并配以文字说明,鼠标或触屏滑动屏幕可以显示相关解剖标志点,多方位多角度、放大缩小、前进后退流程以及增减软硬组织进行查看。

以下牙槽神经阻滞麻醉为例进行交互训练。下牙槽神经阻滞麻醉训练可在标准人体模型上进行训练。

（1）训练选择

【交互动作】　在下牙槽神经阻滞麻醉下单击"训练",提交操作后进行下一步。

【标准选择】 根据页面左上角提示,单击"训练",进行训练界面。

（2）工具、药物以及剂量选择

【交互动作】 根据提示选择合适的工具、合适的药物以及相应的剂量进行操作。提交操作后进行下一步。

【标准选择】 根据页面左上角提示,在页面右侧工具栏单击选择"利多卡因",吸取"2mL",并排空空气。

【要点解析】 下牙槽神经阻滞麻醉时,应使用可回抽5号针头并选择合适药物及剂量,保证患者安全。

（3）体位选择

【交互动作】 根据提示使用鼠标选择患者合适的体位。提交操作后进行下一步。

【标准选择】 患者取坐位,大张口,下颌𬌗平面与地平面平行。

（4）进针点及方向选择

【交互动作】 根据提示使用鼠标选择消毒合适的黏膜区域后,选择进针点和进针方向,进行相应操作。提交操作后进行下一步。

【标准选择】 进针点选择在注射侧翼下颌韧带外侧2~3mm处或颊脂垫尖处,注射器在对侧下颌前磨牙区,注射针与中线成45°,平行并高于𬌗平面1cm。

（5）进针深度选择

【交互动作】 根据提示使用鼠标选择合适的进针深度,点击一下进针约0.2cm。提交操作后进行下一步。

【标准选择】 沿进针方向进针深达2~2.5cm,针尖触及骨面。

（6）回抽选择

【交互动作】 根据提示使用鼠标选择点击注射器尾部,点击一下进行回抽。提交操作后进行下一步。

【标准选择】 回抽无血,方可推注药物。

（7）注射药物后判断麻醉起效

【交互动作】 根据提示选择合适工具,依次进行相应操作。提交操作后进行下一步。

【标准选择】 根据页面左上角提示,单击"注射药物"后选择判断起效时间,根据提示判断麻醉是否起效。

4. 局部麻醉主要并发症及处理方法（图 7-10）

（1）局部麻醉主要并发症

【交互动作】　单击"局部麻醉主要并发症"。

【标准选择】　点击"局部麻醉主要并发症"按钮，进入局部麻醉主要并发症理论知识的学习。

【要点解析】　掌握局部麻醉主要并发症是能够开展局部麻醉的理论基础。本实验模块图文并貌、生动形象地介绍了局部麻醉主要并发症。其中，界面左边是局部麻醉主要并发症的总体概览，右上方为局部麻醉主要并发症的主要临床表现，右下方是该内容的详细文字描述，并与主要的局部麻醉方法相对应。

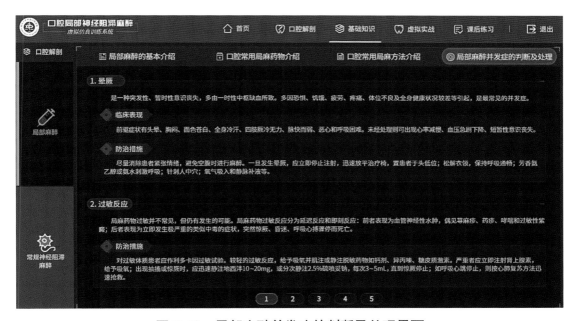

图 7-10　局部麻醉并发症的判断及处理界面

（2）局部麻醉主要并发症的防治

【交互动作】　单击"局部麻醉主要并发症的防治"。

【标准选择】　点击"局部麻醉主要并发症的防治"按钮，进入局部麻醉主要并发症的防治理论知识学习。

【要点解析】　掌握局部麻醉主要并发症的防治，能更好地帮助学习者进行局部麻醉训练。本实验模块可选择查看不同的局部麻醉主要并发症的防治措施，右上方为局部麻醉相关并发症的防治方法，右下方是该内容的详细文字描述，并与主要的局部麻醉方法相对应。

5. 线下 MOOG 虚拟机手部技能训练（模块 5 和模块 6）　本实验模块为手部技能训练，是线上实验的强化训练环节，主要在实验带教老师的指导下，于 MOOG 实验室进行虚拟机分组实训。这个实验训练过程高度仿真，可多次重复训练，全过程考核且标准统一，便于进一步检验学习成效，从而进行针对性辅导。

不同局部麻醉模块训练

【交互操作】　学生进入 MOOG 实验室，登录账号，根据实际情况调节体位，正确握持操作器械，由易到难选择实验模块进行不同种类的口腔局部麻醉步骤训练。

【标准选择】　按照实验手册要求，依次选择不同的局部麻醉注射方法模块→模块选定后，根据实际情况进行体位调节→正确握持器械，选好支点，由易到难开始进行注射训练→通过力反馈装置体会软硬组织阻力的感觉→每完成一次训练提交一次成绩。

【要点解析】　线下操作主要目的是强化线上学习成效，训练操作手感，虽然在虚拟机上进行操作，但应当按照临床诊疗规范来调整体位，正确使用器械，了解方法，熟悉步骤以及体会模拟手感。

6. 线下互相注射训练　以下牙槽神经阻滞麻醉为例，学生互相口内注射，进行临床前的必须训练。

六、自主学习与考核

1. 学习参考文献，《口腔医学临床前技能训练》，李晓箐、张凌琳主编，人民卫生出版社;《口腔颌面外科学》，张志愿主编，第 8 版，人民卫生出版社;《口腔解剖生理学》，皮昕主编，人民卫生出版社。

2. 系统自动记录学生在线学习时长，达到最小要求学习时长后方可完成学习任务。

3. 学生学习过程中可在讨论区留言，与授课教师进行线上互动与讨论。

4. 系统随机弹出考核题目请学生作答，授课教师根据考核结果进行重点辅导。

5. 学生完成学习任务后，进行在线考核，由题库随机出题进行本实验学习成效的考查。

6. 通过互相注射考核的学生，方可具有临床实习资格。

七、题库样题及解析

1. 麻醉维持时间最长的局麻药是
   A. 普鲁卡因   B. 卡波卡因
   C. 利多卡因   D. 丁卡因
   E. 布比卡因

【答案】 E

【答案解析】 普鲁卡因维持时间 45~60 分钟;丁卡因维持时间 120~150 分钟;利多卡因维持时间 90~120 分钟;卡波卡因维持时间 160 分钟;布比卡因维持时间 180~480 分钟。

2. 不宜使用肾上腺素的患者在使用卡波卡因的浓度宜为
   A. 1%   B. 2%
   C. 3%   D. 0.5%
   E. 0.2%

【答案】 C

【答案解析】 临床使用卡波卡因常用 3% 的溶液或 2% 与肾上腺素共用两种,3% 的纯品适用于不宜使用肾上腺素的患者。

3. 上牙槽后神经阻滞口内注射法患者最佳体位是
   A. 患者取坐位,头直立,大张口,上颌𬌗平面与地平面平行
   B. 患者取坐位,头微仰,半张口,上颌𬌗平面与地平面成 45°
   C. 患者取坐位,头后仰,大张口,上颌𬌗平面与地平面成 75°
   D. 患者取坐位,头后仰,大张口,上颌𬌗平面与地平面成 45°
   E. 患者取坐位,头直立,半张口,上颌𬌗平面与地平面成 45°

【答案】 D

4. 腭前神经阻滞麻醉适宜的麻药量是
   A. 0.3~0.5mL   B. 0.5~1mL
   C. 1~1.5mL   D. 1.5~2mL
   E. 2~3mL

【答案】 A

【答案解析】 腭大孔注射时,注射麻药不可过量以免同时麻醉腭中、腭后神经,引起软腭、悬雍垂麻痹不适而致恶心、呕吐。

5. 由于毒性大,临床仅用于表面麻醉的药物有

A. 普鲁卡因　　　　　　　　B. 布比卡因

C. 丁卡因　　　　　　　　　D. 利多卡因

E. 卡波卡因

【答案】　C

【答案解析】　丁卡因由于毒性大,临床上仅用作表麻,即使用于表麻,亦应严格限制剂量(60~100mg)。

6. 拔除上颌第一磨牙,应阻滞

A. 上牙槽后神经　　　　　　B. 上牙槽中神经

C. 鼻腭神经　　　　　　　　D. 腭前神经

E. 眶下神经

【答案】　ABD

【答案解析】　上颌第一磨牙近中颊根受上牙槽中神经支配,故拔除上颌第一磨牙时,除麻醉上牙槽后神经和腭前神经外,还应麻醉上牙槽中神经。

(谢蟪旭　曾　维)

【参考文献】

1. BAHL R. Local anesthesia in dentistry. Anesthesia progress,2004,51(4):138.

2. DAUBLÄNDER M,MÜLLER R,LIPP M D. The incidence of complications associated with local anesthesia in dentistry. Anesthesia progress,1997,44(4):132.

3. KARY A L,GOMEZ J,RAFFAELLI S D,et al. Preclinical local anesthesia education in dental schools:a systematic review. Journal of Dental Education,2018,82(10):1059-1064.

4. LOGOTHETIS D D. Local anesthesia for the dental hygienist. Elsevier Health Sciences,2016.

5. MALAMED S F. Handbook of local anesthesia-e-book. Elsevier Health Sciences,2014.

6. OGLE O E,MAHJOUBI G. Local anesthesia:agents,techniques,and complications. Dental Clinics,2012,56(1):133-148.

实验八　普通牙拔除术虚拟仿真实验

一、实验目的和要求

1. 掌握牙拔除术的基本原理和方法。
2. 掌握牙拔除术常用设备及器械的名称、结构和功能。
3. 掌握普通牙拔除术的操作流程和注意事项。
4. 明确拔牙过程中周围组织的受力情况，避免实际操作中对其他组织的损伤。

二、实验原理和内容

本实验通过三维模型、图文简介等形式，帮助学生掌握牙拔除术的基本知识，认识牙拔除术的常用设备及器械，并借助虚拟现实、数字图像等信息技术，构建一个正畸牙拔除的完整病例，使学生通过反复的人机交互操作练习，掌握普通牙拔除术的操作流程。同时，通过导入具有代表性的牙拔除术模型，赋予各组织特定的生物力学性质，建立具有结构相似性和力学相似性的牙拔除术三维有限元分析模型，通过施力直观地模拟牙拔除术中各组织应力分布情况及牙拔除术的动态过程，进一步加深学生对牙拔除术动态过程的理解。

三、基础知识介绍

（一）牙拔除术的适应证与禁忌证

1. 适应证

（1）牙体病损：牙体组织龋坏或破坏严重，经评估无法恢复和利用者。

（2）根尖周病：严重到不能用根管治疗、根尖切除等方法治愈者。

（3）牙周病：晚期牙周病，牙周骨组织大部分丧失者。

（4）牙外伤：根中 1/3 折断者一般为拔牙适应证。

（5）错位牙：影响美观、功能，造成其他牙病变，不能用正畸恢复者。

（6）额外牙:常会引起正常牙的萌出障碍或错位,造成错𬌗畸形。

（7）埋伏牙、阻生牙:引起邻牙牙根吸收、冠周炎、牙列不齐、邻牙龋坏等。

（8）滞留乳牙:影响恒牙萌出者。

（9）治疗需要:正畸治疗、义齿修复、囊肿或良性肿瘤累及而行牙拔除术,放射治疗前行牙拔除术以减少并发症。

（10）病灶牙:引起颌骨骨髓炎、牙源性上颌窦炎等局部炎症者。

（11）骨折:骨折线上或牙槽突骨折累及,影响复位者。

（12）糖尿病:正在进行规范化治疗,空腹血糖控制在 8.88mmol/L 以下。

（13）血液病

① 血红蛋白 >80g/L,血细胞比容 >30% 的贫血;

② 白细胞减少症/粒细胞缺乏症:中性粒细胞 >2.5×10^9/L,白细胞总数 >4×10^9/L;

③ 治疗稳定的慢性粒细胞性白血病,良性型或轻型的慢性淋巴细胞性白血病;

④ 低度恶性经合理治疗的恶性淋巴瘤;

⑤ 慢性型且血小板计数高于 100×10^9/L 的原发性血小板减少性紫癜;

⑥ 血浆因子Ⅷ浓度提高到正常的 30% 以上的血友病。

（14）甲状腺功能亢进:本病控制后,静息脉搏在 100 次/分钟以下,基础代谢率在+20% 以下。

（15）肾脏疾病:肾功能代偿期,内生肌酐清除率 >50%,血肌酐 <1.5mg/dl,临床无症状。

（16）肝炎:肝硬化肝功能代偿期,肝功能检查在正常范围或仅有轻度异常。

（17）感染急性期

① 牙源性感染,拔牙有利于去除病灶和引流,容易拔除者;

② 急性颌骨骨髓炎(牙高度松动);

③ 容易拔除的阻生牙。

（18）恶性肿瘤

放射治疗前 7~10 天拔除照射部位的牙。

（19）长期药物治疗

① 抗凝药物:凝血酶原时间国际正常化比值(INR):1.5~2 之间,经过口内评估,出血风险较小,可通过缝合压迫等措施有效止血者可适当放宽;

② 肾上腺皮质激素:预防感染,减少创伤,保证无痛。

2. 禁忌证

（1）心脏疾病

① 近期心肌梗死病史；

② 近期心绞痛频繁发作；

③ 心功能Ⅲ~Ⅳ级或有心衰表现；

④ 心脏病合并高血压，血压高于 180/100mmHg；

⑤ 心率失常：Ⅱ度Ⅱ型或Ⅲ度房室传导阻滞、双束支阻滞、阿斯综合征史。

（2）高血压

① 血压高于 180/100mmHg；

② 有头晕头痛症状；

③ 血压在既往最高水平；

④ 近来血压波动大。

（3）糖尿病

未控制而严重的糖尿病；

（4）血液病

① 急性白血病；

② 高度恶性的恶性淋巴瘤；

③ 急性型的原发性血小板减少性紫癜。

（5）肾脏疾病

急性肾病。

（6）肝炎

急性肝炎期间，慢性肝炎肝功能明显损害。

（7）妊娠

全面评估患牙拔除的必要性以及可能对妊娠造成的潜在风险，原则上妊娠前 3 个月，后 3 个月尽量避免非紧急状态下的择期手术，妊娠中 3 个月相对比较安全。

（8）感染急性期

急性蜂窝织炎、复杂阻生牙、腐败坏死性龈炎、急性传染性口炎、急性根尖周炎无法进行有效麻醉。

（9）恶性肿瘤

① 位于恶性肿瘤中或被肿瘤累及的牙（单纯拔牙可能引起扩散）；

② 放疗后 3~5 年；

（10）神经精神疾患不能合作者。

（二）牙拔除术器械

1. 牙钳

（1）钳喙：牙钳夹持患牙的部分，有多种形态，以适应所要夹持患牙的形态、大小、牙根数目和分布。钳喙为外凸内凹，内凹面使牙钳与牙根成面与面的接触。锐利喙缘可在插放牙钳时使牙龈附着进一步分离，并使牙钳更广泛地夹住牙根。

（2）关节：设计目的是使钳喙、柄自由开合，在夹持患牙时不会夹住唇、颊等组织。

（3）钳柄：使用者握持的部分有各种形态，以适应牙钳避让邻近组织而探入口腔内患牙部位的要求，并能舒适牢固地握持。钳柄的长度可增加人力的机械效益。

2. 牙挺

（1）挺刃：作用于患牙的部分，形状及大小随使用目的而有所不同。

（2）挺柄：术者握持的部分，有直柄和横柄两种。

（3）挺杆：挺刃和挺柄的连接部分，多为直型，也可为曲折状。

3. 其他器械

（1）软组织分离：骨膜剥离器、颊侧拉钩。

（2）去骨/分牙：传统器械有骨凿、骨锤、增隙器；微创器械有阻生牙手机、微创拔牙刀、超声骨刀；吸引头。

（3）清理牙槽窝：刮匙、止血钳、冲洗空针、棉球。

（4）复位缝合：持针器、剪刀、缝合针、手术用线。

（三）麻醉方法

1. 表面麻醉　　表面麻醉是将麻醉剂涂布或喷射于手术区表面，药物吸收后麻醉末梢神经，使浅层组织的痛觉消失。本法适用于表浅的黏膜下脓肿切开引流，拔除松动的乳牙或恒牙，以及行气管内插管前的黏膜表面麻醉。常用2%~5% 的利多卡因和 0.25%~0.5% 的盐酸丁卡因。

2. 浸润麻醉　　浸润麻醉是将局麻药物注入治疗组织区内，以作用于神经末梢，使之失去传导痛觉的能力而产生麻醉效果。在牙槽外科手术中，一般多在上颌牙槽突或下颌前牙区的牙槽突应用浸润麻醉，因为这些部位的牙槽骨质较薄，并且疏松多孔，局麻药物容易渗入众多小孔，进入颌骨，麻醉其中的神经。

3. 阻滞麻醉　阻滞麻醉是将局麻药物注射到神经干或其主要分支附近,以阻断神经末梢传入的刺激,使被阻滞的神经分布区域产生麻醉效果。由于支配颌骨和牙的三叉神经分支多经致密骨层深部或骨管之中,局部浸润麻醉的渗透作用差,阻滞麻醉能得到更好的麻醉效果,还可减少麻药的用量和注射次数,也有减少疼痛和避免感染扩散等优点。

4. 全身麻醉　全身麻醉是指麻醉药物进入人体后,产生可逆性全身痛觉和意识消失,同时伴有反射抑制和一定程度肌松弛的一种状态。在牙拔除术中主要用于不能配合的患者或其他特殊情况。

5. 镇静技术　镇静技术主要用于两个方面:一是缓解或消除患者的紧张和恐惧情绪;二是促进不能配合的患者配合治疗。但有一点需要明确,镇静技术是配合局部麻醉使用的,几乎没有镇痛作用,不能替代局部麻醉。

(四) 牙拔除术并发症

1. 术中并发症

(1) 晕厥;

(2) 牙根折断;

(3) 软组织损伤;

(4) 骨组织损伤;

(5) 邻牙、对颌牙损伤;

(6) 神经损伤;

(7) 颞下颌关节损伤;

(8) 断根移位;

(9) 口腔上颌窦交通。

2. 术后反应和并发症

(1) 术后反应性疼痛;

(2) 术后肿胀;

(3) 术后开口困难;

(4) 拔牙后出血;

(5) 拔牙术后感染;

(6) 干槽症;

(7) 皮下气肿。

四、实验模块组成

普通牙拔除术虚拟仿真训练项目分为 3 个模块：知识储备、实训模拟和拓展内容（图 8-1）。

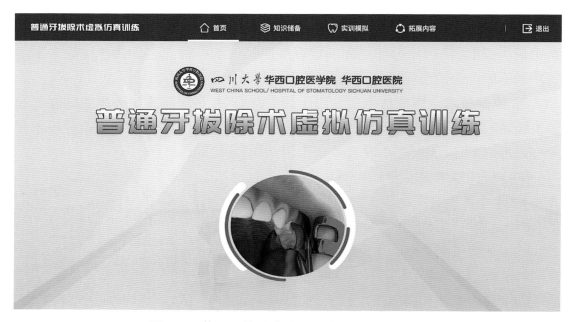

图 8-1　普通牙拔除术虚拟仿真训练项目界面

（一）知识储备模块

分别学习"牙拔除术适应证与禁忌证""牙拔除术器械""麻醉方法"和"牙拔除术并发症"的相关知识。

1."牙拔除术适应证与禁忌证"模块　操作者需学习并掌握牙拔除术的适应证选择，以及通过全身状况的评估来筛选禁忌证。

2."牙拔除术器械"模块　操作者需熟悉牙拔除术涉及的各类器械、设备仪器和药品耗材等的名称、结构和使用方法等基本知识。

（1）牙钳：结构、分类、使用方法。

（2）牙挺：结构、分类、工作原理、使用方法。

（3）其他器械：软组织分离器械、去骨/分牙器械、清理牙槽窝器械、复位缝合器械。

3."麻醉方法"模块　操作者需熟悉各种麻醉方法的特点、操作和适用范围。

（1）局部麻醉：表面麻醉、浸润麻醉、阻滞麻醉。

（2）全身麻醉。

（3）镇静技术。

4. "牙拔除术并发症"模块 操作者需学习并掌握对牙拔除术的并发症的诊断和处理。

（二）实训模拟模块

该模块提供了一个正畸牙拔除的典型病例,整个流程包括问诊、术区麻醉、拔牙操作和术后医嘱四个部分,操作者需按照提示内容进行系统学习和操作练习,模拟临床的操作流程完成一个正畸牙拔除术的全过程。该模块还包含部分测试题,以对牙拔除术中的重要知识点和注意事项进行考核,进一步加深操作者对牙拔除术的学习和理解。

（三）拓展内容模块

学习并了解双根或多根牙不能整体拔除时,微创分牙的方法和步骤。

五、操作流程与解析

本部分针对实训模拟中病例的操作步骤进行分步解析。

【交互动作】 介绍软件的基本使用方法。

【标准选择】 提供软件预设的标准操作。

【要点解析】 对操作中的注意事项给与说明。学习者在实际操作中,可根据需要选择是否查看所有内容。

1. 问诊（图 8-2）

【交互动作】 单击"问诊"。

【标准选择】 点击所有"提问",结束后点击"下一步"进行书术前信息核查,再点击"下一步"进行手术同意书的签署。

【要点解析】 问诊是病例记录的重要环节,包括患者主诉、现病史、既往史等内容。本实验中首先通过询问患者本次就诊需要解决的主要问题获得患者的主诉,即正畸治疗需要减数拔牙（14、24、34、44）,并通过正畸科的病历和 X 线片进一步确定需要拔除牙的牙位。下一步通过询问患者的既往史和现病史等进行术前信息核查,排除拔牙禁忌证后,向患者说明本次操作要拔除的牙（24、34）及手术可能存在的风险,并签署知情同意书。

2. 术区麻醉

（1）核对信息

【交互动作】 单击"核对信息"。

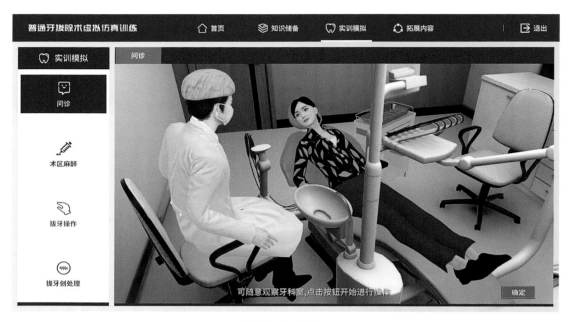

图 8-2　问诊

【标准选择】　出现提示："麻醉前请核对患者的主诉、病历、影像学资料及手术同意书",点击"确认",并正确选择要拔除的牙(24、34)。

【要点解析】　麻醉前需核对患者的主诉、病历、影像学资料及手术同意书,确定清楚牙位后再进行操作。

（2）洗手

【交互动作】　单击"洗手"。

【标准选择】　观看完七步洗手法的教学后,点击"下一步"。

（3）下牙槽神经阻滞麻醉(图 8-3)

【交互动作】　根据提示依次选择相应工具,每次选择完成后点击"确认",回到口腔界面进行相应操作。

【标准选择】　出现提示："请选择下牙槽神经阻滞麻醉的正确进针点",根据页面提示进行选择,若选择错误则显示正确进针点→出现提示"请选择合适的工具,擦干麻醉区域并消毒",选择干棉球和碘伏棉签→棉球先擦干,然后用碘伏棉签充分消毒麻醉进针点附近黏膜,完成后表面显示浅棕黄色→出现提示"请选择合适的工具,注射麻药",选择注射器+利多卡因→将注射器放置在正确位置,从进针点进针 2.5cm,回抽无血后注射麻药 1~1.5mL,注射器边退边注射,直到完全抽出。

【要点解析】　消毒前应先用棉球擦干消毒区域,避免碘伏被湿润的黏膜表

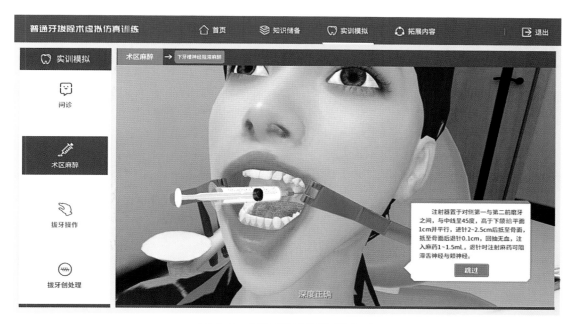

图 8-3　下牙槽神经阻滞麻醉

面所稀释,从而影响消毒效果。下牙槽神经阻滞麻醉进针点为上下颌牙槽突之间的中点线上,与翼下颌皱襞外侧 3~4mm 处的位置,注射器置于对侧第一、第二前磨牙之间,与中线成 45°,高于下颌拾平面 1cm 并平行,进针 2~2.5cm 后抵至骨面,抵至骨面后退针 0.1cm,回抽无血,注入麻药 1~1.5mL。退针时注射麻药可阻滞舌神经与颊神经。

（4）上颌颊侧浸润麻醉（图 8-4）

【交互动作】　根据提示依次选择相应工具,每次选择完成后点击"确认",回到口腔界面进行相应操作。

【标准选择】　出现提示:"请选择 24 颊侧浸润麻醉的正确进针点",根据页面提示进行选择,若选择错误则显示正确进针点→出现提示"请选择合适的工具,擦干麻醉区域并消毒",选择干棉球和碘伏棉签→棉球先擦干,然后用碘伏棉签充分消毒麻醉进针点附近黏膜,完成后表面显示浅棕黄色→出现提示"请选择合适的工具,注射麻药",选择出现提示"请选择合适的工具,擦干麻醉区域并消毒",选择金属注射器+针头+阿替卡因→从进针点进针,以平行于牙长轴的方向进入,深度约 0.3~0.6cm,回抽无血后,注射麻药 0.5~2.0mL,注射结束后观察到注射区域的黏膜微微隆起。

【要点解析】　24 颊侧浸润麻醉的正确进针点为 24 根尖投影对应颊侧前庭沟区,上颌牙槽突部位的牙槽骨质较薄,并且疏松多孔,局麻药液容易渗入,故上

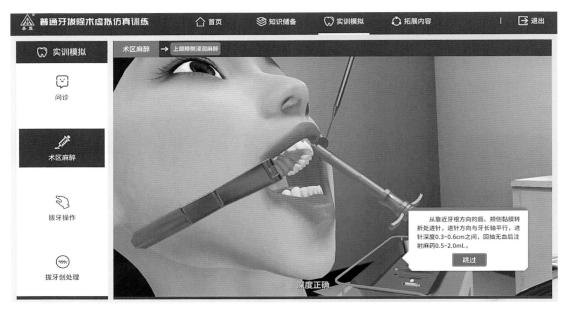

从靠近牙根方向的唇、颊侧黏膜转折处进针,进针方向与牙长轴平行,进针深度0.3~0.6cm之间,回抽无血后注射麻药0.5~2.0mL。

跳过

深度正确

图 8-4　上颌颊侧浸润麻醉

颌牙拔除术中多采用浸润麻醉。

（5）上颌腭侧浸润麻醉（图 8-5）

【交互动作】　根据提示依次选择相应工具,每次选择完成后点击"确认",回到口腔界面进行相应操作。

【标准选择】　出现提示:"请选择 24 腭侧浸润麻醉的正确进针点",根据页面提示进行选择,若选择错误则显示正确进针点→出现提示"请选择合适的工具,擦干麻醉区域并消毒",选择干棉球和碘伏棉签→棉球先擦干,然后用碘伏棉签充分消毒麻醉进针点附近黏膜,完成后表面显示浅棕黄色→出现提示"请选择合适的工具,注射麻药",选择出现提示"请选择合适的工具,擦干麻醉区域并消毒",选择金属注射器+针头+阿替卡因→从进针点进针,注射少量麻药,注射后显示注射点附近黏膜发白。

【要点解析】　24 腭侧浸润麻醉的正确进针点为 24 腭面的牙根处。

（6）检查麻醉效果

【交互动作】　根据提示依次选择相应工具进行检查。

【标准选择】　出现提示:"检查麻醉效果前请再次核对牙位",点击"确认",并正确选择要拔除的牙（24、34）→出现提示"请选择合适的工具,检查麻醉效果",选择"探针"→用探针轻触目标牙的牙龈,先触上颌目标牙,再触下颌目标牙。

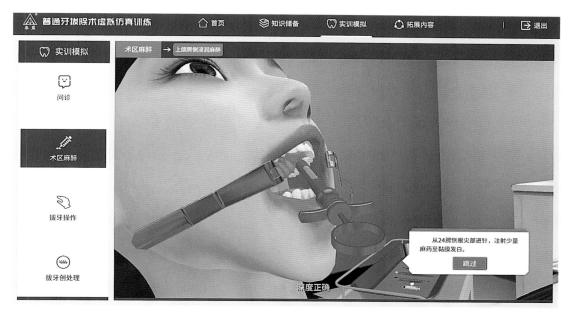

图 8-5　上颌腭侧浸润麻醉

【要点解析】　检查麻醉效果前需再次核对牙位。麻醉五分钟后,用器械轻微刺激牙齿周围组织无疼痛反应,说明已达到麻醉效果。探针刺激的位点为颊侧近远中轴角处,将探诊沿着轴角的方向轻轻探入龈沟内。

3. 拔牙操作

(1)调整椅位

【交互动作】　连线:将问题与正确选项相互匹配。

【标准选择】　出现问题:"拔除上颌牙椅位"和"拔除下颌牙椅位",以及供选择的答案"患者大张口时下颌𬌗平面与地面平行"和"患者大张口时上颌𬌗平面与地面成 45° 左右",单击鼠标将问题与正确选项相连。

【要点解析】　患者在诊疗时常采用坐位,双眼正视前方,拔除上颌牙时,调节椅位使患者在大张口时上颌𬌗平面与地面成 60°;拔除下颌牙时,患者稍直立,大张口时下颌𬌗平面应与地面平行。

(2)34 术区消毒(图 8-6)

【交互动作】　根据提示选择牙位和相应工具,回到口腔界面进行操作。

【标准选择】　出现提示:"术区消毒前请再次核对牙位",点击"确认",并正确选择要拔除的牙(34)→出现提示"请选择合适的工具,擦干术区并消毒",选择干棉球和碘伏棉签→棉球先擦干,然后用碘伏棉签充分消毒 34 龈缘处,完成后表面显示浅棕黄色。

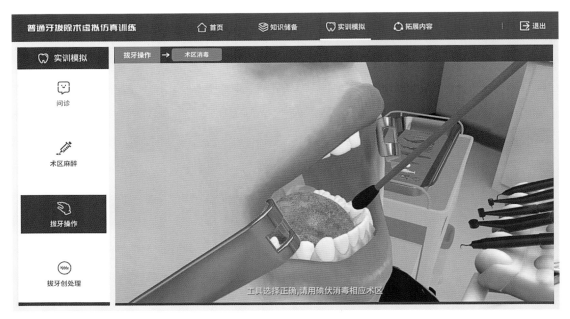

图 8-6　术区消毒

【要点解析】　术区消毒前需再次核对患者病历及影像学资料,确定牙位。

(3)34 分离牙龈(图 8-7)

【交互动作】　根据提示选择牙位和相应工具,回到口腔界面进行操作。

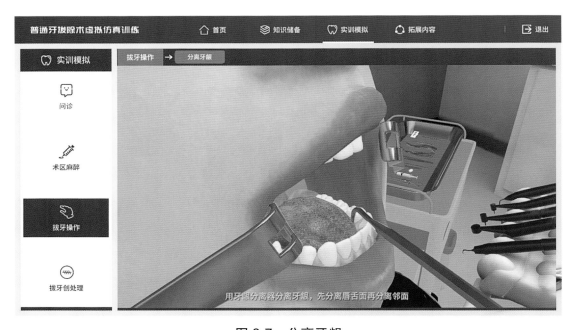

图 8-7　分离牙龈

【标准选择】 出现提示："分离牙龈前请再次核对牙位",点击"确认",并正确选择要拔除的牙(34)→出现提示："请选择合适的工具,分离牙龈",选择"牙龈分离器"→牙龈分离器从 34 远中轴角处插入,紧贴牙面插入龈沟,沿龈沟分离至牙的另一侧,先完成颊侧和舌侧,再分离邻面。

【要点解析】 分离牙龈前需再次核对患者病历及影像学资料,确定牙位。分离牙龈的目的是安放牙钳时,为钳喙插入龈沟下提供空间,防止损伤牙龈,避免拔牙动作连带造成牙龈撕裂。

(4)34 安放牙钳(图 8-8)

【交互动作】 根据提示选择牙位和相应工具,回到口腔界面进行操作。

【标准选择】 出现提示："安放牙钳前请再次核对牙位",点击"确认",并正确选择要拔除的牙(34)→出现提示："请选择合适的工具,拔除 34",选择"下颌前磨牙钳"→钳子的钳喙张开,牙钳沿牙面插入已被完全分离的龈沟间隙内,推进至牙颈部外形高点以下,保持钳喙与牙长轴平行一致,夹紧患牙。

【要点解析】 安放牙钳前需再次核对患者病历及影像学资料,确定牙位。牙钳的钳喙应夹持于下颌前磨牙的外形高点以下,并尽量向根方推进。若牙钳夹持部位远离根方,牙齿的旋转中心也就远离根方,牙齿在摇动时根尖的受力和移动也就更明显,根尖更易折断;若牙钳夹持部位靠近根方,牙齿的旋转中心也就靠近根方,牙齿在摇动时根尖的受力和移动更小,根尖折断的风险更小。

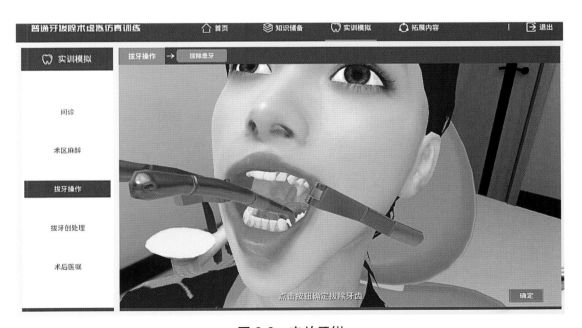

图 8-8 安放牙钳

（5）34 患牙脱位（图 8-9）

【交互动作】　按提示方向按住鼠标进行移动。

【标准选择】　出现提示："向颊侧摇动"，按住鼠标向颊侧移动→牙钳钳夹患牙向颊侧摇动，颊侧牙槽骨受挤压，舌侧间隙扩大→出现提示："向舌侧摇动"，按住鼠标向舌侧移动→牙钳钳夹患牙向舌侧摇动，舌侧牙槽骨受挤压，颊侧间隙扩大→出现提示"牵引脱位"→牙钳钳夹患牙向上轻度旋转，显示目标牙完全拔出。

【要点解析】　钳夹患牙向颊侧摇动后，再钳夹患牙向舌侧摇动，但舌侧骨板较厚，向舌侧的力量应相对较小，以免牙根折断。牙齿松动后可轻度旋转向颊侧上方牵引，但若根尖 1/3 存在弯曲，则应尽量减少或不使用旋转力。

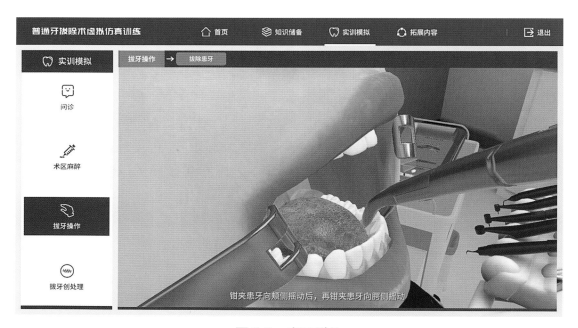

图 8-9　患牙脱位

（6）24 术区消毒

【交互动作】　根据提示选择牙位和相应工具，回到口腔界面进行操作。

【标准选择】　出现提示："术区消毒前请再次核对牙位"，点击"确认"，并正确选择要拔除的牙（24）→出现提示"请选择合适的工具，擦干术区并消毒"，选择干棉球和碘伏棉签→棉球先擦干，然后用碘伏棉签充分消毒 24 龈缘处，完成后表面显示浅棕黄色。

（7）24 分离牙龈

【交互动作】　根据提示选择牙位和相应工具,回到口腔界面进行操作。

【标准选择】　出现提示:"分离牙龈前请再次核对牙位",点击"确认",并正确选择要拔除的牙(24)→出现提示:"请选择合适的工具,分离牙龈",选择"牙龈分离器"→牙龈分离器从 24 远中轴角处插入,紧贴牙面插入龈沟,沿龈沟分离至牙的另一侧,先完成颊侧和腭侧,再分离邻面。

（8）24 安放牙钳

【交互动作】　根据提示选择牙位和相应工具,回到口腔界面进行操作。

【标准选择】　出现提示:"安放牙钳前请再次核对牙位",点击"确认",并正确选择要拔除的牙(24)→出现提示:"请选择合适的工具,拔除 24",选择"上颌前磨牙钳"→钳子的钳喙张开,牙钳沿牙面插入已被完全分离的龈沟间隙内,推进至牙颈部外形高点以下,保持钳喙与牙长轴平行一致,夹紧患牙。

（9）24 患牙脱位

【交互动作】　按提示方向按住鼠标进行移动。

【标准选择】　出现提示:"向颊侧摇动",按住鼠标向颊侧移动→牙钳钳夹患牙向颊侧摇动,颊侧牙槽骨受挤压,腭侧间隙扩大→出现提示:"向腭侧摇动",按住鼠标向腭侧移动→牙钳钳夹患牙向腭侧摇动,腭侧牙槽骨受挤压,颊侧间隙扩大→出现提示"牵引脱位"→牙钳钳夹患牙向下拉,显示目标牙已完全拔出。

【要点解析】　钳夹患牙向颊侧摇动后,再钳夹患牙向腭侧摇动,但腭侧骨板较厚,向腭侧的力量应相对较小,以免牙根折断。牙齿松动后以略偏颊侧的牵引力使牙脱位,避免使用旋转力。

4. 拔牙创处理

（1）刮匙探查(图 8-10)

【交互动作】　根据提示选择相应工具,回到口腔界面进行操作。

【标准选择】　视野回到患者口腔,显示 24、34 两颗牙已被拔除。出现提示:"请选择合适的工具,检查拔牙创",选择"刮匙"→刮匙移动至拔牙创口,轻轻探入牙槽窝,然后进行清理。

【要点解析】　持笔式轻握刮匙,先手感探查确定存在有残余的病理组织后,再清理拔牙创面。

（2）棉球清理(图 8-11)

【交互动作】　根据提示选择相应工具,回到口腔界面进行操作。

【标准选择】　出现提示:"请选择合适的工具,进一步清理拔牙创",选择

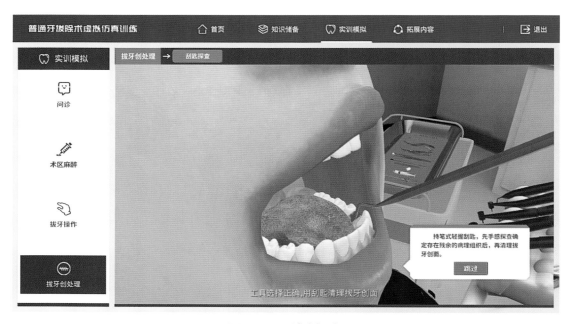

图 8-10　刮匙探查

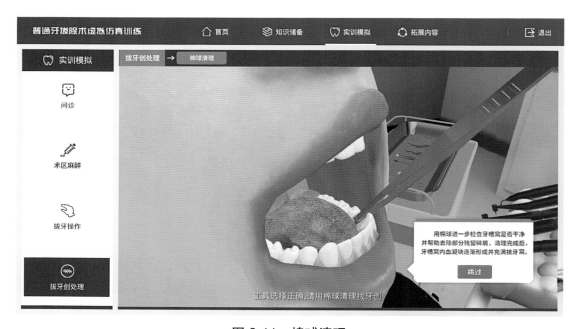

图 8-11　棉球清理

"棉球"→棉球移动至拔牙创口,轻轻探入牙槽窝,然后进行清理。

【要点解析】　用棉球进一步检查牙槽窝是否干净,并帮助去除部分残留碎屑,清理完成后,牙槽窝内血凝块逐渐形成并充满拔牙窝。

（3）牙槽骨复位（图 8-12）

【交互动作】　单击"牙槽骨复位"。

【标准选择】　出现提示"请按压牙槽骨使其复位"，点击"确定"→大拇指和示指分别按压颊侧和舌侧牙槽骨，使扩张的牙槽骨壁复位。

【要点解析】　牙齿拔除后，用手指按压颊舌侧牙槽骨壁，使扩张的牙槽骨壁复位。

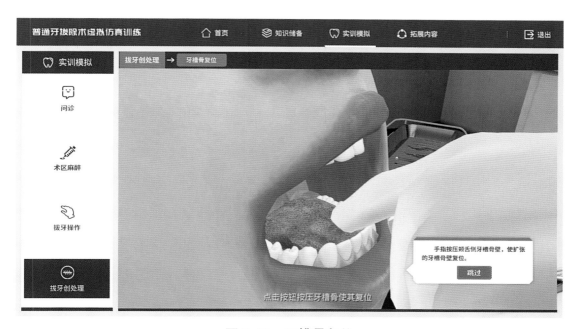

图 8-12　牙槽骨复位

（4）压迫止血（图 8-13）

【交互动作】　根据提示选择相应工具，回到口腔界面进行操作。

【标准选择】　出现提示"请选择合适的工具，进行压迫止血"，选择"纱球"→棉球移动到拔牙创面，患者咬住纱球。

【要点解析】　最后用消毒纱球压迫拔牙创止血，嘱患者30分钟后去除纱球，并评估止血效果。

5. 术后医嘱

【交互动作】　单击"术后医嘱"。

【标准选择】　按提示在每句话结束后点击"确认"，进行术后注意事项的交代。

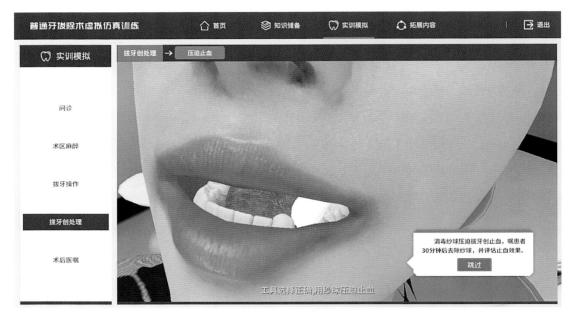

图 8-13　压迫止血

【要点解析】　拔牙术后应向患者交代清楚可能出现的问题和相应的解决方案,嘱咐患者咬紧嘴里的纱球 30~40min,并告知患者术后少量渗血属于正常现象,但如果大量出血则需要及时来医院就诊。另外,需等 2h 麻药效果消退后才可进食,24h 内不要刷牙漱口,并交给患者一张《牙拔除术后注意事项》,让患者仔细阅读。

六、自主学习与考核

1. 线下自主学习　学习者通过相关教材及参考文献,复习牙拔除术的相关理论知识和操作流程。教材及参考文献包括:《口腔医学临床前技能训练》,李晓箐、张凌琳主编,人民卫生出版社;《口腔颌面外科学》,张志愿、俞光岩主编,人民卫生出版社;《牙及牙槽外科学》,胡开进、潘剑主编,人民卫生出版社。

2. 线上虚拟仿真实验项目操作　登录普通牙拔除术仿真训练项目的网址,进行线上自主学习。对于第一次使用的学习者,在完成本节课背景知识学习的基础上,建议先完成知识储备模块的学习后,点击实训模拟模块,进行正畸牙拔除病例的学习。

3. 互动教学方式

（1）系统自动记录学生在线学习时长,达到最小要求学习时长后方可完成学习任务。

（2）学生学习过程中可在讨论区留言,与授课教师进行线上互动与讨论。

（3）系统随机弹出考核题目请学生作答,授课教师根据考核结果进行重点辅导。

（4）学生完成实训模拟模块后,系统自动显示评分细则、扣分项等结果细节,供学生自主纠错,难点由授课教师重点辅导。

七、题库样题及解析

1. 下列哪项不是拔牙的禁忌证

    A. 近期有心肌梗死

    B. 近期有心绞痛发作

    C. 心功能Ⅲ~Ⅳ级

    D. 心脏病合并高血压（≥180/100mmHg）

    E. 一度房室传导阻滞

【答案】 E

2. 拔牙术前信息核对包括

    A. 病历   B. 主诉

    C. 同意书   D. 影像学检查

【答案】 ABCD

3. 连线题:请将正确选项相互匹配

    拔除上颌牙椅位   患者大张口时下颌𬌗平面与地面平行

    拔除下颌牙椅位   患者大张口时上颌𬌗平面与地面成45°左右

【答案】

    拔除上颌牙椅位   患者大张口时下颌𬌗平面与地面平行

    拔除下颌牙椅位   患者大张口时上颌𬌗平面与地面成45°左右

4. 拔牙术中核对牙位的时间点有

    A. 麻醉前   B. 检查麻醉效果前

    C. 术区消毒前   D. 安放牙钳前

【答案】 ABCD

5. 下列哪项不是拔牙术后的并发症

    A. 出血   B. 疼痛

    C. 颞下颌关节脱位   D. 干槽症

    E. 感染

【答案】 C

（王　了）

【参考文献】

1. 胡开进. 牙及牙槽外科学. 北京：人民卫生出版社，2016.

2. 李晓箐，张凌琳. 口腔医学临床前技能训练. 北京：人民卫生出版社，2013.

3. 张志愿. 口腔颌面外科学.8 版. 北京：人民卫生出版社，2020.

实验九　正颌外科手术虚拟仿真实验

一、实验目的和要求

1. 掌握上下颌骨的相关解剖结构。
2. 掌握颌骨畸形的分类。
3. 掌握上颌 Le Fort I 型骨切开术的原则及要求。
4. 掌握下颌支矢状骨劈开术（SSRO）的原则及要求。
5. 熟悉上颌 Le Fort I 型骨切开术的基本步骤与注意事项。
6. 熟悉下颌支矢状骨劈开术（SSRO）的基本步骤与注意事项。

二、实验原理和内容

正颌外科手术虚拟仿真实验通过正颌外科手术虚拟仿真的方式，建立三维虚拟颌骨模型，该模型拥有常见颌骨畸形形态，解剖学上具备重要解剖标志结构。学生可手持虚拟颌骨微动力系统，在三维虚拟颌骨指定部位，根据提示，对软组织进行切开、剥离，对上下颌骨进行切割，进而对切开后的颌骨进行移动定位，再进行虚拟钛板、钛钉的颌骨坚固内固定操作。该虚拟仿真实验能基本模拟临床实际正颌外科手术流程。

三、基础知识介绍

1. **上颌骨局部应用解剖（图 9-1）**　上颌骨左右成对，是构成面中部三分之一最大的骨骼。上颌骨上内方与额骨和鼻骨相连，上外方与颧骨相连，后面与翼突相连，内侧与对侧的上颌骨相连，此外，还与泪骨、筛骨、犁骨、下鼻甲和腭骨相连，分别形成眶底、鼻底、鼻侧壁以及口腔顶。上颌骨解剖形态不规则，大致分为一体（上颌体）四突（额突、颧突、腭突及牙槽突）。

（1）前外面：又称脸面，上界为眶下缘，内界为鼻切迹，后界借颧牙槽嵴与后面分界。在上颌骨正颌外科手术中应注意保护眶下神经以免造成术后麻木或感

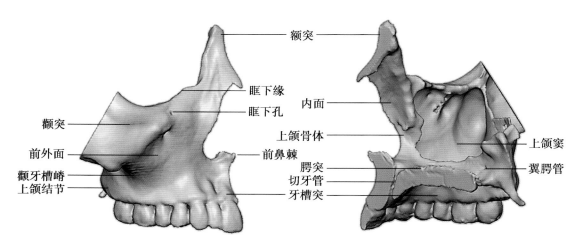

图 9-1　上颌骨局部应用解剖

觉异常。梨状孔边缘及颧牙槽嵴附近的骨质厚而致密,是上颌手术行坚固内固定的理想部位。

（2）上面:又称眶面,呈三角形,构成眶底,自后外向前内有眶下沟、眶下管经过,为眶下神经血管的通路。眶面与前面相交形成眶下缘的近中部分,此处骨质较厚且致密,如需上颌悬吊固定,常选用此处。

（3）内面:又称鼻面,构成上颌窦的内侧壁。骨壁较薄。上颌窦开口的后方,有由上颌骨翼腭沟与腭骨垂直板合成的翼腭管(长约 31mm),内有腭降动脉及腭神经通过。Le Fort I 型骨切开时,保留腭降动脉的完整可增加被移动骨段腭瓣的血供,有利于骨创的愈合。翼腭管的下份在翼上颌连接稍前方,Le Fort I 型骨切开术离断上颌结节与翼板的连接时,准确细致的操作可避免损伤腭降动脉。

（4）后面:又称颞下面,此面位于上颌骨颧突之后,构成颞下窝之前壁和翼腭窝的前壁,向下有后上牙槽神经血管进入上颌窦后壁之牙槽管,后上牙槽血管是供应上颌后部被移动骨段血运的重要营养血管之一。手术中应保持后上牙槽血管的完整,并尽可能保持唇颊侧牙龈黏膜软组织与骨面的附着。

2. 下颌骨的局部应用解剖(图 9-2)

（1）外面:两侧下颌体在正中有一直嵴称为正中联合或下颌联合。颏孔通常位于第一、第二前磨牙之间的根尖下方,在牙槽嵴顶与下颌骨下缘之间。颏神经血管束由此孔穿出进入软组织。在行下颌前部根尖下骨切开术及成形术时,应注意保护神经,以免术后出现下唇部麻木。

（2）内面:近中线处有上下两对突起,称为上颏棘和下颏棘,分别为颏舌肌及颏舌骨肌的起点。在行水平骨切开成形术时,应注意保护舌侧肌肉附着,因为

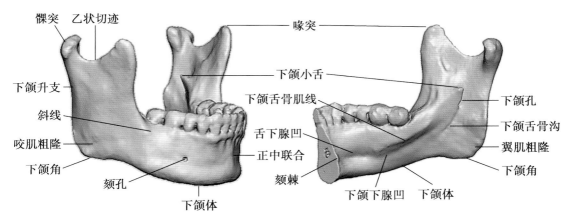

图 9-2　下颌骨局部应用解剖

远心骨段的血供主要来自于这些肌肉的向心性供血。

3. 牙颌面畸形的分类

（1）颌骨前后向发育异常

1）上颌发育过度：又称上颌前突，包括上颌前部牙槽骨与全上颌发育过度。

2）上颌发育不足：也称上颌后缩。

3）下颌发育过度：即下颌前突，包括下颌前部牙槽骨发育过度。

4）下颌发育不足：又名下颌后缩，如果伴有下颌支与颏部发育不足者又称为小下颌畸形。

（2）颌骨垂直向发育异常

1）垂直向发育过度：骨性开𬌗或长面综合征，多由上颌骨垂直向发育过度引起。

2）垂直向发育不足：骨性深覆𬌗或短面综合征，主要因上下颌垂直高度不足所致。

（3）颌骨横向发育异常

1）宽面畸形：主要指由于双侧咬肌肥大伴下颌角发育过度引起的方颌畸形，往往合并颏部发育不足，呈方形面容，国外有学者称为宽面综合征。

2）上颌横向发育不足：临床主要表现为上颌牙弓缩窄。

（4）颏部畸形

1）颏部骨骼前后向发育不足或过度引起的颏后缩或前突畸形。

2）颏部垂直向发育不足或过度。如果颏部前后与垂直向发育均不足者又称为小颏畸形。

3）颏部偏斜畸形。

（5）双颌畸形

1）下颌前突伴上颌发育不足。

2）上颌前突伴下颌发育不足。

3）上颌垂直向发育过度伴下颌后缩。

4）双颌前突，在东方人群以上下颌前部牙槽骨发育过度多见。

（6）颜面不对称性畸形：颜面不对称畸形可在单一颌骨发生，也可同时累及上下颌骨。主要有半侧颜面短小畸形，单侧下颌发育过度，半侧下颌肥大，也称半侧颜面肥大畸形等。某些严重的不对称畸形，同时累及颜面软硬组织，如进行性半侧颜面萎缩畸形等。

（7）获得性牙颌面畸形：主要指出生后的生长发育期，因为各种疾病、外伤或者治疗引起的继发性牙颌面发育畸形。此类畸形往往需要配合正颌外科的诊疗技术以达到矫治畸形，恢复功能的效果，如颞下颌关节强直、口腔颌面部外伤，尤其是骨折的错位愈合以及因为外科手术（如唇腭裂修补术、肿瘤切除）后引起的继发颌骨畸形与缺损等。

四、实验模块组成

正颌外科虚拟仿真实验选取了一例典型的"上颌后缩，下颌前突"病例，需进行正颌手术。

模块一 正颌手术 3D 教学视频

1. 上颌 Le Fort I 型骨切开术 3D 教学视频；

2. 下颌支矢状骨劈开术（SSRO）3D 教学视频。

模块二 虚拟仿真口腔颌骨手术训练

1. 上颌 Le Fort I 型骨切开术训练；

2. 下颌支矢状骨劈开术（SSRO）训练。

五、操作流程与解析

本实验采用虚实结合的训练理念，共设置了 2 个模块。实验模块一是学习手术室录制的 3D 教学视频，实验模块二为虚拟仿真实训，训练学习者的动手操作能力。

1. 手柄按键介绍（图9-3）

在本虚拟仿真实验中，主要使用菜单键（①）、触控板（②）、扳机键（⑦），具体定义如图9-4所示。

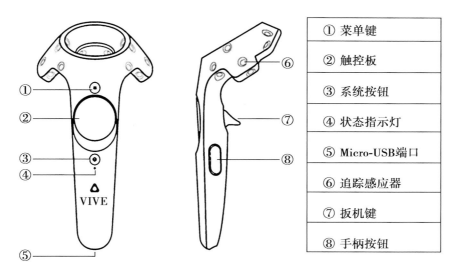

①	菜单键
②	触控板
③	系统按钮
④	状态指示灯
⑤	Micro-USB端口
⑥	追踪感应器
⑦	扳机键
⑧	手柄按钮

图9-3　手柄按键介绍

按键名称	功能定义
① 菜单键	返回系统主界面，用于功能跳转
② 触控板	用于调整头颅模型的角度
⑦ 扳机键	用于抓、握手术器械

图9-4　手柄按键定义

2. 头戴式设备介绍（图9-5）

（1）检查 VIVE 硬件是否已被追踪到。SteamVR 应用程序中的状态图标以及硬件上的状态指示灯都应显示绿色。

（2）戴上头戴式设备，详细步骤如下。

1）将头戴式设备向下戴至眼睛的位置。

2）将滑带绕到头部后方并调整，以便头戴式设备贴合且舒适地固定于头部。

3）确保线缆穿过头戴式设备背面的护套，并且垂挂于背后。

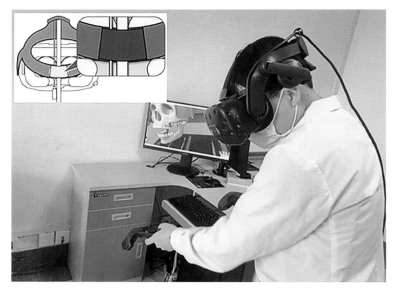

图 9-5　头戴式设备

3. 程序主界面（图 9-6）

程序主界面为左右布局，左侧选择教学视频观看或 VR 交互体验；右侧为视频或手术类型选择。

【交互动作】　介绍每个操作的主要流程。

【标准选择】　提示系统预设的标准操作。

【要点解析】　对操作中的重要知识点和注意事项进行说明。

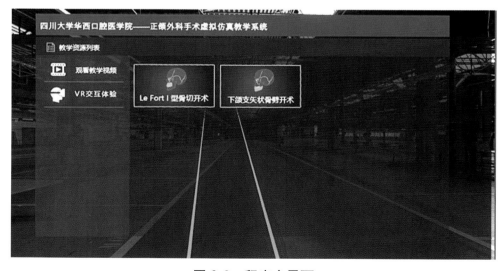

图 9-6　程序主界面

4. 口腔颌骨手术虚拟仿真操作

（1）教学视频资源

【交互动作】　单击"观看教学视频"。

【标准选择】　点击"Le Fort I 型骨切开术"选项，进入学习（图 9-7）。

【标准选择】　按手柄"①菜单键"按钮，返回上一级主程序界面，点击"观看教学视频"→"下颌支矢状骨劈开术"选项，进入学习（图 9-8）。

【要点解析】　本实验模块内容属于教学视频，视频内容采用的是手术室 3D 摄像机录制的实际手术过程，包括上颌 Le Fort I 型骨切开术和下颌支矢状骨劈开术（SSRO），实际手术过程约 4 小时，经过剪辑后上颌 Le Fort I 型手术与下颌

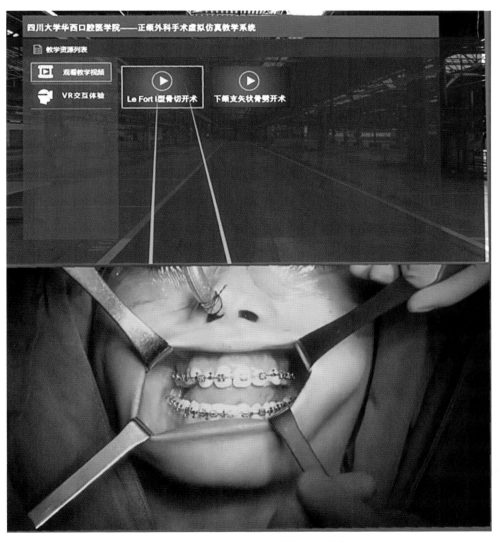

图 9-7　上颌 Le Fort I 型骨切开术视频

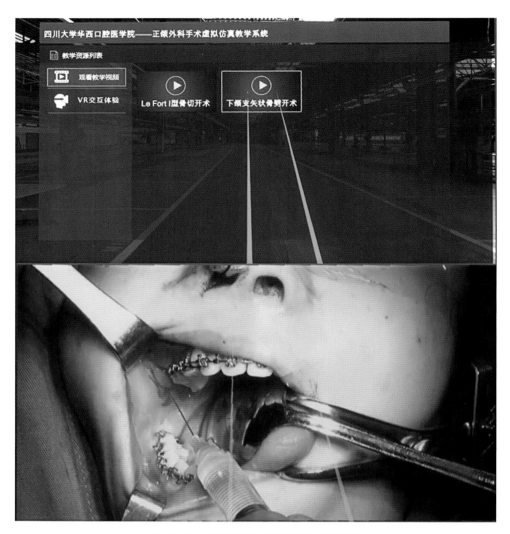

图 9-8　下颌支矢状骨劈开术视频

支矢状骨劈开术（SSRO）总视频时长约 30 分钟,同时保留了整个手术过程的关键步骤:如 Le Fort I 型切骨线,凿断鼻中隔,凿断上颌三大垂直支柱,折断下降上颌骨;剥离下颌升支处的软组织,SSRO 的舌侧、矢状、颊侧切骨线,撑开骨块,钛板钛钉固定骨块,猞板确定咬合关系等步骤,保证了教学内容的质量。学生佩戴 VR 眼镜后可有沉浸式体验。

（2）VR 交互体验:Le Fort I 型骨切开术

【交互动作】　单击"VR 交互体验"。

【标准选择】　点击"Le Fort I 型骨切开术"选项,进入虚拟仿真操作实验,点击"开始手术",按照系统提示依据步骤进行模拟手术操作（图 9-9~图 9-13）。

【交互动作】　根据语音提示,拾取上颌软组织拉钩并拉开口角。

【标准选择】　将手柄伸向手术台桌面,根据系统提示选取软组织拉钩(有黄色提示模块),然后将软组织拉钩放置在上唇提示点位,将口角拉开,显露上颌唇侧黏膜、前庭沟等结构(图 9-14~图 9-16)。

【交互动作】　根据语音提示,拾取手术刀切开组织。

【标准选择】　将手柄伸向手术台桌面,根据系统提示选取手术刀(有黄色提示模块),然后根据上颌唇侧指示线,用手术刀进行切开(图 9-17,图 9-18)。

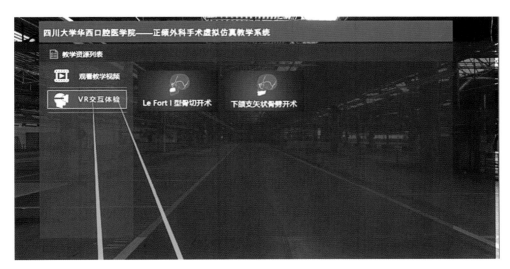

图 9-9　选择"VR 交互体验"

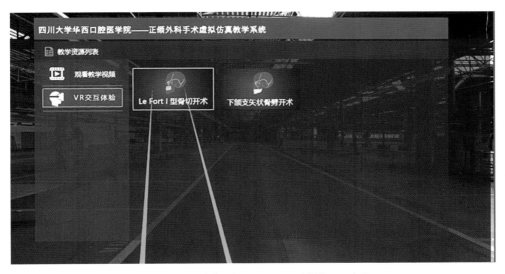

图 9-10　选择"Le Fort I 型骨切开术"

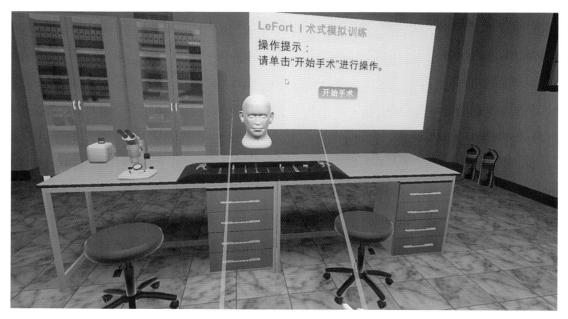

图 9-11　远距离观察颅骨及手术台

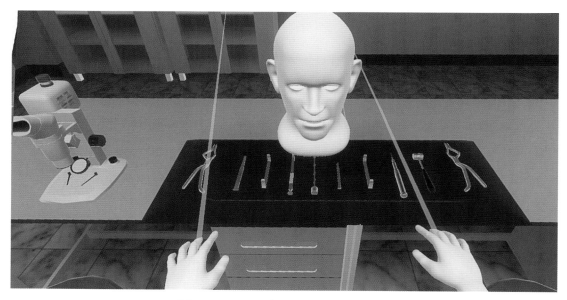

图 9-12　近距离观察颅骨及手术台

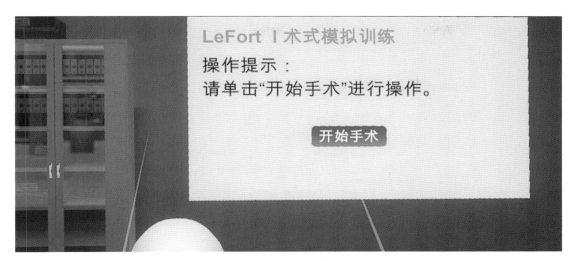

图 9-13　点击开始手术

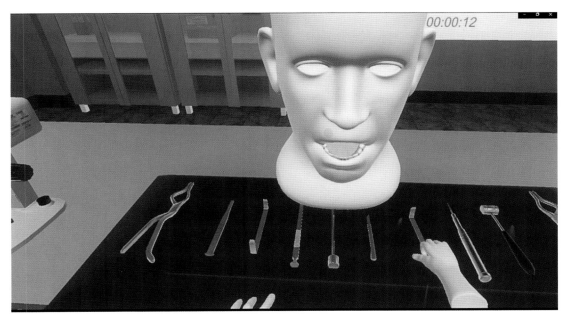

图 9-14　拾取软组织拉钩

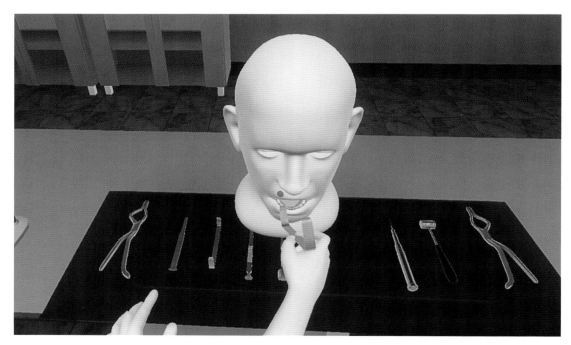

图 9-15　将软组织拉钩放置在上唇提示点位处

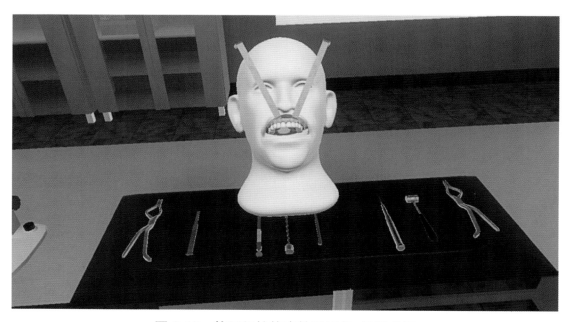

图 9-16　软组织拉钩牵拉开口角,显露术区

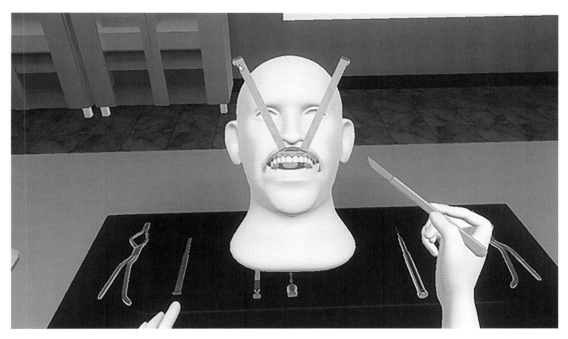

图 9-17　拾取手术刀

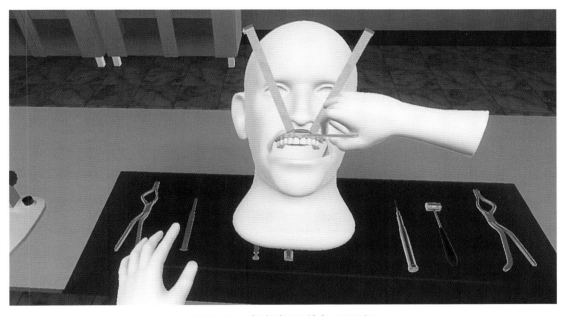

图 9-18　根据提示线切开组织

【要点解析】　实际正颌手术过程中,Le Fort I 型骨切开术的口内切口设计在唇颊沟与前庭沟黏膜转折处向上 5~6mm 处。自一侧颧牙槽嵴后方(第二磨牙根尖)向前越过中线,止于对侧颧牙槽嵴后方。切口后方不应过高,以免造成颊脂垫溢出。可在切开颧牙槽嵴处黏骨膜时,用示指向上推颊脂垫防止切开颊颞筋膜。可先用手术刀切开黏膜,再用电刀逐层切开黏膜下组织和肌肉直达上颌骨面。

【交互动作】　根据语音提示,用鼻中隔凿凿开鼻中隔。

【标准选择】　将手柄伸向手术台桌面,根据系统提示,左手选取鼻中隔凿(有黄色提示模块),右手选取锤子(有黄色提示模块),然后将鼻中隔凿刃端放置在鼻中隔提示点位处,右手用锤子敲击鼻中隔凿进行凿断(图 9-19,图 9-20)。

【要点解析】　实际正颌手术过程中,使用专用的鼻中隔骨凿(向前为开放的U 形,刀刃中间有凹陷),自上颌前鼻棘处向后将鼻中隔软骨及犁骨与上颌骨分离。向后凿断鼻中隔软骨时应小心操作,不要凿破麻醉用的气管导管。如果没有专用的鼻中隔凿,可直接用组织剪剪断鼻中隔软骨与犁骨的连接。

【交互动作】　根据语音提示,用往复锯行 Le Fort I 型骨切开术。

【标准选择】　将手柄伸向手术台桌面,根据系统提示,选取往复锯(有黄色提示模块),根据提示线,从后向前将上颌骨两侧骨壁切开(图 9-21~图 9-24)。

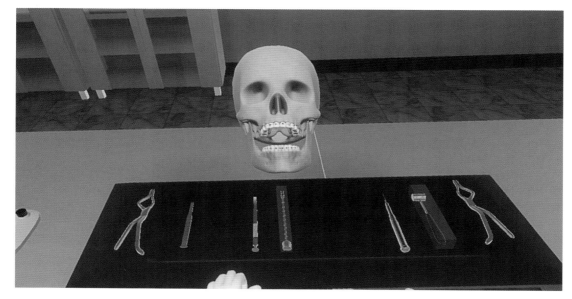

图 9-19　鼻中隔凿和锤子

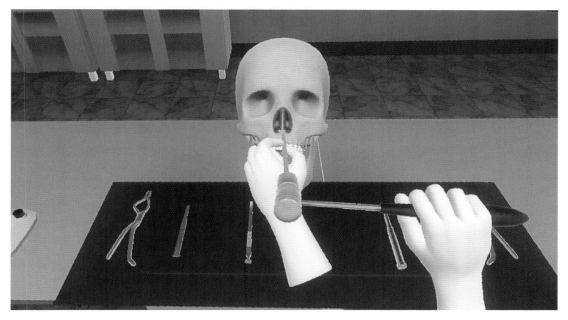

图 9-20　凿断鼻中隔

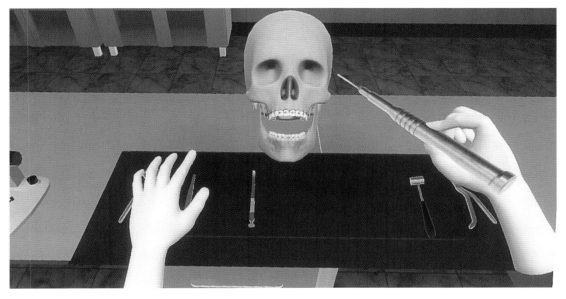

图 9-21　拾取往复锯

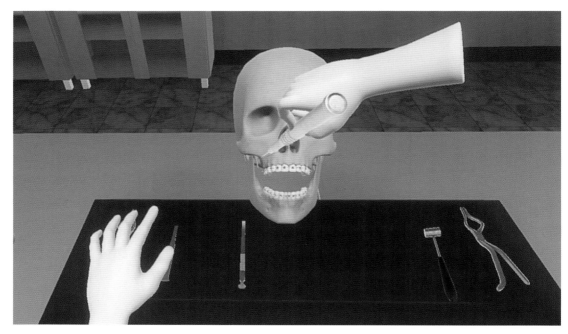

图 9-22　切开上颌右侧骨壁

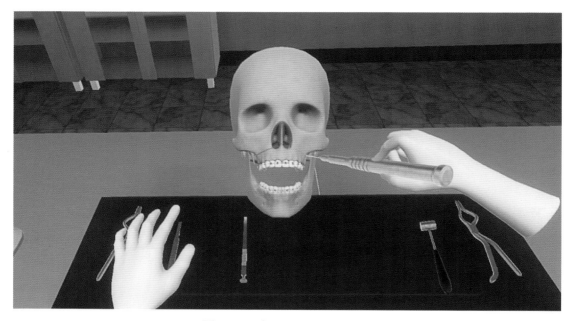

图 9-23　切开上颌左侧骨壁

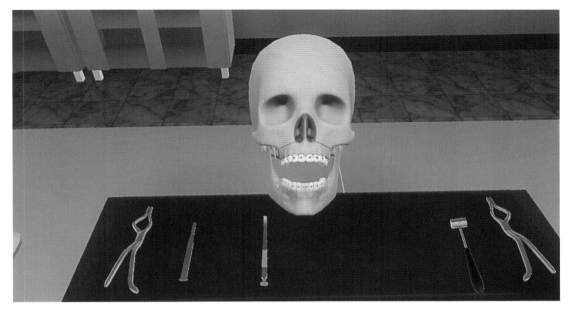

图 9-24 上颌双侧骨壁已切开

【交互动作】 根据语音提示,凿断上颌骨三大垂直支柱并折断下降上颌骨。

【标准选择】 左手拾取直骨凿,右手拾取锤子,根据提示点位,分别凿断双侧尖牙支柱和颧突支柱(图 9-25,图 9-26),使用弯形骨凿离断双侧的翼上颌连接(翼突支柱)(图 9-27),然后使用两个上颌松动钳,折断并下降上颌骨块,同时前徙上颌骨(图 9-28,图 9-29)。

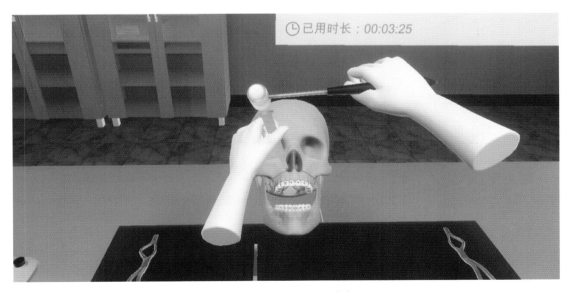

图 9-25 凿断尖牙支柱

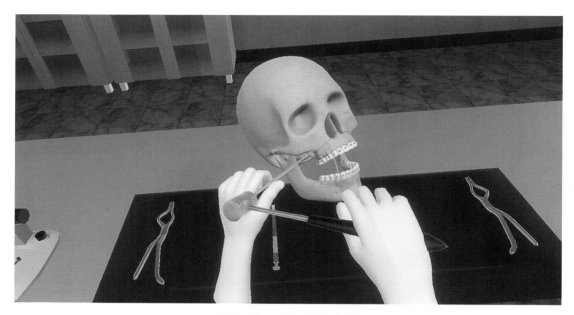

图 9-26 凿断颧突支柱

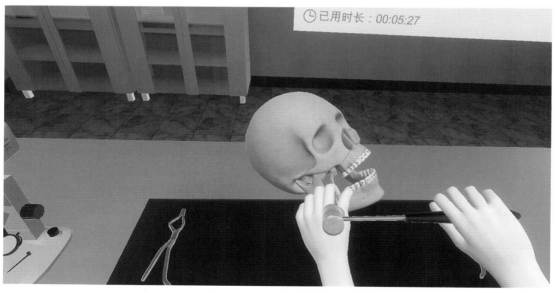

图 9-27 离断翼上颌连接(翼突支柱)

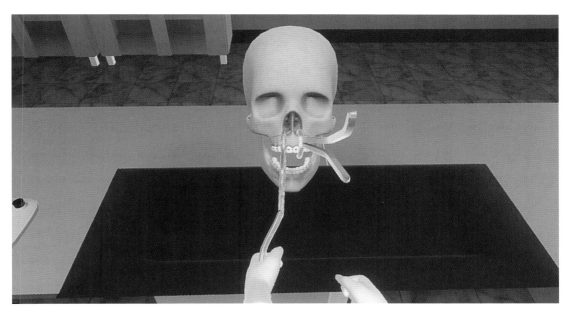

图 9-28　拾取上颌松动钳

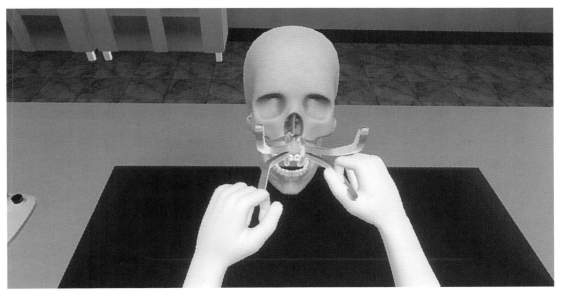

图 9-29　上颌松动钳折断并下降上颌骨块

【要点解析】　实际正颌手术过程中,标准的 Le Fort I 型骨切开线的走向是从梨状孔边缘下鼻甲的下方,向后略向下至翼上颌连接处。在下鼻甲下方行水平骨切开是为了避免损伤鼻泪管。标记骨切开线用小球钻或细裂钻标记上颌骨水平骨切开线。前部切骨线应位于尖牙根尖上至少 5mm,后部骨切开线距第一磨牙根尖至少 5mm,与𬌗平面的距离为 25mm 左右(或距龈缘相当于第一磨牙牙冠高度的两倍以上)。后部骨切开位置不能太高,否则可能损伤上颌动脉翼腭段,导致意外出血。

【交互动作】　根据语音提示,放置𬌗板固位上颌骨块并用钛板、钛钉行坚固内固定,同时观察咬合关系。

【标准选择】　根据提示,拾取𬌗板并放置于口内,让上、下颌咬在一起并用橡皮圈进行颌间固定,然后在双侧分别放置直 4 孔微型钛板和 L 形 4 孔微型钛板进行坚固内固定(图 9-30~图 9-35)。

【要点解析】　实际正颌手术过程中,上颌骨就位后,多采用微型钛板加钛钉进行坚固内固定。固定的位置可选在梨状孔边缘及颧牙槽嵴等骨质较厚的部位。一般用中间有一定间距的 4 孔 L 形微型钛板,并根据骨切开的断面形状将钛板预弯成形固定。一般选择 5mm 长的微型螺钉进行固定,注意勿伤及牙根并尽量避免穿入上颌窦腔。

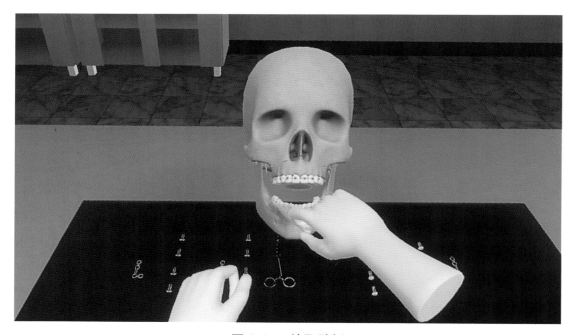

图 9-30　拾取𬌗板

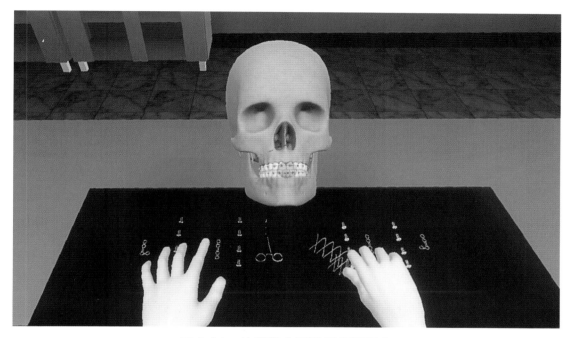

图 9-31　放置橡皮圈进行颌间固定

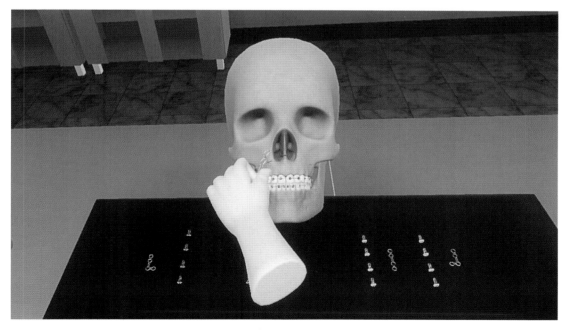

图 9-32　放置直 4 孔微型钛板

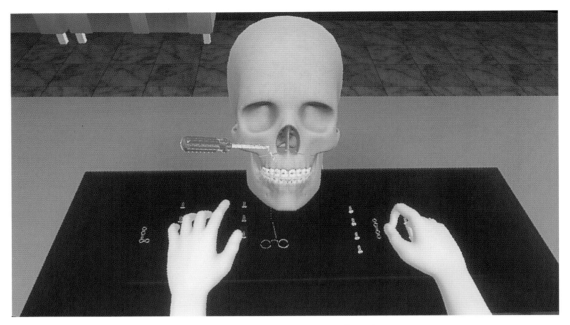

图 9-33　钛板、钛钉坚固内固定

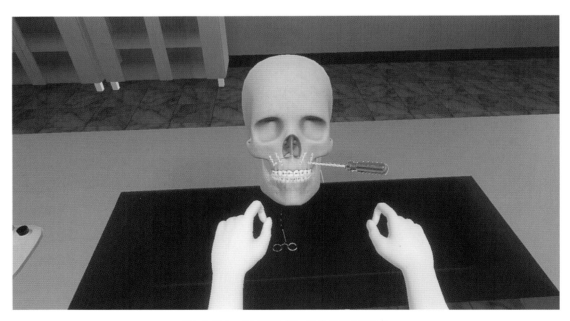

图 9-34　双侧钛板、钛钉固定完成

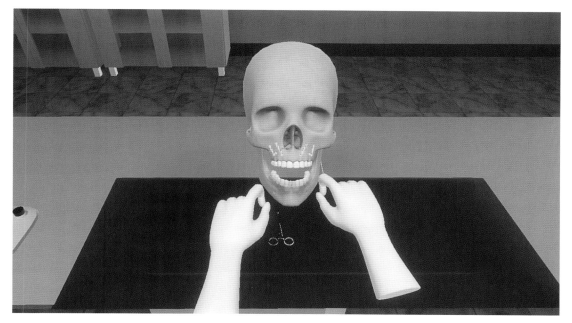

图 9-35　移去𬌗板后观察咬合关系

（3）VR 交互体验：下颌支矢状骨劈开术（SSRO）

【交互动作】　单击"VR 交互体验"。

【标准选择】　选择"下颌支矢状骨劈开术"选项，进入虚拟仿真操作实验，点击"开始手术"，按照系统提示依据步骤进行模拟手术操作（图 9-36~图 9-38）。

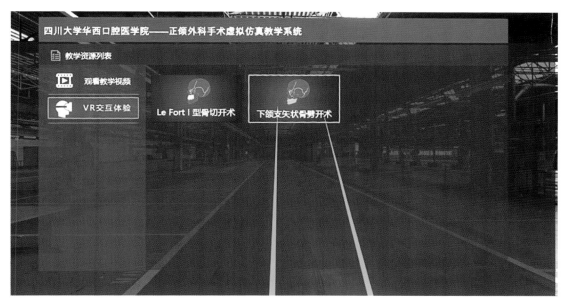

图 9-36　下颌支矢状骨劈开术虚拟仿真界面

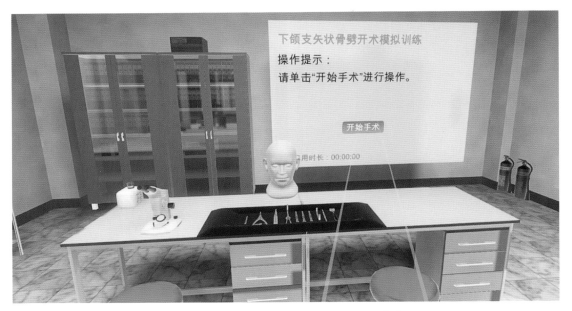

图 9-37　远距离观察颅骨模型及手术台

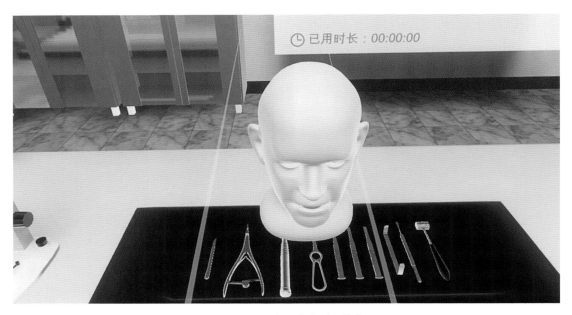

图 9-38　近距离视角观察

【交互动作】　单击"开始手术"。

【标准选择】　按照语音提示,拾取软组织拉钩牵拉下颌口角,接着根据提示线,用手术刀在下颌支前缘处做切口,然后剥离附着在下颌骨的软组织,包括剥离部分附着在升支前缘的颞肌(图 9-39~图 9-45)。

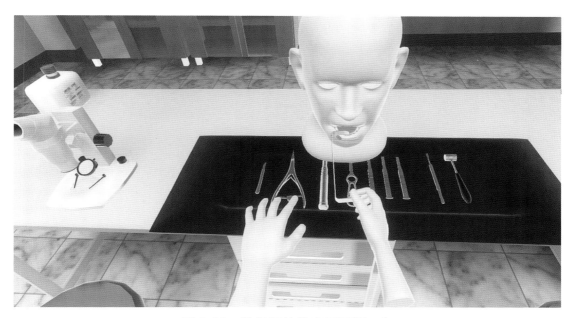

图 9-39　软组织拉钩牵开下颌口角

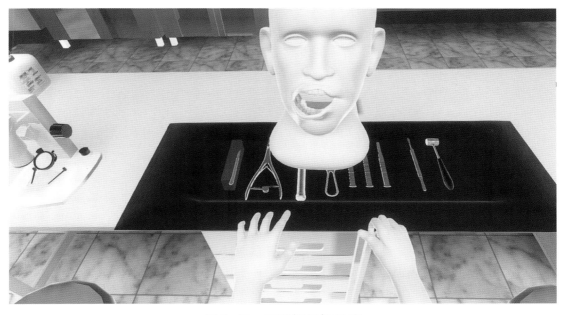

图 9-40　显露切口提示线

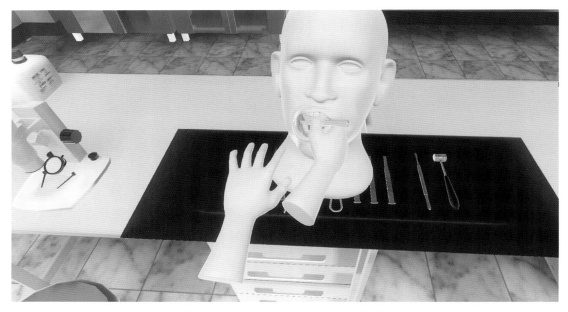

图 9-41　用手术刀沿提示线做切口

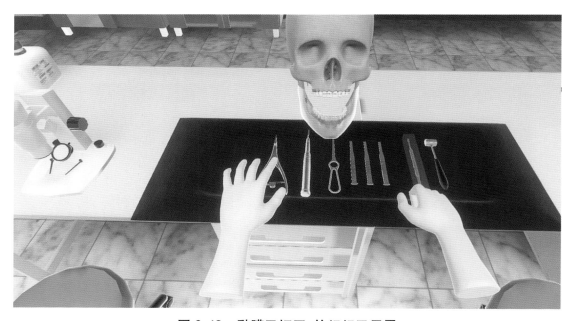

图 9-42　黏膜已切开,软组织已显露

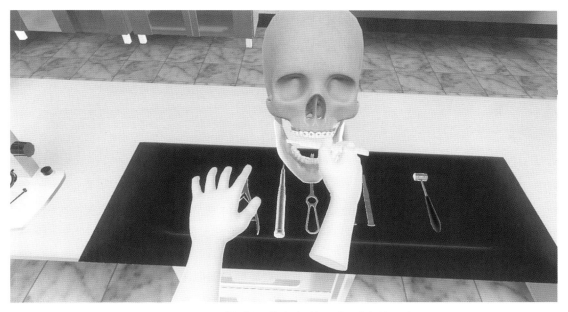

图 9-43　用骨膜沿升支向前逐渐剥离软组织

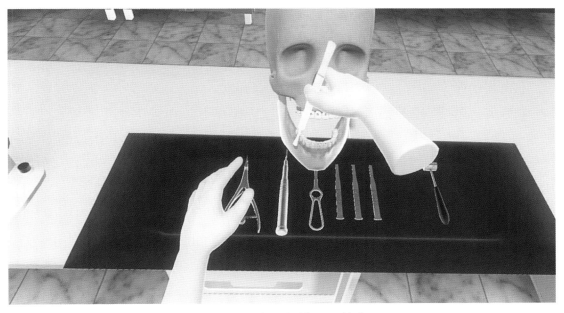

图 9-44　剥离至颏神经血管束处

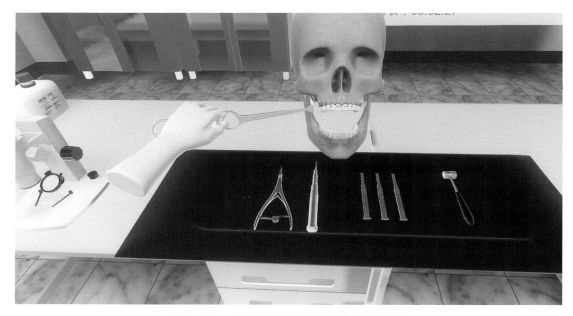

图 9-45　燕尾牵开器剥离部分颞肌附着

【要点解析】　实际正颌手术中,在距下颌殆平面上约 1cm 的下颌支前缘处向下切开黏膜至下颌第一磨牙远中龈颊沟偏颊侧 6mm 处,连续切开黏膜下组织、肌肉和骨膜。如果软组织切口过于靠上,可能会切断横跨升支前缘走行的颊动静脉,导致出血,这时应予以结扎或电凝止血。如果切口位置过于靠外侧,则可能导致颊脂垫溢出,影响术野显露和手术操作,这时可以将溢出的颊脂垫摘除。

【交互动作】　进行右侧下颌支矢状骨劈开术。

【标准选择】　按照语音提示,拾取往复锯,在下颌孔近下颌小舌处稍上方,做水平骨切口线,然后转向下颌支前缘,从升支前缘内侧骨切口开始逐渐向下向外转向第二磨牙外侧骨板做矢状骨切口线,之后在该切口线前端转向下做垂直皮质骨切开(图 9-46~图 9-49)。

【要点解析】　实际正颌手术过程中,用大骨膜分离器或下颌支内侧专用牵开器置于下颌孔上方,保护好下牙槽神经血管束,防止在切骨时损伤。用薄刃往复锯在下颌小舌上方 2~3mm 处行骨切开,骨切口从下颌支前缘向后与下颌殆平面平行。切口后端一定要越过颌孔的后方至下颌神经沟,但不需要切至下颌支后缘。在行骨切开时将锯刃斜向下与骨面成 45°,只将舌侧骨皮质切开,注意不可切骨过深,否则可能造成下颌支横断。也可用长裂钻完成升支内侧切骨。用裂钻进行骨切开更容易掌握切口深度,但可能会缠绕周围软组织,操作时应注意保护。矢状骨切口时,从升支前缘内侧骨切口前端开始,逐渐向下向外转向第二

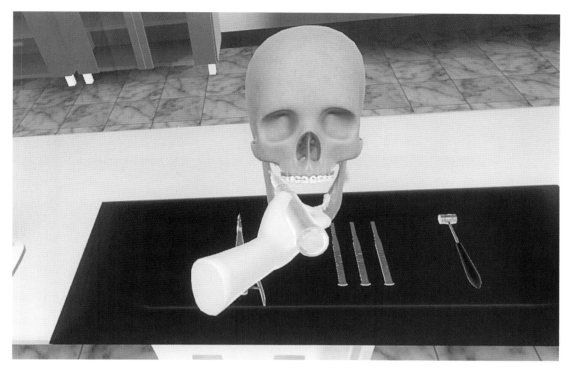

图 9-46　SSRO 水平（舌侧）骨切口线

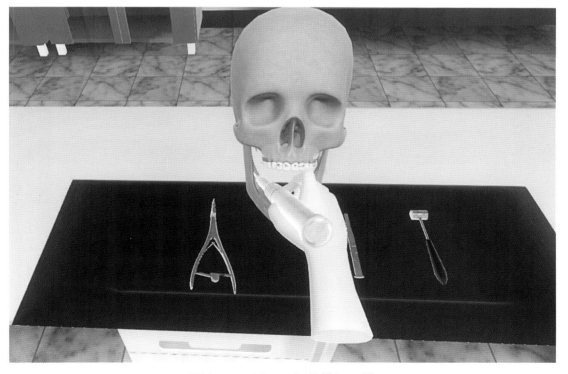

图 9-47　SSRO 矢状骨切口线

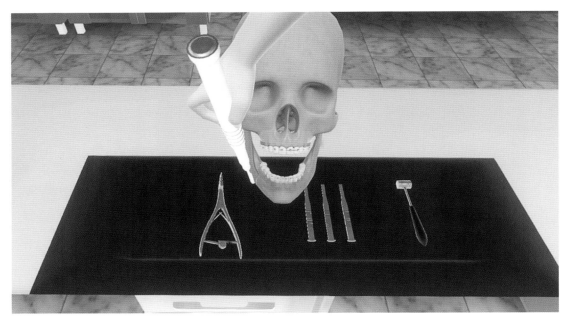

图 9-48　SSRO 垂直（颊侧）骨切口线

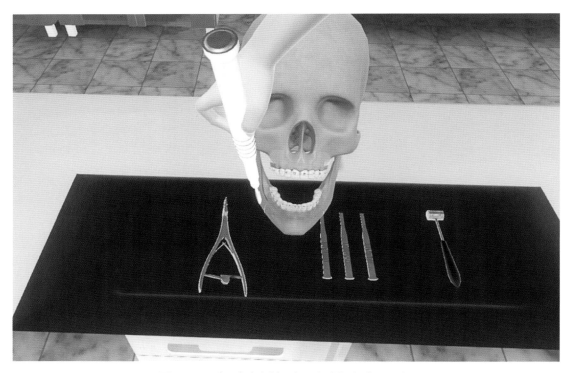

图 9-49　切除右侧部分下颌骨以后退下颌

磨牙外侧骨板是预计的矢状骨劈开位置,可用小球钻或短裂钻在此切开线上打孔若干,用骨钻或骨锯将各骨孔连成一条深达骨髓质的完整骨沟。自该骨沟前端即第二磨牙近中处转向下用往复锯或长裂钻行垂直皮质骨切开,直达下颌下缘。这条骨切开线应与下颌下缘垂直或与下颌支前缘平行。

【交互动作】　进行右侧下颌支劈开。

【标准选择】　按照语音提示,左手拾取骨刀,右手拾取锤子,先从水平骨切口处插入,将升支内外骨板稍加分离,然后左手继续拾取 2~3 把骨刀,交替插入矢状骨切口处将下颌骨内外侧骨板分开,当内外侧骨板逐渐分离后,拾取骨撑开器,放置在矢状骨切口间隙处将内外侧骨板撑开(图 9-50~图 9-53)。

【要点解析】　插入骨刀时应注意将刀柄稍向舌侧倾斜,刀刃紧贴颊侧骨板敲入,当骨切口间隙逐渐加宽,内外侧骨板逐渐分离时,观察下颌管和下牙槽神经血管束的走行,若其不在近心骨端,说明劈开的方向和层次正确,这时可以改用较宽的骨刀继续凿入并轻轻转动,感觉有无骨阻力,避免暴力撬动,以免意外骨折。

【交互动作】　进行左侧下颌支矢状骨劈开术。

【标准选择】　同右侧下颌支矢状骨劈开术操作流程(图 9-54~图 9-57)。

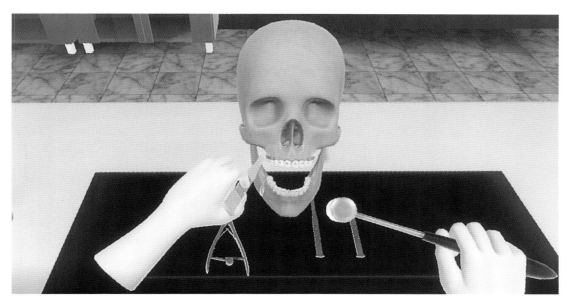

图 9-50　分别拾取骨刀和锤子

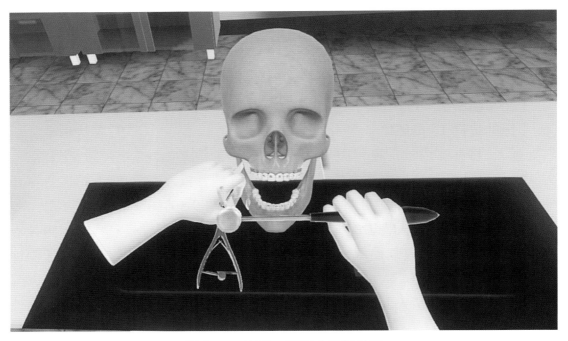

图 9-51 用骨刀劈开内外侧骨板

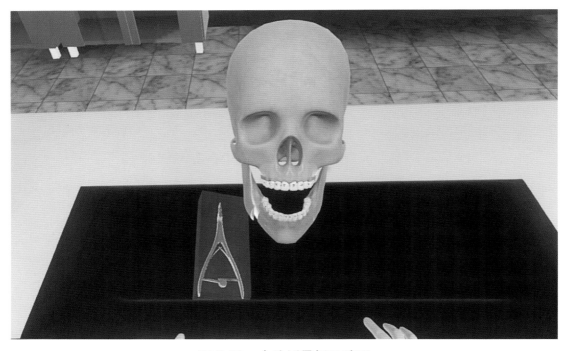

图 9-52 内外侧骨板已劈开

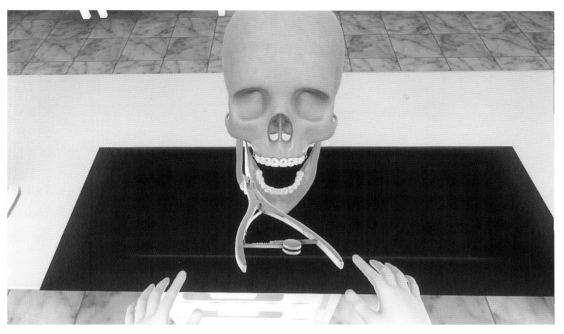

图 9-53　用骨撑开器撑开内外侧骨板

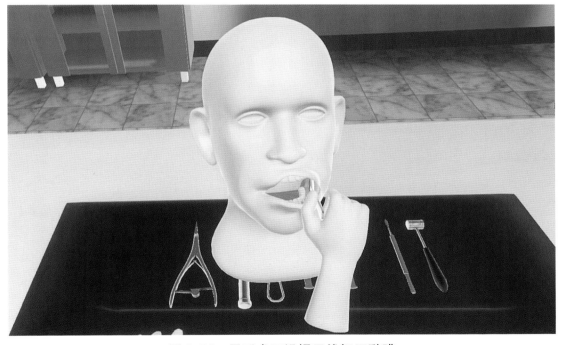

图 9-54　用手术刀沿提示线切开黏膜

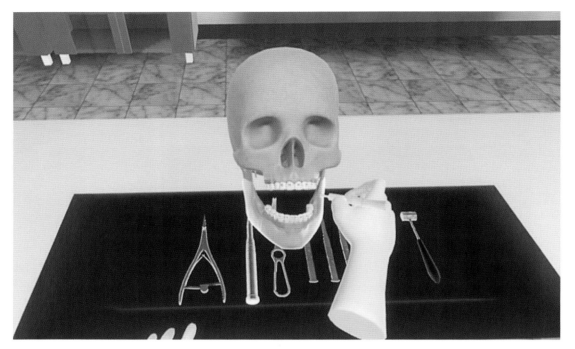

图 9-55　剥离软组织

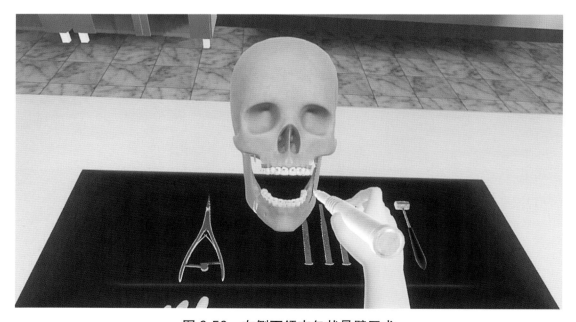

图 9-56　左侧下颌支矢状骨劈开术

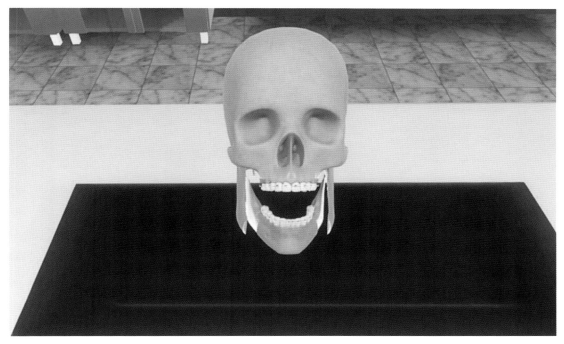

图 9-57 双侧下颌支矢状骨劈开术完成

【交互动作】 钛板、钛钉进行坚固内固定。

【标准选择】 根据语音提示，拾取定位殆板放入牙列，用橡皮圈进行颌间结扎，然后用直 4 孔小型钛板进行下颌骨坚固内固定，移除殆板观察咬合关系，最后缝合创口（图 9-58~图 9-62）。

【要点解析】 SSRO 是通过移动带下颌牙列的远心骨段到一个新的位置并与近心骨段重新固定在一起，从而达到矫正下颌骨畸形的目的。如果该术式用于矫正下颌发育不足，则需要前徙远心骨段；如果用于治疗下颌发育过度，则需要后退远心骨段，这时候还必须在近心骨段垂直骨切口处行二次切骨，截除一段与远心骨段后退距离相当大小的皮质骨。无论是前徙还是后退下颌，均先将预先制作好的殆板戴入牙列，引导远心骨段移动到新的矫正位，确保术后上下颌有稳定良好的咬合关系。殆板就位后，用橡皮圈或钢丝将上下颌牙列结在一起，防止远心骨段在接下来的固定过程中移位。

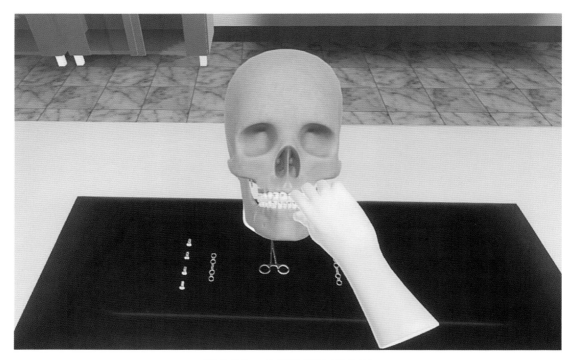

图 9-58　放置𬌗板和橡皮圈

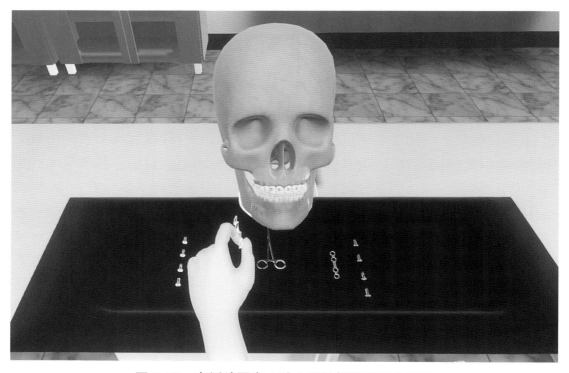

图 9-59　右侧放置直 4 孔小型钛板行坚固内固定

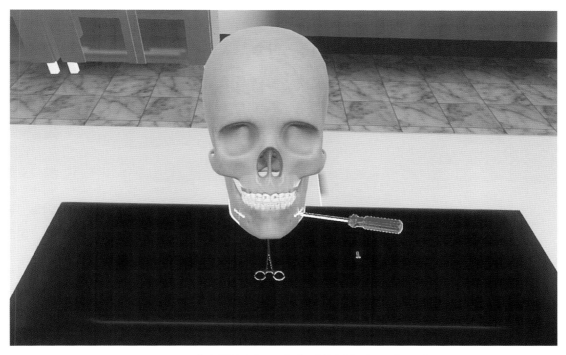

图 9-60　左侧放置直 4 孔小型钛板行坚固内固定

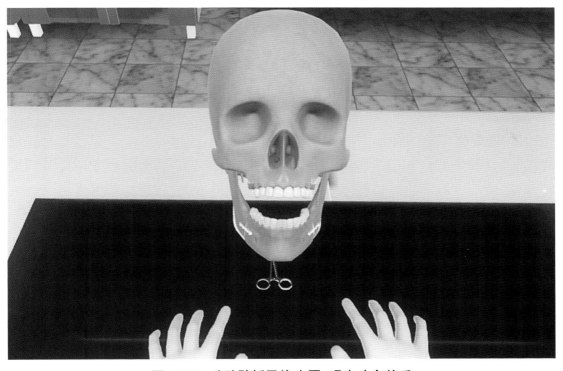

图 9-61　移除𬌗板及橡皮圈,观察咬合关系

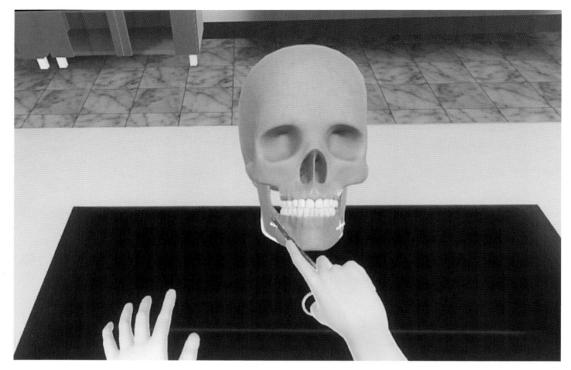

图 9-62　缝合创口，SSRO 手术模拟完成

六、自主学习与考核

1. 自主学习　正颌外科手术虚拟仿真实验配备有相应的实际手术操作视频，以实际手术作为指导，辅助学生完成正颌手术虚拟仿真操作，有助于口腔实验课及临床实习等教学工作的开展。

2. 过程化考核　在本虚拟仿真实验过程中，系统将对学生模拟操作过程用时、准确性等进行自动记录，操作完成后自动进行评分。学生完成学习任务后进行考核，由授课教师出题进行本实验学习成效的考查，授课教师根据考核结果进行重点辅导。

七、题库样题及解析

1. 不属于上颌手术行固定的理想部位有

    A. 梨状孔边缘

    B. 颧牙槽嵴

    C. 眶面与前面相交形成眶下缘的近中部分

    D. 尖牙窝

E. 以上都不是

【答案】　D

【答案解析】　在尖牙根与颧突之间的骨面较凹,称尖牙窝,此处骨板很薄,在行上颌骨骨切开时应避免此处骨壁发生碎裂。梨状孔边缘及颧牙槽嵴附近的骨质厚而致密,是上颌手术行坚固内固定的理想部位。眶面与前面相交形成眶下缘的近中部分,此处骨质较厚且致密,如需上颌悬吊固定,常选用此处。

2. Le Fort I 型骨切开术后退上颌,创造后退空间的首选方法

    A. 直接切除翼突下份

    B. 在下降折断上颌骨后在上颌结节处,翼腭管腭降动脉的后方截除部分骨质

    C. 磨除后鼻棘

    D. 截除部分颧牙槽嵴骨质

    E. 以上都不是

【答案】　B

【答案解析】　盲目切除翼突下份后退上颌是十分危险的,可导致颅底损伤或严重出血的意外发生。应该在下降折断上颌骨后在上颌结节处,翼腭管腭降动脉的后方截除部分骨质为后退全上颌骨创造空间。

3. 上颌骨手术离断翼上颌连接时,必须在上颌动脉的下方离断,并保持一定的安全距离,上颌动脉位于翼腭窝内距翼上颌连接上端约

    A. 8mm　　　　　　　　　　　B. 10mm

    C. 14mm　　　　　　　　　　　D. 16mm

    E. 18mm

【答案】　B

【答案解析】　上颌动脉在翼窝内距翼上颌连接上端约 10mm,翼上颌连接的高度约为 14.6mm。

4. 在行颏部水平骨切开成形术时,保护舌侧肌肉附着,主要是为了

    A. 避免术后感觉异常

    B. 避免术区软组织过度牵拉

    C. 避免术中不可控出血

    D. 肌肉的向心性血供为远心骨段提供主要血供

    E. 以上都是

【答案】　D

【答案解析】　在行水平骨切开成形术时,应注意保护舌侧肌肉附着,因为远心骨段的血供主要来自于这些肌肉的向心性供血。保护颏神经血管束以免术后出现下唇部麻木。

5. 关于颌骨前后向发育异常,正确的是

    A. 上颌发育过度,又称上颌前突,包括上颌前部牙槽骨与全上颌发育过度

    B. 上颌发育不足,也称上颌后缩

    C. 下颌发育过度,即下颌前突,也包括下颌前部牙槽骨发育过度

    D. 下颌发育不足,又名下颌后缩,如果伴有下颌支与颏部发育不足者又称为小下颌畸形

    E. 以上选项均正确

【答案】　E

6. 造成获得性牙颌面畸形,可能的原因有

    A. 颞下颌关节强直外科手术(如唇腭裂修补术、肿瘤切除)后

    B. 口腔颌面部外伤

    C. 骨折的错位愈合

    D. 外科手术(如唇腭裂修补术、肿瘤切除)后

    E. 以上都是

【答案】　E

7. 正颌外科手术骨切开线设计时,为避免牙髓坏死,切骨线应距根尖

    A. 1mm   B. 2mm

    C. 3mm   D. 4mm

    E. 5mm

【答案】　E

8. Le Fort I 型骨切开术的口内切口设计在唇颊沟与前庭沟黏膜转折处向上

    A. 3~4mm   B. 4~5mm

    C. 5~6mm   D. 6~7mm

    E. 7~8mm

【答案】　C

9. 面部轮廓侧貌可将面型分为

    A. 凸面型   B. 长面型

    C. 凹面型   D. 短面型

　　E. 直面型

【答案】　ACE

【答案解析】　面部侧貌:凸面型、凹面型、短面型;面部正面观:长面型、短面型。

　　10. 对牙颌面畸形的描述,正确的是

　　　　A. 颌骨生长发育异常

　　　　B. 上下颌骨关系异常

　　　　C. 颌骨与颅面其他骨骼的关系异常

　　　　D. 咬合关系错乱

　　　　E. 口颌系统功能障碍

【答案】　ABCDE

　　11. Le Fort I 型骨切开时,保证被移动骨段血供需要

　　　　A. 尽可能多暴露术区骨面直视操作

　　　　B. 尽可能保持唇颊侧牙龈黏膜软组织与骨面的附着

　　　　C. 尽可能保留腭降动脉的完整

　　　　D. 保持后上牙槽血管完整

　　　　E. 以上都是

【答案】　BCD

【答案解析】　Le Fort I 型骨切开时,保留腭降动脉的完整可增加被移动骨段腭瓣的血供,有利于骨创的愈合。后上牙槽血管是供应上颌后部被移动骨段血运的重要营养血管之一。手术中应保持后上牙槽血管完整,并尽可能保持唇颊侧牙龈黏膜软组织与骨面的附着。

　　12. 牙颌面畸形治疗程序包括

　　　　A. 术前正畸去代偿　　　　　　B. 术后正畸去代偿

　　　　C. 正颌手术　　　　　　　　　D. 术前基因筛查

　　　　E. 术后随访

【答案】　ABCE

【答案解析】　牙颌面畸形诊疗程序:面诊收集病例资料;诊断并设计治疗方案;进入诊疗流程:术前正畸去代偿,术后正畸去代偿,正颌手术;术后复诊及随访。

　　13. 牙颌面畸形的矫治原则是

　　　　A. 保护颌骨血供,精准骨切开

B. 去除牙代偿

C. 形态与功能并举

D. 术前制订完善方案

E. 正畸正颌联合治疗

【答案】　CE

【答案解析】　术前制订完善方案,去除牙代偿,保护颌骨血供,精准骨切开,属于矫治流程。

14. 上颌骨 Le Fort I 型骨切开术适用于

A. 上颌发育不足　　　　　　　B. 上颌发育过度

C. 上颌殆平面偏斜　　　　　　D. 上颌前牙及牙槽骨前突

E. 双颌前突,Angle I 类错殆

【答案】　ABC

【答案解析】　上颌前牙及牙槽骨前突,双颌前突,Angle I 类错殆可以采用上颌骨前份根尖下骨切开后退术。

15. 下颌支矢状骨劈开术适用于

A. 下颌发育过度　　　　　　　B. 下颌颏部后缩

C. 下颌角肥大　　　　　　　　D. 双颌前突

E. 下颌发育不足

【答案】　AE

【答案解析】　下颌颏部后缩可采用颏成形术,下颌角肥大可采用下颌角轮廓整形术,双颌前突可采用双颌颌骨前份根尖下骨切开后退术。

16. 属于上颌骨 Le fort I 型骨切开术的操作

A. 自上颌前鼻棘处向后将鼻中隔软骨及犁骨与上颌骨分离

B. 采用往复锯从后向前将上颌骨两侧骨壁切开

C. 离断双侧的翼上颌连接(翼突支柱)

D. 后部骨切开位置不能太高,否则可能损伤上颌动脉翼腭段,导致意外出血

E. 前部切骨线应位于尖牙根尖上至少 7mm,后部骨切开线距第一磨牙根尖至少 7mm

【答案】　ABCD

【答案解析】　前部切骨线应位于尖牙根尖上至少 5mm,后部骨切开线距第一磨牙根尖至少 5mm,与殆平面的距离约为 25mm 左右(或距龈缘相当于第一磨

牙牙冠高度的两倍以上）。后部骨切开位置不能太高,否则可能损伤上颌动脉翼腭段,导致意外出血。

17. 属于下颌支矢状劈开术的操作

　　A. 如果软组织切口过于靠上,可能会切断横跨升支前缘走行的颊动静脉,导致出血;如果切口位置过于靠外侧,则可能导致颊脂垫溢出,影响术野显露和手术操作

　　B. 在下颌孔近下颌小舌处稍下 2~3mm,做水平骨切口线

　　C. 矢状切骨线:从升支前缘内侧骨切口开始逐渐向下向外转向第二磨牙外侧骨板

　　D. 垂直皮质骨切开线应与下颌下缘垂直或与下颌支前缘平行

　　E. 劈开近远心骨段时,观察下颌管和下牙槽神经血管束的走行应在远心骨端,说明劈开的方向和层次正确,避免暴力撬动

【答案】　ACD

【答案解析】　在下颌孔近下颌小舌处上方 2~3mm,做水平骨切口线;劈开近远心骨段时,观察下颌管和下牙槽神经血管束的走行应在近心骨端,说明劈开的方向和层次正确,避免暴力撬动。

（罗　恩　祝颂松）

【参考文献】

1. 何三纲. 口腔解剖生理学. 8 版. 北京:人民卫生出版社,2020.

2. 胡静,王大章. 正颌外科. 北京:人民卫生出版社,2006.

3. 胡静. 正颌外科学. 北京:人民卫生出版社,2010.

4. 张志愿. 口腔颌面外科学. 8 版. 北京:人民卫生出版社,2020.

5. BELL W H,PROFFIT W R,WHITE R P. Surgical correction of dentofacial deformities. Philadelphia:W. B. Saunders Co.,1980.

实验十　基于智齿冠周炎的 CBL 虚拟仿真实验

一、实验目的和要求

1. 掌握智齿冠周炎临床表现、诊断和治疗原则。
2. 掌握牙拔除术的适应证、禁忌证。
3. 掌握牙拔除的并发症及处理。
4. 熟悉智齿冠周炎的鉴别诊断、冠周冲洗的方法和阻生智齿拔除方法。

二、实验原理和内容

本实验通过借助虚拟现实、数字图像等信息技术，以智齿冠周炎可能的临床表现为切入点，通过人机对话模拟并训练诊疗逻辑，在具体病例中掌握牙拔除术的相关并发症、适应证及禁忌证；熟悉手术流程及相关术前术后准备，实现理论联系临床具体实际，达到以学致用的临床前教学目的。

三、基础知识介绍

（一）牙拔除术的适应证与禁忌证

1. 适应证

（1）牙体病损：牙体组织龋坏或破坏严重，经评估无法恢复和利用者。

（2）根尖周病：严重到不能用根管治疗、根尖切除等方法治愈者。

（3）牙周病：晚期牙周病，牙周骨组织大部分丧失者。

（4）牙外伤：根中 1/3 折断者一般为拔牙适应证。

（5）错位牙：影响美观、功能，造成其他牙病变，不能用正畸恢复者。

（6）额外牙：常会引起正常牙的萌出障碍或错位，造成错𬌗畸形。

（7）埋伏牙、阻生牙：引起邻牙牙根吸收、冠周炎、牙列不齐、邻牙龋坏等。

（8）滞留乳牙：影响恒牙萌出者。

（9）治疗需要：正畸治疗、义齿修复、囊肿或良性肿瘤累及而行牙拔除术，放射治疗前行牙拔除术以减少并发症。

（10）病灶牙：引起颌骨骨髓炎、牙源性上颌窦炎等局部炎症者。

（11）骨折：骨折线上或牙槽突骨折累及，影响复位者。

（12）糖尿病：正在进行规范化治疗，空腹血糖控制在 8.88mmol/L 以下。

（13）血液病

① 血红蛋白>80g/L，血细胞比容>30% 的贫血；

② 白细胞减少症/粒细胞缺乏症：中性粒细胞为（2~2.5）×10⁹/L，白细胞总数为 4×10^9/L；

③ 治疗稳定的慢性粒细胞性白血病，良性型或轻型的慢性淋巴细胞性白血病；

④ 低度恶性经合理治疗的恶性淋巴瘤；

⑤ 慢性型且血小板计数高于 100×10^9/L 的原发性血小板减少性紫癜；

⑥ 血浆因子Ⅷ浓度提高到正常的 30% 以上的血友病。

（14）甲状腺功能亢进：本病控制后，静息脉搏在 100 次/分钟以下，基础代谢率在+20% 以下。

（15）肾脏疾病：肾功能代偿期，内生肌酐清除率>50%，血肌酐<1.5mg/dL，临床无症状。

（16）肝炎：肝硬化肝功能代偿期，肝功能检查在正常范围或仅有轻度异常。

（17）感染急性期

① 牙源性感染，拔牙有利于去除病灶和引流，容易拔除者；

② 急性颌骨骨髓炎（牙高度松动）；

③ 容易拔除的阻生牙。

（18）恶性肿瘤

放射治疗前 7~10 天拔除照射部位的牙。

（19）长期药物治疗

① 抗凝药物：凝血酶原时间国际正常化比值（INR）：1.5~2 之间，经过口内评估，出血风险较小，可通过缝合压迫等措施有效止血者可适当放宽；

② 肾上腺皮质激素：预防感染，减少创伤，保证无痛。

2. 禁忌证

（1）心脏疾病

① 近期心肌梗死病史；

② 近期心绞痛频繁发作；

③ 心功能Ⅲ~Ⅳ级或有心衰表现；

④ 心脏病合并高血压，血压高于 180/100mmHg；

⑤ 心律失常：Ⅱ度Ⅱ型或Ⅲ度房室传导阻滞、双束支阻滞、阿斯综合征史。

（2）高血压

① 血压高于 180/100mmHg；

② 有头晕头痛症状；

③ 血压在既往最高水平；

④ 近来血压波动大。

（3）糖尿病

未控制而严重的糖尿病；

（4）血液病

① 急性白血病；

② 高度恶性的恶性淋巴瘤；

③ 急性型的原发性血小板减少性紫癜。

（5）肾脏疾病

急性肾病。

（6）肝炎

急性肝炎期间，慢性肝炎肝功能明显损害。

（7）妊娠

全面评估患牙拔除的必要性以及可能对妊娠造成的潜在风险，原则上妊娠前 3 个月，后 3 个月尽量避免非紧急状态下的择期手术，妊娠中 3 个月相对比较安全。

（8）感染急性期

急性蜂窝织炎、复杂阻生牙、腐败坏死性龈炎、急性传染性口炎、急性根尖周炎无法进行有效麻醉。

（9）恶性肿瘤

① 位于恶性肿瘤中或被肿瘤累及的牙（单纯拔牙可能引起扩散）；

② 放疗后 3~5 年；

（10）神经精神疾患

不能合作者。

（二）牙拔除术并发症

1. 术中并发症

（1）晕厥：晕厥可由惊恐、焦虑、疼痛等精神心理因素或体位不良、饥饿、全身健康状况较差等非精神因素导致。前期表现为头晕、皮肤苍白、全身冷汗、乏力、恶心和呼吸困难等，如未处理可出现心率减慢、血压下降乃至意识丧失。晕厥是一种突发性短暂的意识丧失，常由于一过性脑缺血引起。任何口腔治疗均有可能引起晕厥，但常见于拔牙和其他外科操作过程中，最常见于局部注射麻醉剂时。

应嘱患者术前进食，并积极调整患者的焦虑情绪，必要时采用镇静技术。一旦发现晕厥发作前期症状和体征，应首先确定导致患者晕厥的原因，停止治疗并给予相应治疗。将患者置于仰卧位，如处理及时，该体位常能终止晕厥的发生。仰卧位下通过面罩给氧，松解衣领，保持呼吸道通畅，使用乙醇或氨水刺激呼吸，对血压、心率、呼吸频率等生命体征进行监测。

（2）牙根折断神经损伤：造成牙根折断的原因很多，如钳喙夹持的位置不正确，未与牙长轴平行；或夹于偏牙冠而未夹向牙根处的牙颈部，使牙受到的折力较大；或拔牙钳的选择不当，钳喙不能紧贴抱紧牙面，与牙体的接触面小，因压力集中将牙夹碎等，都是造成断根的常见原因。

掌握各类牙及周围骨质的解剖特点，准确地检查和判定其病变情况，熟练掌握正确的操作手法，不断总结临床经验，可以尽量减少技术原因造成的断根。

（3）软组织损伤

1）牙龈损伤：可见于使用牙钳之前，牙龈分离不彻底导致牙脱位时出现牙龈撕裂；或是安置牙钳时未仔细检查钳喙贴紧牙面，导致钳喙夹伤牙龈。放置牙钳前应使用牙龈分离器充分分离牙龈，并使钳喙贴紧牙面，置于牙龈与牙之间。

2）邻近软组织损伤：患者在局部麻醉状态下，唇颊部软组织感觉迟钝，术中被手术器械意外夹压或者过度拉伸，导致压伤或撕裂。骨凿、牙挺使用时，支点不牢、用力过大、保护不到位导致器械滑脱，会刺伤咽侧壁、口底等邻近组织。使用高速涡轮钻，如保护隔离不力，会将软组织缠卷损伤。操作时保持可靠的支点，使用有控制的力，稳妥有效的保护，避免过度牵拉是防止发生软组织损伤的要点。

（4）骨组织损伤

1）牙槽突骨折：多因拔牙用力不当，牙根与牙槽骨粘连或牙根形态异常所致，多见于上颌结节、下颌第三磨牙舌侧骨板及上颌前牙唇侧骨板，可引起术后出血、较严重的肿胀及疼痛。发生牙槽突骨折后，如骨折片与牙根仍粘连，应分离黏骨膜瓣后再行取出，如牙已拔出，应视骨膜附着情况酌情取出或复位骨片，修整锐利边缘后缝合。下颌骨骨折多发生于拔除下颌第三磨牙时暴力所致，操作中切忌使用暴力,一旦发生下颌骨骨折,应按颌骨骨折处理原则处置。

2)牙槽骨损伤:拔除阻生及埋伏牙时,需要视情况使用高速涡轮钻去骨、分牙及增隙,但过多的磨除牙槽骨会导致牙槽骨损伤。在微创拔牙的理念下,要求术前仔细分析牙的位置及表面骨质情况,遵循正确的手术入路,分牙时钻针仅在"牙体范围内"工作,以"正常作用力能够挺松患牙"为标准增隙,尽量减少术中牙槽骨的损伤,最大限度保留牙槽骨组织。

(5)邻牙、对颌牙损伤

1)邻牙损伤:多由于牙钳钳喙过宽或使用时未与牙长轴平行所致,也可因牙挺使用不当,以邻牙作支点造成;相邻牙如果有龋坏也存在拔出过程中损伤的风险。选择合适的牙钳,掌握牙钳、牙挺的正确使用方法是避免邻牙损伤的关键。

2)对颌牙损伤:常发生于前牙及前磨牙区,当使用过大的向上脱位力而未保护对颌牙时,牙钳在牙脱位的瞬间碰撞对颌牙。避免对颌牙损伤的原则是充分松动后再行牵引,并注意左手的保护位置。

(6)神经损伤:拔牙时损伤的神经可能有鼻腭神经、颊神经、颏神经、舌神经、下牙槽神经。鼻腭神经和颊神经在翻瓣手术时,常因手术翻瓣范围大、过度剥离而引起损伤。颏神经损伤多发生在下颌前磨牙手术时,常由翻瓣或器械触压、牵拉引起。舌神经损伤多发生于舌侧骨板折断、翻瓣时手术刀切割及器械滑脱的情况下。下牙槽神经多由拔下颌阻生智齿引起。

为防止神经损伤,术前应了解各神经位置与走向,术中避免盲目操作,注意保护。

(7)颞下颌关节损伤:颞下颌关节可能因开口过大、时间过长,而发生脱位,尤其是既往有颞下颌关节脱位史的患者。拔下颌牙的摇动、锤凿,会引起颞下颌关节的不适、疼痛甚至开口受限,有颞下颌关节疾病者更为明显。因此,术中固定托住下颌十分重要。

(8)断根移位:断根移位通常是由于取根过程中盲目操作,器械顶在断根的断面上,并向根尖方向施力造成。常发部位多有解剖薄弱点如舌侧咽旁、上颌窦、暴露的下颌管处。移位后的断根成为组织内的异物,原则上均应取出。预防断根移位应注意直视操作,凿、挺刃应插入牙周间隙,避免暴力,注意保护。

(9)口腔上颌窦交通:口腔上颌窦交通多发生于拔除上颌磨牙时,尤其上颌窦位置较低,牙根与窦底仅有一薄层骨板,甚至骨板缺如,仅有一层黏膜相隔者。亦常发生于上颌磨牙取断根时,力量失去控制,致上颌窦底穿孔。口腔上颌窦交通可引起上颌窦感染或上颌窦瘘,拔除上颌磨牙前,应常规拍摄全景片或 CBCT,了解上颌窦底与牙根的关系。牙拔除后,若怀疑上颌窦穿孔,术中可用鼻腔鼓气法判断是否有上颌窦穿孔,不可盲目用器械探查,以免刺破上颌窦黏膜,或将感染源带入上颌窦内。

2. 术后并发症

(1)拔牙后反应性疼痛:牙拔除时,骨组织和软组织皆受到不同程度的损伤,创伤造成的组织代谢分解产物和应激反应产物刺激神经末梢,引起疼痛。除创伤外,过大的拔牙创血块易分解脱落,使牙槽骨壁上的神经末梢暴露,受到外界刺激,也可引起疼痛。

一般牙拔除术后,常无疼痛或仅有轻度疼痛,通常无需使用止痛剂。创伤较大的拔牙术后,特别是下颌阻生智齿拔除后,常会出现疼痛。因此术后应常规使用止痛药物。

(2)术后肿胀:术后肿胀反应多在创伤大时,特别是翻瓣术后出现。易发生于下颌阻生牙拔除术后,出现在前颊部,可能是组织渗出物沿外斜线向前扩散所致。此类肿胀个体差异明显,与翻瓣时的创伤、瓣的切口过低或缝合过紧也有关。

术后肿胀开始于术后 12~24h,3~5d 内逐渐消退。为防止术后肿胀,黏骨膜瓣的切口尽量不要越过移行沟底;避免切口严密缝合,以利于渗出物的排出;术后冷敷、加压包扎。也可使用肾上腺皮质激素(如地塞米松 5mg)与麻药混合后术区局部注射,其预防与减轻肿胀的效果明显。

(3)术后开口困难:术后的单纯反应性开口困难主要是由于拔除下颌阻生牙时,颞肌深层和翼内肌创伤性炎症激惹,产生反射性肌痉挛造成。应注意与术后感染、颞下颌关节病发作鉴别。明显的开口受限可用热敷或理疗帮助恢复正常开口度。

(4)拔牙后出血:拔牙后出血的原因多为局部因素,包括:①牙龈出血:撕裂或炎性渗血;②拔牙窝残余肉芽组织;③牙槽骨骨折未复位,小血管出血;④血凝块脱落,骨面毛细血管出血;⑤继发性出血:血凝块感染、炎性渗血。另外,全身因素有:①凝血功能障碍:凝血因子和血小板缺乏、毛细血管收缩障碍;②高血压。

对拔牙后出血就诊的患者,首先应注意患者的全身情况,测量脉搏、血压等生命体征,观察出血情况,分析原因;出血量大或反复出血者应作相关血液检查。

(5)术后感染:常规拔牙术后急性感染少见,多为残片、牙石等异物和残余肉芽组织引起的慢性感染。拔牙后急性感染主要发生在下颌阻生智齿拔除后,特别是急性炎症期选择拔牙、处理不当时。拔牙后急性感染会引起颌面部间隙感染,尤其应当注意的是咽峡前间隙感染。

预防拔牙创慢性感染的要点是注意术前口腔清洁及消毒,同时牙拔出后,应仔细检查清理牙槽窝。发生拔牙创慢性感染时,患者常有创口不适;检查可见创口愈合不良,充血,有暗红色、疏松、水肿的炎性肉芽组织增生,可有脓性分泌物;X 线检查常可显示牙槽窝内有高密度的游离残片影像。局麻下,彻底搔刮冲洗牙槽窝,去除异物及炎性肉芽组织,使牙槽窝重新形成血凝块。

(6)干槽症:干槽症一般认为是牙槽骨壁的骨炎或轻微的局限性骨髓炎。诊断标准为:拔牙 2~3d 后有剧烈疼痛,并可向耳颞部、下颌区或头顶部放射,一般镇痛药物不能止痛;拔牙窝内可空虚,或有腐败变性的血凝块,腐臭味强烈。

干槽症的治疗原则是通过彻底的清创及隔离外界对牙槽窝的刺激,以达到迅速止痛,缓解患者痛苦,促进愈合的目的。

(7)皮下气肿:皮下气肿的发生可能由于在拔牙过程中,反复牵拉已翻开的组织瓣,使气体进入组织中;使用高速涡轮机时,喷射的气流导致气体进入组织;术后患者反复漱口、咳嗽或吹奏乐器,使口腔内不断发生正负气压变化,使气体进入创口,导致气肿产生。

皮下气肿主要表现为局部肿胀,无压痛,可有捻发音。发生在颊部、下颌下及颏部较多。为预防其发生,应避免范围过大的翻瓣。使用涡轮机时,应使组织瓣敞开。术后嘱患者避免做鼓气等造成口腔压力增加的动作。

四、实验模块组成

(一)线上案例训练背景组成

1. **过渡动画**　一名 20 多岁的女子走向华西口腔医院的大门,随后镜头出现口腔外科门诊的诊室(图 10-1A)。

2. **场景**　口腔外科门诊,独立诊疗间内。

3. **人物**　①青年女性患者,坐在治疗床上(椅背为接近垂直的坐立位);②一名穿白大褂,戴口罩,戴手术帽及手套的医生,坐在旁边的椅子上(图 10-1B)。

4. **界面**　左边为诊室内的医生及患者,右边如图出现病史采集的问题,选择哪个问题,左边就进行该问题的回答。

(二)问诊训练

1. **患者一般情况模拟**　点击一般情况后,左侧画面中出现图 10-2 中的类似表格,包含以下信息。

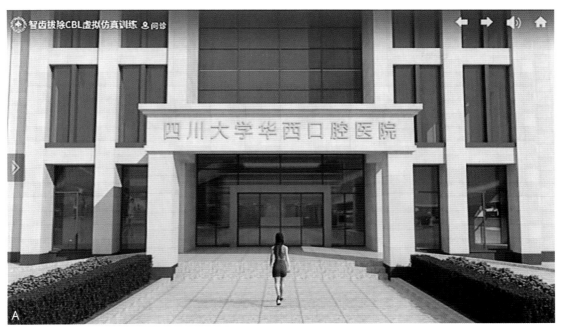

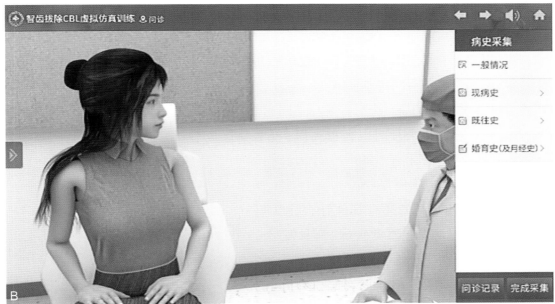

图 10-1　案例导入示意图

姓名:朱 ××;性别:女;年龄:24 岁;职业:文员;

电话:173××××××××;住址:成都市武侯区 ×××

2. 现病史问诊训练

（1）主诉问题训练:通过人机对话获得包括患者主诉问题、现病史、既往史等。人机对话部分问题罗列如下。

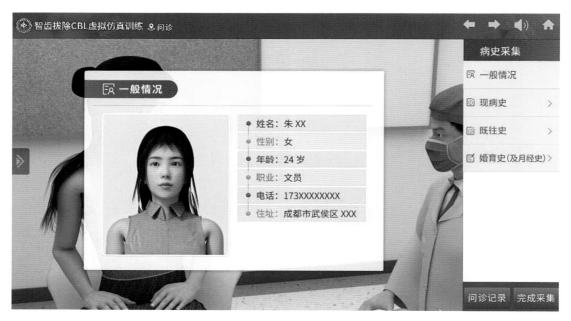

图 10-2　一般情况

问题 1：请问你主要是哪里不舒服？

答（患者皱眉）：我左边下牙又肿又痛，吃饭咬东西的时候最痛。昨天开始张嘴都痛，不太能张开嘴（图 10-3A）。

问题 2：这种情况有多久了呢？之前有没有类似的情况？

答：3 天了。几个月前也有过一次，只是没有张不开嘴巴（图 10-3B）。

问题 3：左边下牙有流脓吗？牙齿有松动吗？

答：没有流脓，牙齿没松。

问题 4：除了这些，还有其他什么症状吗？

答：最近两天我还感觉头痛、浑身发冷。

问题 5：这期间你有进行过什么治疗吗？或吃过什么药吗？

答：没有。

问题 6：发病以来你胃口怎么样？

答：就是食欲不好。

（2）鉴别诊断问诊训练：通过人机对话获得主诉问题，可能的鉴别诊断信息，最终通过问诊了解并复习鉴别诊断内容。人机对话部分问题罗列如下。

问题 1：疼痛定位了解

医生：能指出是哪颗牙痛么？还是脸颊或者牙龈痛呢？（疼痛若不可定位提示牙髓炎，能够定位提示软组织受累。）

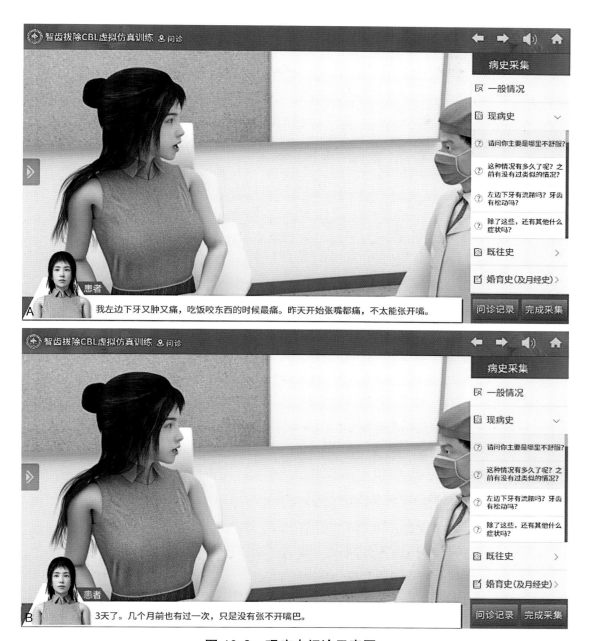

图 10-3 现病史问诊示意图

患者:左边最后一颗牙。

问题 2:疼痛诱因了解

医生:什么原因会引起疼痛呢? 比如是咬到东西会痛,还是吃到酸甜或冷热的食物会痛,或者牙齿突然自己就痛呢? 不吃东西牙齿也会感到痛呢?(食物刺激引起疼痛提示龋病。)

患者:一直都痛,吃东西的时候碰到左边会更痛。

问题 3:夜间痛

医生:睡觉的时候痛么? 晚上睡得着么?(夜间痛提示急性牙髓炎。)

患者:有点痛,但是睡得着。

问题 4:疼痛加重或缓解的因素

医生:喝冷水或者吃比较热的食物会加重疼痛吗?(若遇温度刺激加重疼痛可能为牙髓炎。)

患者:不会。

问题 5:疼痛性质了解

医生:是怎样的疼痛呢? 尖锐的痛还是钝痛? 可以忍受么?(酸痛提示龋病,尖锐疼痛提示牙髓炎。)

患者:是钝痛,还可以忍受。

问题 6:口腔黏膜情况了解

医生:最近嘴里有长溃疡吗? 有没有长时间长过溃疡?(区别明显的恶性肿瘤。)

患者:没有。

问题 7:下唇神经功能了解

医生:你有没有过下唇麻木的感觉呢?(区别下颌骨骨髓炎)

患者:没有。

3. 既往史问诊训练　通过人机对话获得既往病史相关信息,用以获得患者全身状况,排除手术禁忌。人机对话部分问题罗列如下:

问题 1:你过去身体状况怎么样? 有没有得过什么病?

答:我一直挺健康的,除了偶尔感冒没有得过其他病(图 10-4)。

问题 2:牙齿之前有没有受过外伤或者做过什么治疗呢?

答:都没有。

问题 3:有没有对什么药物食物过敏?

答:没有。

问题 4:以前拔过牙齿吗? 有没有什么特殊状况?

答:以前没有拔过牙(图 10-5)。

以上提问对话完成后出现处理提示,如问题 1 对于符合拔牙适应证的患者需详细地询问病史判断其全身状况,在关注患牙局部症状的同时,必须对可能影响拔牙手术实施及预后的各种系统性疾病进行深入的了解,必要时需建议患者

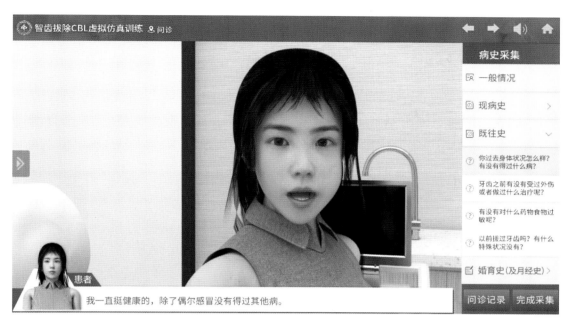

图 10-4 既往史问诊示意图

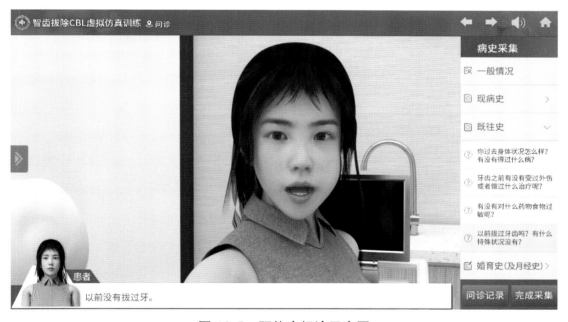

图 10-5 既往史问诊示意图

进行监护拔牙。例如问题 4 若患者无拔牙病史则行常规处理。若患者有拔牙病史,且在拔牙过程中出现过特殊状况则需引起相应警惕,如:有过敏史、晕厥病史、出血病史,伤口愈合延期相关的使用药物或全身系统性疾病史等。

4. 婚育史问诊

问题 1:结婚了吗? 有怀孕吗?

答:还没结婚,没怀孕(图 10-6)。

(这题对话完成后出现提示:若患者处于妊娠期,则需全面评估患牙拔除的必要性以及可能对妊娠造成的潜在风险,原则上妊娠期前 3 个月、后 3 个月尽量

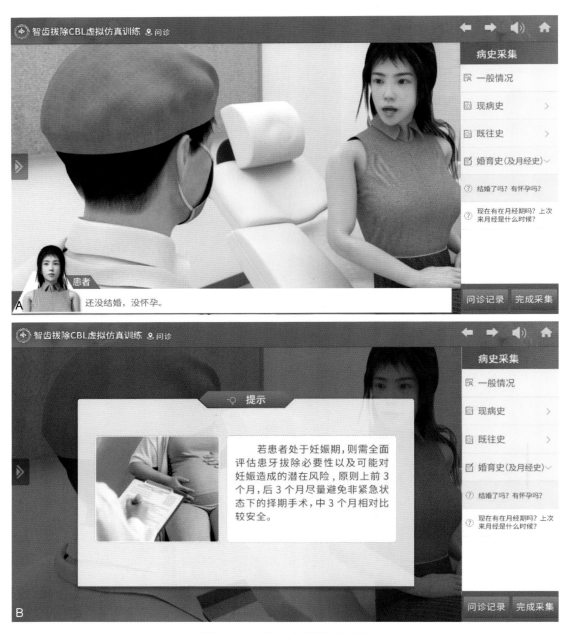

图 10-6　婚育史问诊示意图

避免非紧急状态下的择期手术,妊娠期中 3 个月相对比较安全)

问题 2:现在有在月经期吗? 上次来月经是什么时候?

答:没有在月经期。上个月 27 号(图 10-7)。

(这题对话完成后出现提示:月经期拔牙,有可能发生代偿性出血,一般应暂缓拔牙。必要时,简单拔牙仍可进行,但要注意防止出血。)

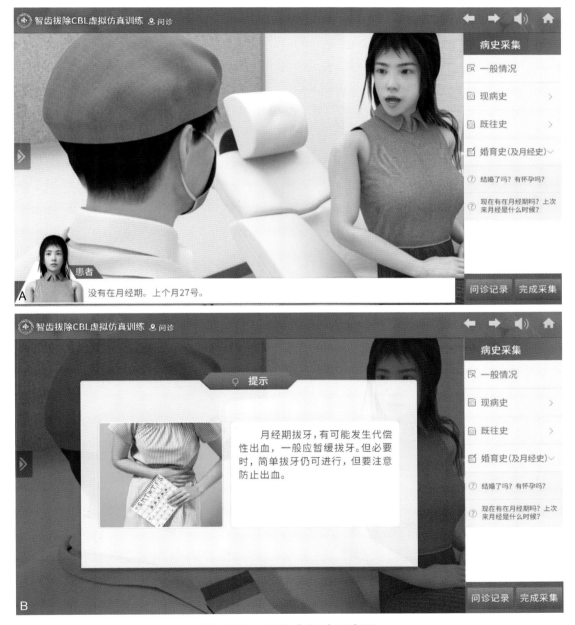

图 10-7 月经史问诊示意图

5. 鉴别诊断相关问题导入训练（图 10-8）

（1）间隙感染、关节病变

1）有无张口受限？

2）有无吞咽疼痛？

3）面部、下颌下、颈部有无疼痛肿胀？

4）是否有关节区压痛？

（2）牙周病变

1）牙齿有无松动？

2）牙齿有无溢脓？

3）是否有患牙区红肿？

4）是否有深牙周袋？

（3）牙体病变：有无牙髓炎疼痛病史？

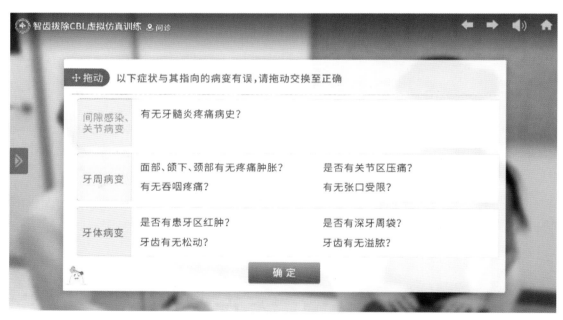

图 10-8 问题导入界面示意图

（三）口腔专科检查训练

口腔检查部分通过动画衔接，学员点击需要检查内容显示相关临床表现；动画部分涉及人文关怀，以及临床专业知识。初始部分人机对话内容如下。

医生：请你躺好，张开嘴，我将对你进行口腔检查。

患者：好的。

此时动画显示患者躺在牙科椅上,张开嘴巴;医生调整患者体位(图 10-9)。

口腔检查中有 6 个按钮,可任意点击一个,包括:视诊(视诊应该包括瘘道,面部对称性,面部皮肤是否有红肿等,如有红肿则建议排除间隙感染的可能性)、触诊、探诊、叩诊、咬合关系检查、开口度及开口型检查(图 10-10)。

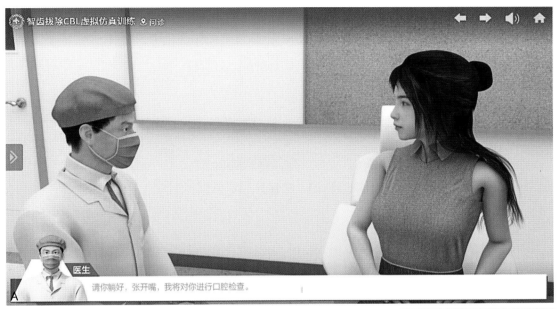

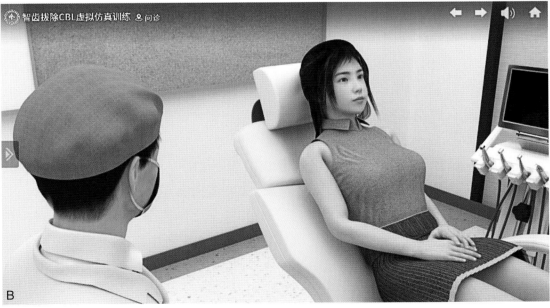

图 10-9　口腔检查示意图

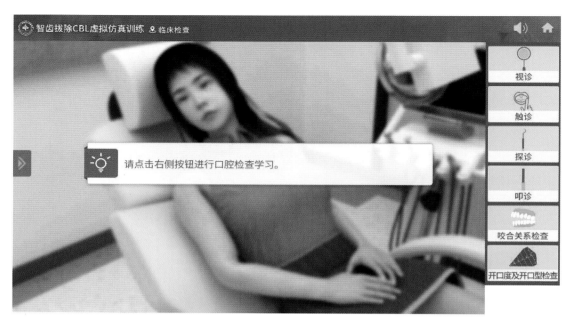

图 10-10 交互界面示意图

（1）视诊

1）过渡动画：先观察患者面部，可见患者两侧面部对称、面色潮红，左侧面颊轻微肿胀，皮肤完整无创口、新生物。口内检查先用口镜观察一圈所有牙齿，口腔状况较差，牙齿未见明显异常，全口牙龈及黏膜未见窦道，未见口腔溃疡及其余新生物；然后医生手持口镜观察左侧下颌最后一颗牙齿，可见 36、37 颊侧牙龈红肿，前庭沟肿胀变浅，38 部分萌出且牙龈红肿（图 10-11，图 10-12）。

2）配音：视诊检查见患者两侧面部对称、面色潮红，左侧面颊轻微肿胀，皮肤完整无创口、新生物。口腔状况较差，牙齿未见明显异常，全口牙龈及黏膜未见窦道，未见口腔溃疡及其余新生物。36、37 颊侧牙龈红肿及前庭沟肿胀变浅，38 口内部分萌出，38 区牙龈红肿明显。

3）根据口腔临床专科检查，设置考题训练问题导入（图 10-13）。例题 1：口腔前庭检查应警惕艾滋病的早期口腔表现，常见体征有（答案：ABCE）。

    A. 牙龈线性红斑   B. 口炎

    C. 白色念珠菌感染   D. 黏膜、牙龈新生物

    E. 坏死性牙周炎

（2）触诊

1）过渡动画：先进行口外触诊，轻按患者左侧脸颊，患者轻呼：痛；再按压患者左侧下颌下淋巴结，患者轻呼：痛；然后进行口内触诊，口镜拉开左侧口角，医

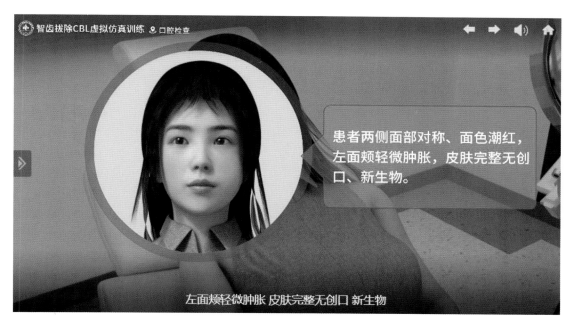

图 10-11 视诊检查交互界面示意图

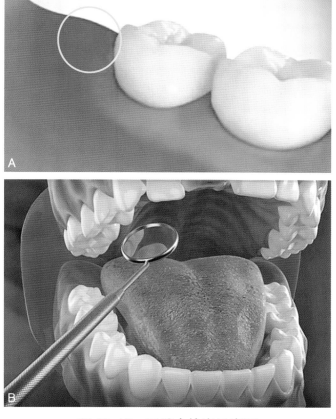

图 10-12 口腔内检查示意图

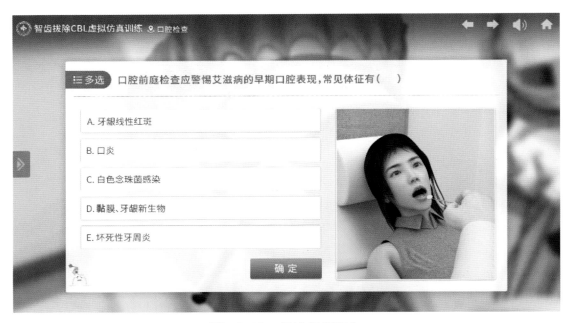

图 10-13　视诊问题导入

生右手示指由前向后,从患者左侧下颌前磨牙区牙龈向最后一颗牙的牙龈部触诊(图 10-14)。

2)配音:左侧面颊轻微肿胀,弥漫性轻压痛,未及凹陷性水肿,左侧下颌下淋巴结触及肿大,挤压痛阳性。口内可见 38 部分萌出,挤压冠周牙龈可见溢脓,触诊触及 36、37 颊侧牙龈及前庭沟区域肿胀,轻压痛,但无波动感。

3)根据检查导入问题训练。例题 2:请问下列关于触诊的说法正确的是(答案:ABCD)。

A. 触诊是用手指直接触摸检查病损的性质、大小、深度等的一项检查

B. 触诊时应轻柔,不能给患者增加额外的痛苦

C. 检查牙齿时应注意其是否有尖锐的牙尖和边缘嵴

D. 检查病牙根尖区的牙龈及黏膜转折处时,应注意其是否有波动、压痛等,并观察龈缘是否有脓液溢出

(3)探诊

1)过渡动画:手持探针探查患者左侧下颌最后三颗牙即 36、37、38(图 10-15)。

2)配音:36、37、38 未探及明显牙体病变,37 颊侧探诊深度增加,伴疼痛,38 颊侧探诊可见出血,伴疼痛。

3)根据检查导入问题训练。例题 3:请问下列关于探诊说法正确的是(答案:ACD)。

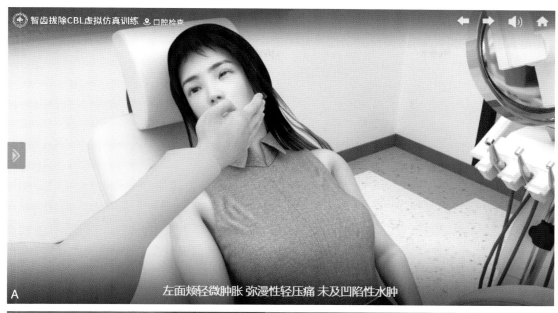

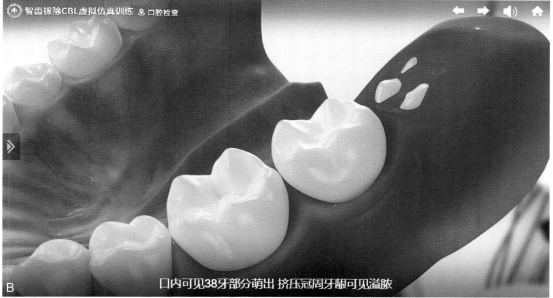

图 10-14 触诊示意图

A. 探诊时动作应轻柔,以免激发剧烈牙痛或损伤牙周、黏膜及其他口腔软组织

B. 钝头探针适用于检查龋损,确定龋洞的位置、深浅、大小等

C. 钝头探针可探测牙龈是否易出血、亦可探查黏膜窦道的方向与深度

D. 钝头且带有毫米刻度的探针可探测牙周袋的深度及范围

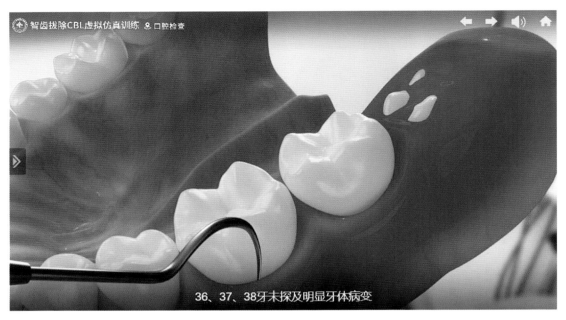

图 10-15　探诊示意图

（4）叩诊

1）过渡动画：用金属口镜的平底柄部先去叩诊 37 的𬌗面，再叩诊 38 的𬌗面（图 10-16）。

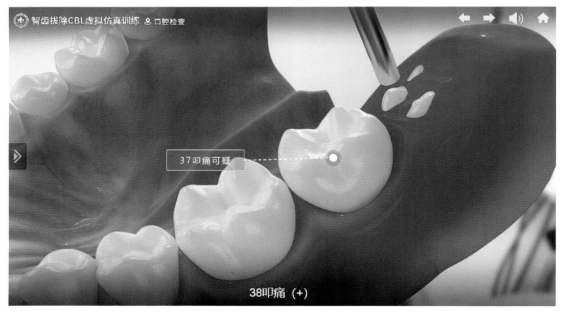

图 10-16　叩诊示意图

2）配音:37 叩痛(±可疑)、38 叩痛(+)。

3）根据检查导入问题训练。例题 4:请问下列关于叩诊说法正确的是(答案:AD)。

  A. 叩诊对于根尖周疾病的诊断有较大帮助

  B. 垂直叩诊有剧痛者表明牙周膜有炎症

  C. 一般先叩可疑病牙,然后再叩可疑病牙的邻牙以便对照

  D. 垂直叩诊有轻痛者提示慢性根尖周炎的存在

（5）咬合关系检查

1）过渡动画:患者做牙尖交错咬合的动作,可见左右侧上颌第一磨牙的近中颊尖咬合在下颌第一磨牙的颊沟处(图 10-17)。

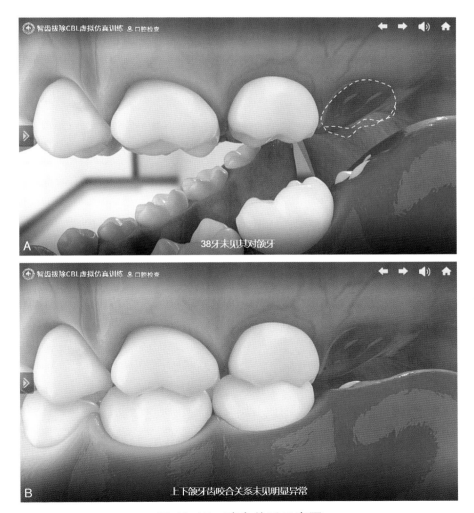

图 10-17　咬合关系示意图

2）配音：未见 38 的对颌牙，上下颌牙齿咬合关系未见明显异常。

3）根据检查导入问题训练。问题导入训练。例题 5：颌面外科医生检查牙齿时，最重要的是了解（答案：B）。

  A. 牙有无松动及松动原因

  B. 上下牙咬合关系是否正常

  C. 牙列有无缺失

  D. 牙齿有无叩痛

  E. 牙龈瘘管及其走行方向

（6）开口度及开口型检查

1）过渡动画：患者大张口，将牙用尺放在上下颌中切牙近中切角之间，读取牙用尺度数为 2cm（图 10-18）。

2）配音：开口度：中度开口受限；开口型：正常。

3）根据检查导入问题训练。问题导入训练，例题 6：张口度的测量是指（答案：C）。

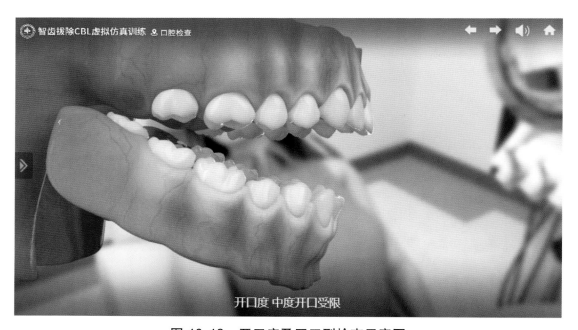

图 10-18　开口度及开口型检查示意图

A. 上下唇之间的距离

B. 上下颌前牙的切缘间距离

C. 上下颌中切牙的切缘间距离

D. 上下颌切牙之间的距离

E. 上下颌骨之间的距离

(四)辅助检查

训练提示,自动回到背景图,通过提问方式,训练辅助检查内容(图 10-19),如:请问该患者应进行哪些辅助检查(答案:BE)。

A. 超声检查

B. 全景片

C. CBCT

D. MRI

E. 血常规

F. 穿刺检查

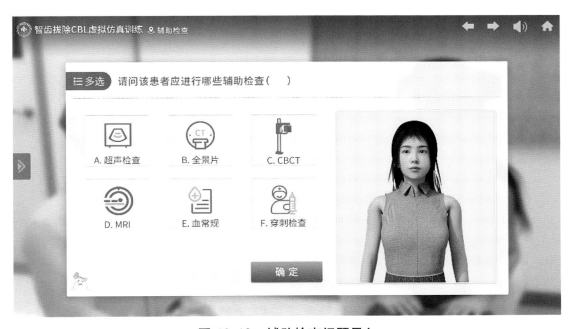

图 10-19　辅助检查问题导入

　　根据训练选择,出现两个按钮:全景片与血常规,点击后可分别查看其结果,训练学员认识辅助检查内容及各项指标的意义(图 10-20)。

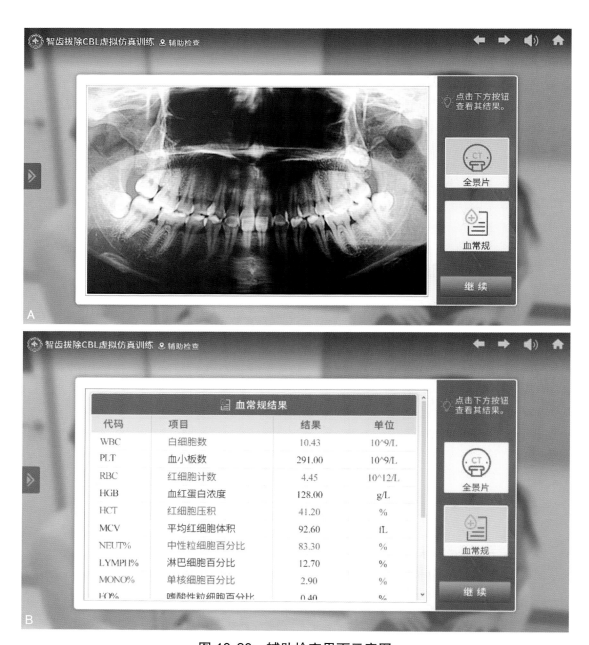

图 10-20　辅助检查界面示意图

（五）临床诊断训练

根据前文既往史、现病史以及临床检查、辅助检查等结果的训练，学员综合考虑作出诊断训练，结果通过选择的方式呈现（图 10-21），如例 1：根据病史及检查结果，该患者所患疾病为（答案：BC）。

  A. 37 牙髓炎

  B. 左侧下颌智齿冠周炎

  C. 左侧下颌智齿中位垂直阻生

  D. 37 根尖周炎

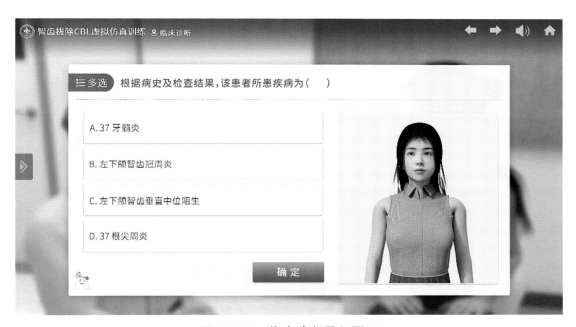

图 10-21　临床诊断导入图示

（六）鉴别诊断训练

通过给出的诊断辅助信息，进一步训练鉴别诊断可能的临床表现，通过临床表现与鉴别诊断所对应的综合诊断训练模式，学员将正确的临床表现拖入不同的疾病诊断框内，达到鉴别诊断训练的目的（图 10-22，图 10-23）。如例 1：请问该患者的鉴别诊断有哪些（答案：ABCE）。

  A. 恶性肿瘤   B. 颊间隙感染

  C. 下颌骨骨髓炎   D. 三叉神经痛

  E. 下颌后牙牙髓炎根尖周炎

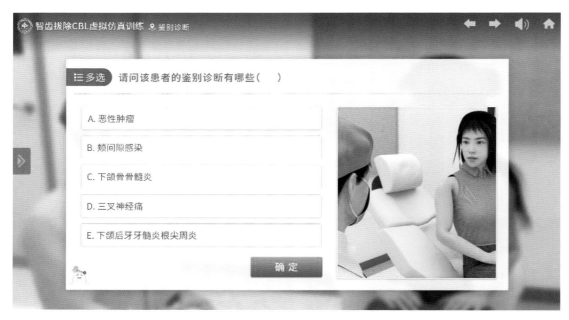

图 10-22　鉴别诊断问题导入

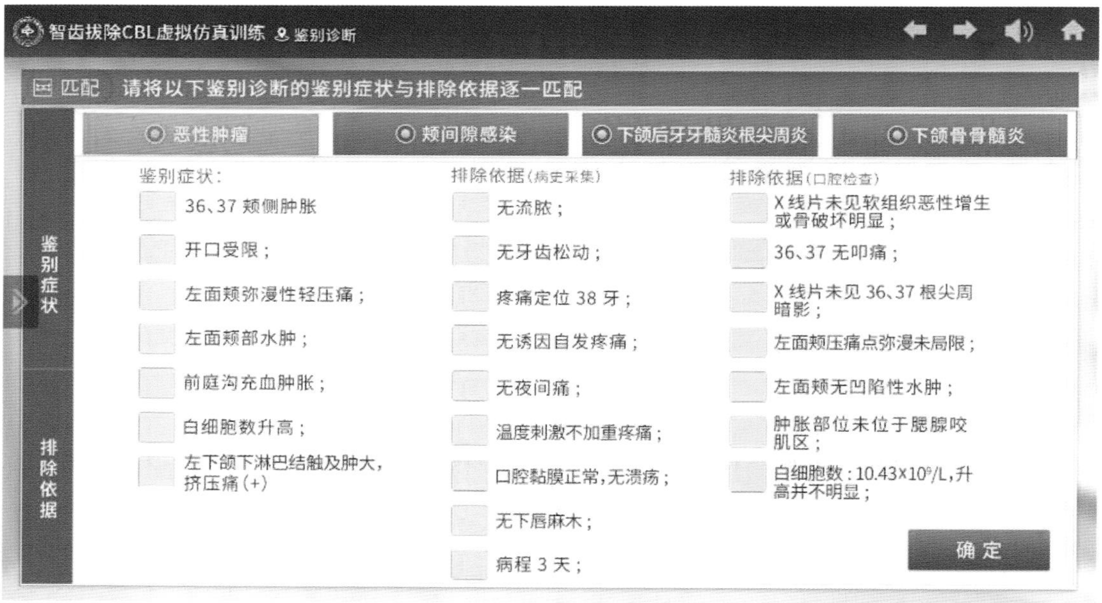

图 10-23　拖拽题界面

（七）治疗计划训练

通过人机对话选择的方式训练治疗计划的拟定（图 10-24），如：请为该患者选择治疗计划（答案：ABCD）。

A. 进行冠周冲洗

B. 全身使用抗生素

C. 择期拔除阻生智齿

D. 注意休息，保持口腔卫生

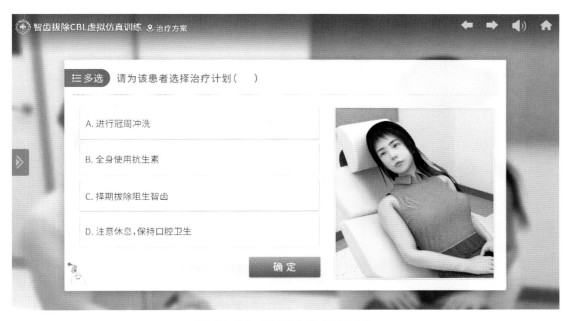

图 10-24　治疗方案问题导入

选择之后给予治疗方案答案解析：

（1）治疗计划原则应以局部处理为主，辅以全身抗感染，择期拔除阻生智齿。

（2）冠周冲洗要领：①进一步检查 38 远中盲袋有无脓液积聚，有脓肿且引流不通畅者应切开引流；②局部冲洗以生理盐水和双氧水轮流冲洗，冲洗应彻底，但操作要轻柔；③冲洗后上药前，局部应干燥、隔湿；④根据感染控制情况，局部应冲洗 2~3 天，每天 1~2 次。

（3）全身使用抗生素：口服或静脉输注抗菌药物 3 天以上。

（4）阻生智齿拔除适应证：该患者智齿无法正常萌出，并已导致感染，属于拔牙适应证。

（5）术后医嘱:注意休息,保持口腔卫生。2 小时内避免漱口。

（八）智齿拔除手术流程训练

1. 术前交流准备训练　通过情景动画的模式,导入患者复诊拔除患牙的情景模式(图 10-25),如出现人机对话动画。

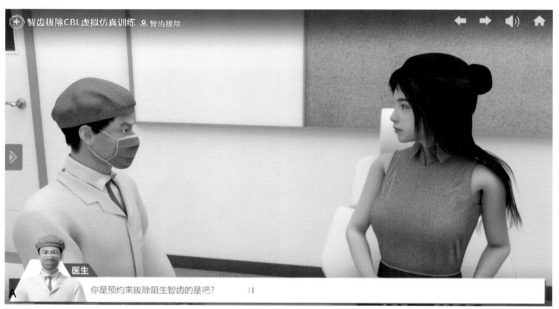

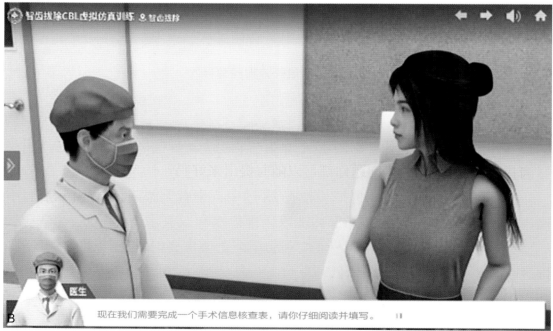

图 10-25　情景动画示意图

医生：你是预约来拔除阻生智齿的是吧？患者：是的。

医生：已经完成了术前血常规、凝血功能、传染病筛查，是吧？现在我们需要完成一个手术信息核查表，请你仔细阅读并填写。

患者：是的，好的。

2. 术前手术信息核查训练

（1）通过人机对话产生动画形式，训练拔牙术前全身状况的获得及禁忌证排除训练，如动画：患者接过医生递过来的手术信息核查表，放大此表并填写（图10-26）。

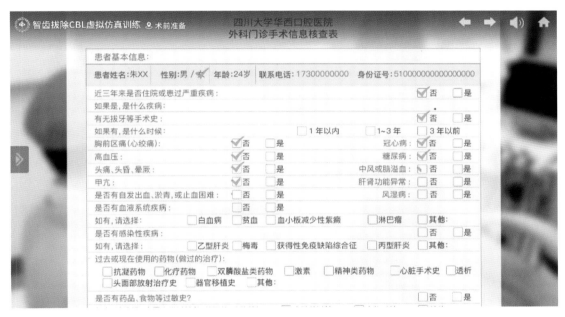

图 10-26　手术信息核查表

（2）通过人机对话产生动画形式，训练拔牙术前交流安抚、术前知情同意等（图10-27，图10-28）。如动画示例，医生：好的，那我现在详细跟你沟通一下此次智齿拔除的操作，有什么问题你都可以随时提出来好吗？

患者：好的。

3. 手术设计训练

通过思考题及选择的方式，训练学员术前手术分析的思维及习惯。如思考题例1（图10-29A）：在方框内输入思考题内容，即通过观察左侧患者的全景片，进行阻力分析，并附上解除阻力的办法。

参考答案：阻生智齿拔除时，主要阻力有邻牙阻力、骨阻力和软组织阻力，这例患者三种阻力均存在，软组织阻力可以翻瓣解除，邻牙阻力需要分牙（劈冠或

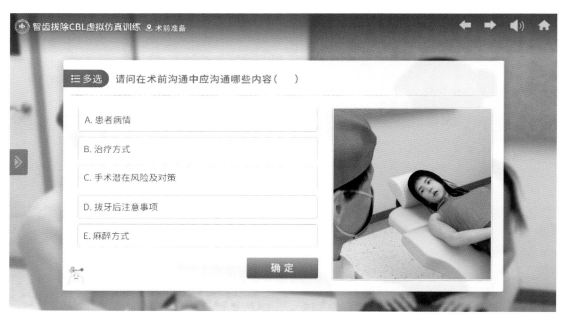

图 10-27　拔牙前知情同意示意图

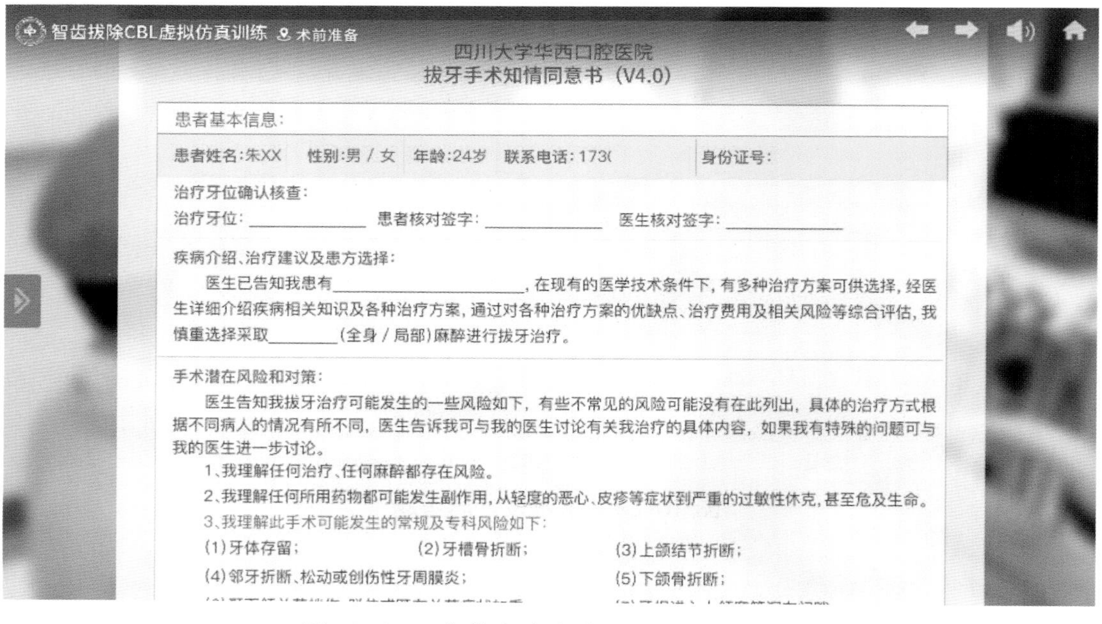

图 10-28　术前交流内容问题导入示意图

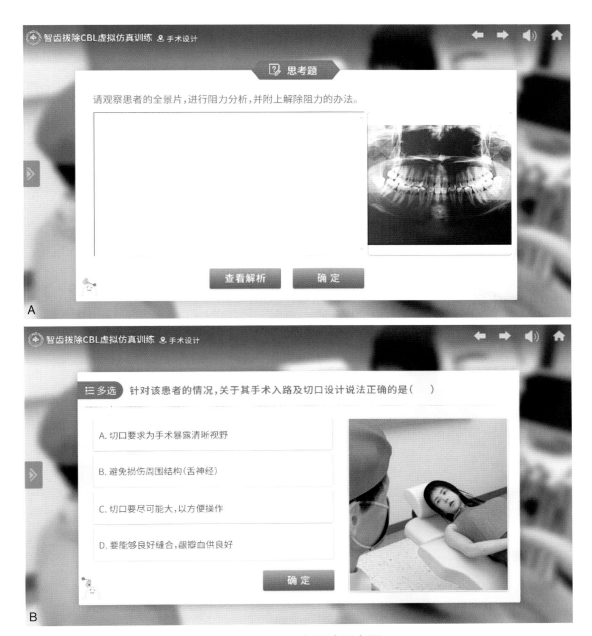

图 10-29　手术设计思考题

涡轮钻分牙)解决,根部的骨阻力可使用牙挺、增隙或剖根等方法解除。

训练选择题例 2(图 10-29B),针对该患者的情况,关于其手术入路及切口设计说法正确的是(答案:ABD)。

A. 切口要求为手术暴露清晰视野

B. 避免损伤周围结构(舌神经)

C. 切口要尽可能大,以方便操作

D. 要能够良好缝合,龈瓣血供良好

4. 手术麻醉药物注射相关内容训练

（1）牙科椅调整训练:通过人机对话,点击按钮调整牙科椅位置,以训练牙科操作椅位调节训练（图 10-30,图 10-31）。通过人机对话调节患者殆平面与地

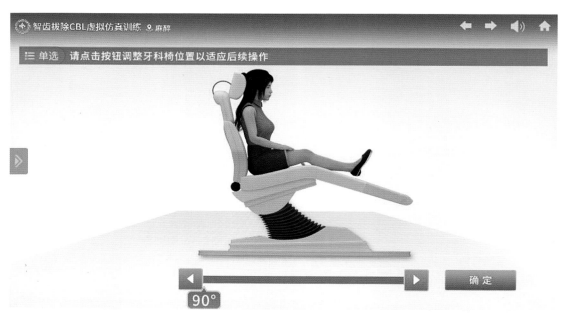

图 10-30　牙科椅调整示意图

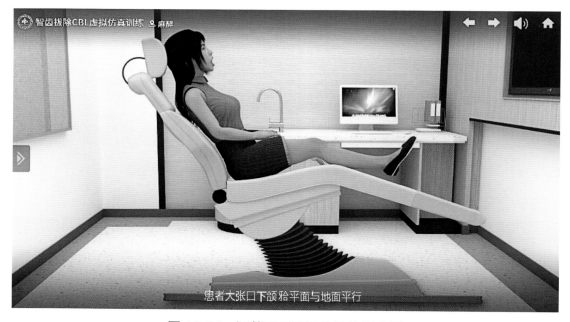

图 10-31　调整到正确操作椅位示意图

面的角度,即下颌𬌗平面与地面平行,上颌𬌗平面与地面成 45°,患者口腔在医生肘平面附近。

（2）下牙槽神经阻滞麻醉

1）患者情景导入动画:在调好角度的牙科椅上,张开嘴(大张口),下颌𬌗平面与地面平行。

配音:患者大张口,下颌𬌗平面与地面平行。

2）通过人机对话训练下牙槽神经、舌神经、颊神经一针阻滞麻醉的正确位点及方法训练。

① 阻滞麻醉进针点训练:选择正确进针点位置(图 10-32),并出现答案解析:翼下颌韧带与颊脂垫尖连线的中点外侧 5mm,下颌𬌗平面上 1cm 即为正确进针点。

② 通过选择合适的工具训练阻滞麻醉过程,选择不同的工具,显示不同的操作动画,完成阻滞麻醉的过程训练(图 10-33,图 10-34)。动画演示工具选择及注射麻药过程,麻醉注射过程动画包含:将注射器放置在正确位置(对侧第一、第二前磨牙之间,与中线成 45°,注射针高于下颌𬌗平面 1cm 并平行),从进针点进针约 2~2.5cm,针尖抵到骨面,确认回抽无血后注射麻药 1~1.5mL,随后注射器边退边注射 1mL,直到完全抽出。配音有注射器置于对侧口角,与中线成 45°;针尖从进针标志点刺入黏膜,推进 2.5cm 左右抵至骨面;回抽无血,注射麻药 1~1.5mL。随后注射器边退边注射 1mL,直到完全抽出。

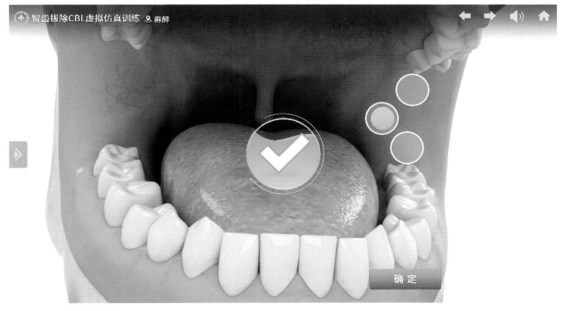

图 10-32　下牙槽神经阻滞麻醉进针点示意图

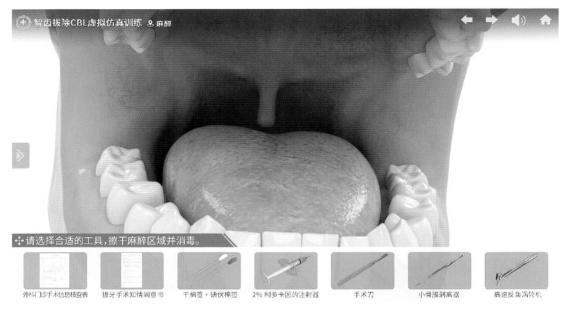

图 10-33　下牙槽神经阻滞麻醉工具选择示意图

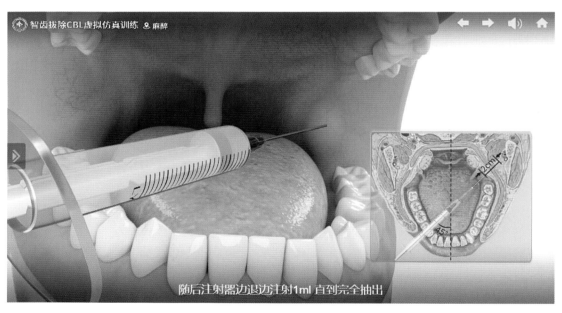

图 10-34　下牙槽神经阻滞麻醉注射示意图

（3）麻醉并发症及处理训练:通过人机对话及患者突发状况处理,训练学员麻醉并发症的临床认识及处理原则(图 10-35),动画显示患者麻醉后,正闭口坐在牙科椅上等待麻药起效,突然患者出现晕厥,表现为:皮肤苍白、额头出冷汗、眼睛快要闭上、头稍微偏向一侧。配音:进行麻醉后,患者突然出现晕厥。

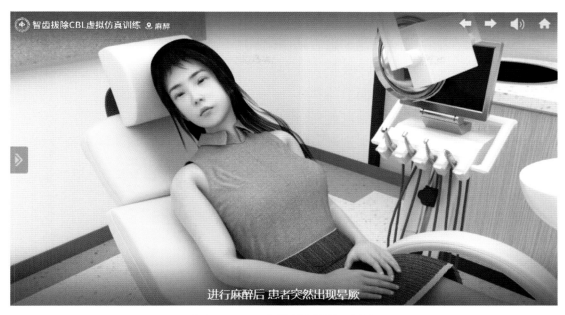

图 10-35　突发性晕厥示意图

通过多选题方式,训练学员正确的处理方法(图 10-36),如该病例:请问此时应当对患者进行何种操作(答案:ACDE)。

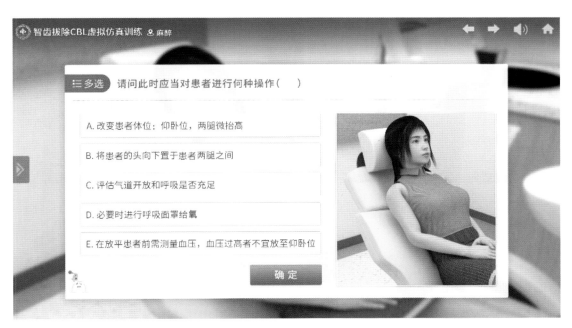

图 10-36　突发性晕厥处理病例训练示意图

A. 改变患者体位:仰卧位,两腿微抬高

B. 将患者的头向下置于患者两腿之间

C. 评估气道开放和呼吸是否充足

D. 必要时进行呼吸面罩给氧

E. 在放平患者前需测量血压,血压过高者不宜放至仰卧位

通过人机对话及动画训练晕厥后处理,如图 10-37,图 10-38 所示的动画及对话。

动画:患者躺在放平且脚部抬高的牙科椅上,睁开眼睛,与医生对话。

医生:你感觉怎么样?

患者:没什么事,刚刚就是有点害怕,不知怎么就突然晕了一下。

医生:好的,没关系,你不要紧张,这并不是一个非常复杂的手术,我们也都是很有经验的医生,相信我们好嘛。

患者:好的。

医生:你感觉自己还能接受继续手术吗?

患者:可以的。

医生:那你先休息一下,等你准备好了我们再继续进行,在后续过程中你有任何不舒服都可以举左手示意好吗?

患者:好的。

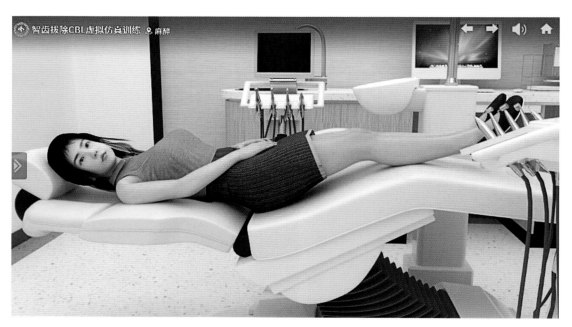

图 10-37 突发性晕厥椅位调节训练示意图

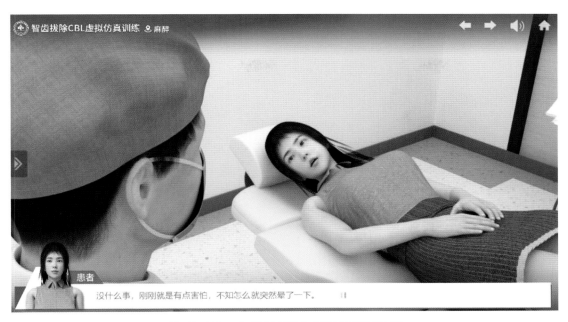

图 10-38　突发性晕厥医患对话示意图

5. 手术路径模拟训练　通过人机对话及动画视频演示,训练学员术中器械使用原则、手术路径、术后医嘱等方面。

（1）翻瓣方法训练:包括翻瓣器械的选择,翻瓣方法、原则及翻瓣手术视频等模拟训练（图 10-39,图 10-40）。

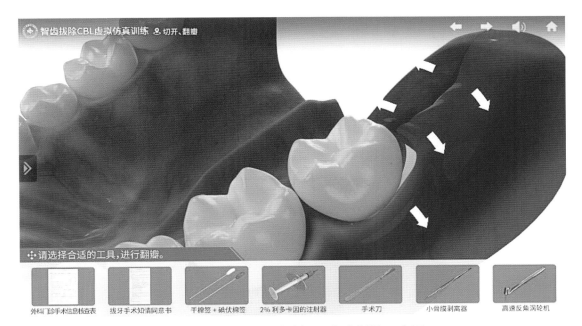

图 10-39　翻瓣器械选择及方法训练示意图

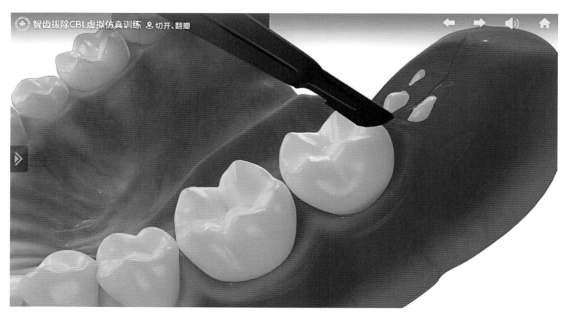

图 10-40　翻瓣方法及视频显示截图

（2）拔牙去除骨阻力方法训练：包括去除骨阻力的器械的选择，去骨方法、原则及骨去除手术视频等模拟训练（图 10-41，图 10-42）。

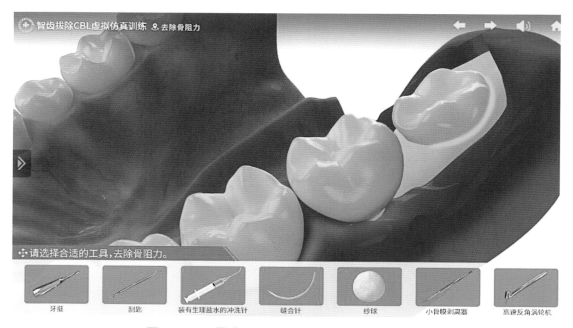

图 10-41　骨去除器械选择及方法训练示意图

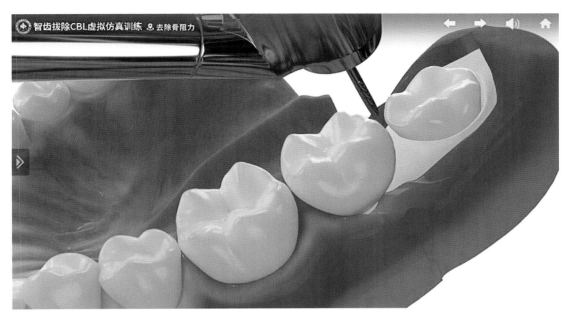

图 10-42　骨去除方法及视频显示截图

（3）牙阻力去除方法训练：包括分牙器械的选择，牙阻力去除方法、原则及牙阻力去除手术视频等模拟训练（图 10-43，图 10-44）。

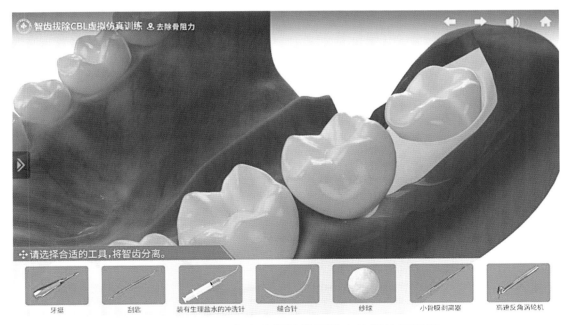

图 10-43　牙阻力去除器械选择及方法训练示意图

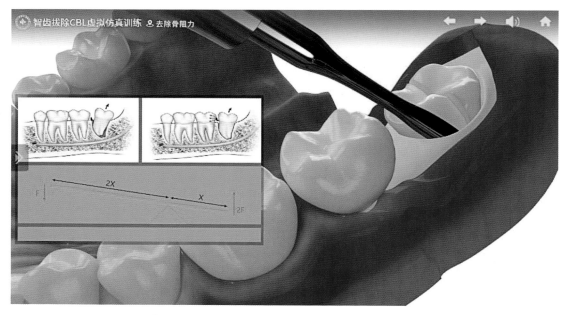

图 10-44　牙阻力去除方法及视频显示截图

（4）牙槽窝处理训练：牙槽窝处理包括牙槽窝清理、复位、止血等。该部分包括牙拔除术后牙槽窝处理使用的器械的选择，处理方法、原则及牙槽窝处理手术视频等模拟训练。

1）牙槽窝复位动画：鼠标拖动戴了手套的大拇指和示指至正确位置，即拔牙处，然后播放动画，在手指处于正确位置后，指尖发亮，点击指尖，大拇指与示指分别按压颊侧和舌侧牙槽骨，使扩张的牙槽骨壁复位后完成此步骤（图 10-45，图 10-46）。

2）配音：手指按压颊舌侧牙槽骨壁，使扩张的牙槽骨壁复位。

（5）牙槽窝缝合：包括牙槽窝缝合、局部压迫止血等。该部分包括牙拔除术后牙槽窝缝合使用的器械的选择，处理方法、原则及牙槽窝缝合手术视频等模拟训练。通过缝合手术器械选择，使用适合的缝合角度及组织对位位置等的选择，达到训练学员临床牙槽窝缝合的技能及要点（图 10-47，图 10-48）。

（6）医患术后医嘱交流训练：通过人机对话及视频完成拔牙术后医嘱的交代及内容的训练（图 10-49，图 10-50）。

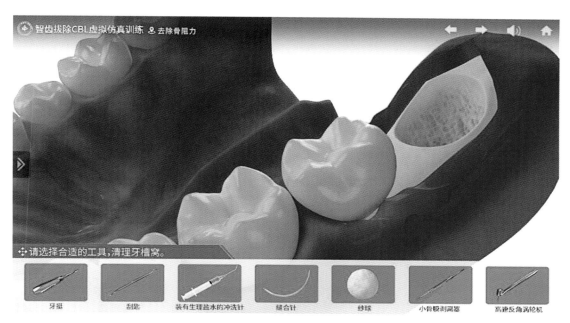

图 10-45　牙槽窝处理器械选择及方法训练示意图

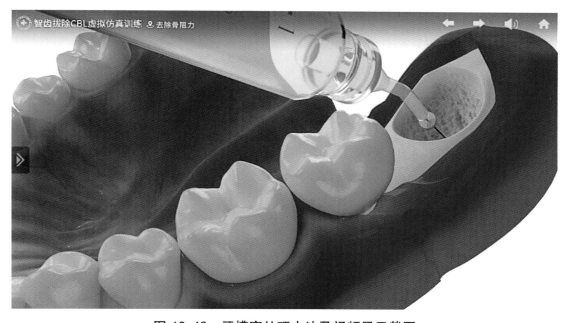

图 10-46　牙槽窝处理方法及视频显示截图

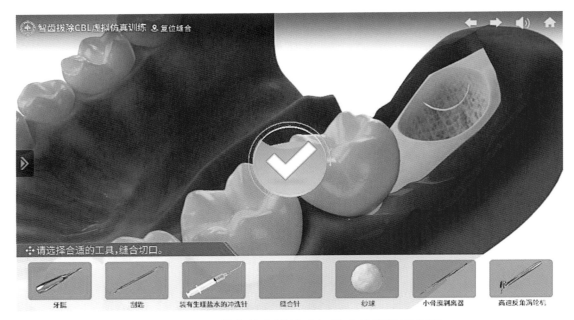

图 10-47 牙槽窝缝合器械选择及方法训练示意图

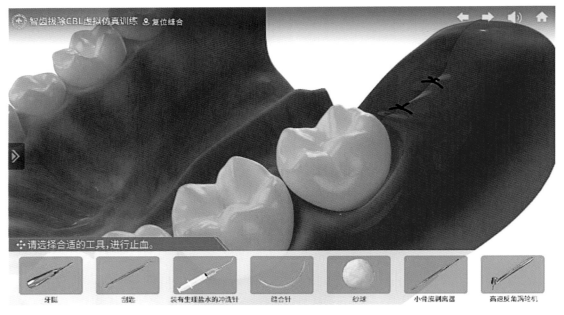

图 10-48 牙槽窝缝合方法及视频显示截图

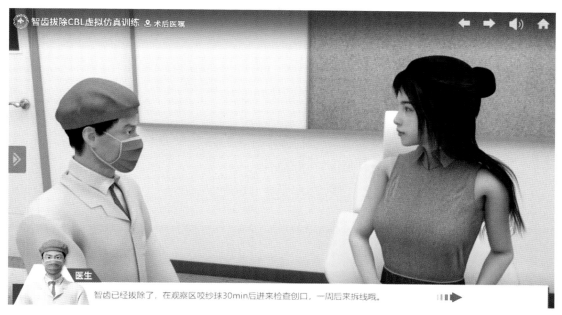

图 10-49　术后医嘱交代对话训练示意图

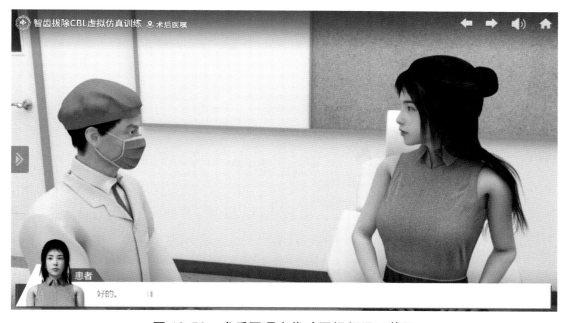

图 10-50　术后医嘱交代动画视频显示截图

(九) 课后练习

通过与具体临床相关问题的选择题及思考题训练,加强学员该部分内容的掌握及应用。

1. 选择题示范题例 1(图 10-51):以下哪种情况应暂缓拔牙(答案:D)。

　A. 高血压患者血压控制在 160/100mmHg 以下

　B. 妊娠第 4、5、6 个月

　C. 糖尿病患者血糖 8.0mmol/L,尿糖(+),无酸中毒

　D. 急性智齿冠周炎伴咬肌间隙感染

　E. 甲状腺机能亢进治疗后心率低于 100 次/min

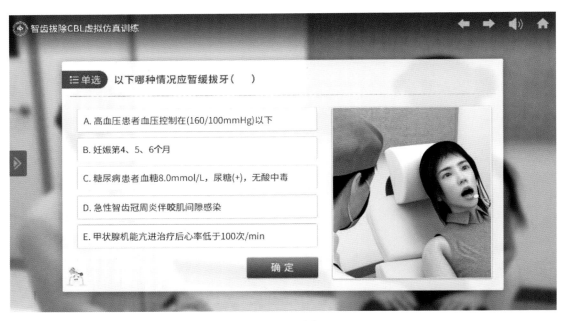

图 10-51　选择题

选择题示范题例 2(图 10-52):患者男性,25 岁,右侧下颌第三磨牙Ⅰ类近中高位阻生,远中无盲袋,X 线片示:右侧下颌第三磨牙近中高位阻生,单个锥形根,近中冠顶于右侧下颌第二磨牙远中,此类智齿常用的拔除方法是(答案:B)。

　A. 挺松后拔除

　B. 劈开近中牙冠后挺拔除

　C. 正中劈开后拔除

　D. 翻瓣去骨拔除

　E. 翻瓣去骨劈开牙冠后拔除

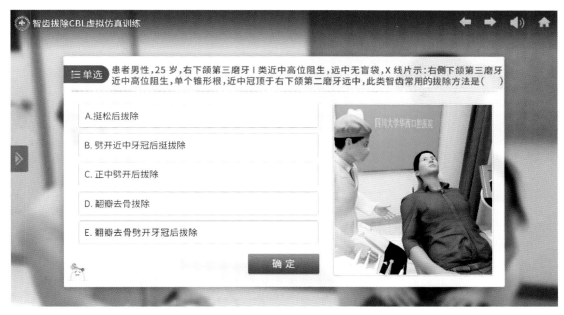

图 10-52　选择题

2. 通过基于病例的思考题(图 10-53),逐步复习整个智齿冠周炎相关的重点知识分析,如示例题 1):智齿冠周炎感染扩散的途径有哪些?

参考答案:周围间隙感染(颊间隙、咬肌间隙、翼下颌间隙、下颌下间隙、咽旁间隙、舌下(口底)间隙、扁桃体周围脓肿等,也可扩散并积聚在下颌第一磨牙颊侧骨膜下,形成脓肿和瘘道。

示例题 2):请简述该患者抗菌药物使用的原则?

参考答案:常规用青霉素或头孢类抗菌药物,需要询问过敏史,必要时应做皮试,可联合使用甲硝唑(或替硝唑/奥硝唑)。因为是治疗性用药,所以应连续使用 3 天以上。

示例题 3):下颌阻生智齿拔除时主要的阻力来自于何处,如何解除?

参考答案:阻生智齿拔除时,主要阻力有邻牙阻力、骨阻力和软组织阻力,这例患者三种阻力均存在,软组织阻力可以通过翻瓣解除;邻牙阻力需要分牙(劈冠或涡轮钻分牙)解决;根部的骨阻力可使用牙挺、增隙或剖根等方法解除。

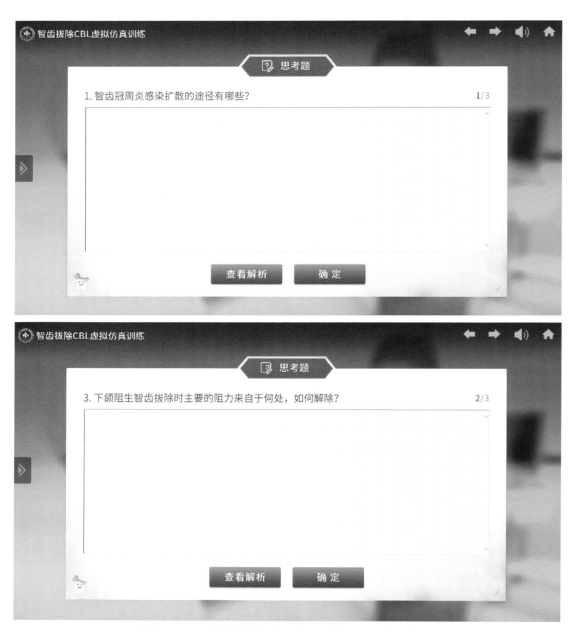

图 10-53　病例渐进式思考题病例分析试题截图

（刘　显）

【参考文献】

1. 潘剑,华成舸. 口腔外科诊疗与操作常规. 北京:人民卫生出版社,2018.
2. 邱蔚六. 口腔医学人文. 北京:人民卫生出版社,2020.
3. 张凌琳,华成舸. 基于病案的口腔医学临床思维培养. 成都:四川大学出版社,2019.
4. 张志愿. 口腔颌面外科学. 8 版. 北京:人民卫生出版社,2020.
5. 张祖燕. 口腔颌面医学影像诊断学. 7 版. 北京:人民卫生出版社,2020.

实验十一　贴面粘接虚拟仿真实验

一、实验目的和要求

1. 掌握贴面修复的适应证和禁忌证。
2. 掌握贴面粘接的操作流程。
3. 熟悉常规瓷贴面修复的牙体预备及分类。
4. 熟悉贴面粘接过程常规使用的器械及材料的应用。
5. 熟悉瓷贴面粘接的粘接原理。

二、实验原理和内容

本实验通过计算机虚拟仿真的方式,将前牙 21 贴面粘接这一临床操作过程以动画和虚拟仿真的形式予以呈现,操作者在计算机虚拟环境下进行 21 贴面粘接操作。该虚拟仿真实验可使教学过程更加直观形象,加速学生对贴面粘接操作流程的理解和掌握,为学生后期临床实践打下基础,缩短临床实习的适应期。

三、基础知识介绍

1. 贴面修复的适应证和禁忌证

（1）适应证

1）前牙部分缺损（0.4cm）,如前牙切角缺损等;

2）前牙颜色异常,如变色牙、四环素牙及氟斑牙等;

3）要求改形的前牙,如畸形牙、过小牙等;

4）关闭轻到中度的前牙间隙;

5）牙体排列异常,如前牙轻度扭转或舌侧错位等;

6）过短牙或磨耗牙加长切端且牙釉质量足够者。

（2）禁忌证

1）牙体缺损过大造成粘接面积不足,或重度牙釉质发育不良造成牙釉质粘接面积不足者；

2）咬合关系异常，严重深覆𬌗或闭锁𬌗，下颌唇侧严重磨损没有修复间隙；

3）不良口腔习惯，如有磨牙症或咬硬物等；

4）牙尖缺损，咬合受力区完全在修复材料上者。

2. 常规瓷贴面修复的牙体预备及分类　国内常用的牙体预备瓷贴面的分型如下（图11-1）。

Ⅰ型为开窗型，唇侧磨除接近切缘，在近切缘处形成浅凹，前伸咬合时贴面与对颌牙无接触。

Ⅱ型为唇侧覆盖型，磨除到达切缘，切缘与唇面预备体成一弧面，贴面为切缘的一部分，牙尖交错𬌗时贴面与对颌牙无接触，前伸𬌗时可能接触。

Ⅲ型为切端包绕型，磨除部分切缘并在舌侧形成刃状或浅凹型边缘。Ⅲ型贴面牙体预备后切缘处剩余牙体组织较薄弱、抗力较差，因贴面必须沿切龈方向就位，牙体预备时需要去除近远中倒凹，导致唇邻线角处预备量较大，易发生牙本质暴露，故可将切缘直接与舌面形成对接，不进行舌面预备，此类贴面可由唇侧或切龈向就位，牙体预备时仅去除唇侧倒凹。

Ⅳ型为切端钝接型，较Ⅲ型预备方式，磨除了切缘处薄弱牙体组织，贴面与牙体组织间形成较圆钝的连接。

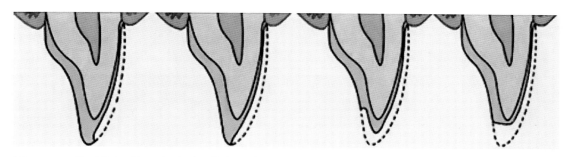

图 11-1　瓷贴面牙体预备方式，从左至右依次为开窗型、唇侧覆盖型、切端包绕型和切端钝接型

3. 贴面粘接的基本操作步骤　贴面粘接的基本操作步骤如下。

（1）贴面试戴（去除临时贴面，清洁牙面，贴面试戴，试色糊剂试色）。

（2）贴面修复体处理（超声清洁贴面修复体，氢氟酸酸蚀，冲洗吹干，涂布硅烷偶联剂）。

（3）牙面处理（棉卷隔湿，清洁，磷酸酸蚀，冲洗吹干，涂布全酸蚀粘接剂，吹干，光固化）。

（4）粘接（涂布瓷粘接剂，装入树脂水门汀，粘接就位，光固化2秒，涂布阻氧剂，颊腭侧各光固化40秒），调整咬合，抛光，涂氟。

4. 贴面修复后的注意事项

（1）注意清洁，特别注意用牙线清洁贴面邻面；

（2）避免过大的咬合力和咬合习惯，避免咬硬物；

（3）运动时，需注意保护贴面修复体；

（4）定期进行口腔复查和保健。

四、实验模块组成

贴面粘接虚拟仿真训练项目分为5个模块：治疗方案介绍，贴面粘接理论学习，贴面试戴，贴面粘接以及涂氟（图11-2）。

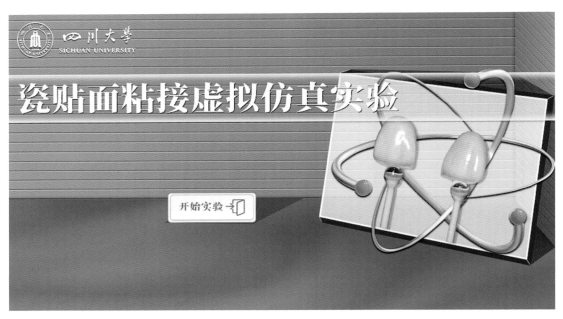

图11-2　瓷贴面粘接虚拟仿真实验界面

1. 治疗方案介绍模块　以复诊医患对话的形式，介绍治疗方案，询问有无其他要求。

2. 贴面粘接理论学习模块　以选择题的练习方式，学习和掌握有关贴面修复适应证、禁忌证，贴面预备，贴面粘接过程中所需材料及突发状况处理的相关知识。

（1）适应证：牙釉质发育不良、过小牙和畸形牙是贴面修复的适应证。

（2）禁忌证：上颌牙严重唇向移位、反𬌗、严重深覆𬌗是贴面修复的禁忌证。

（3）贴面修复的牙体预备：贴面修复的牙体预备一般止于牙釉质。

（4）牙釉质酸蚀剂：常用的牙釉质酸蚀剂为 37% 的磷酸。

（5）粘接过程中突发状况的处理：若口腔内牙釉质经过酸蚀、冲洗、干燥处理后，不小心酸蚀面又接触到了唾液，此时应重新酸蚀、冲洗、干燥后继续后续的步骤。

（6）贴面预备时的分型：可分为开窗型、唇侧覆盖型、切端包绕型以及切端钝接型四种。

3. 贴面试戴模块　该模块提供前牙 21 贴面修复的经典案例，整个试戴流程包括去除临时贴面，清洁牙面，贴面试戴，试色糊剂试色。

4. 贴面粘接模块　该模块紧接"贴面试戴"模块进行操作，分为修复体处理，牙面处理，修复体粘接三大部分内容。学生通过自主选择操作顺序及操作器械和材料，熟悉整个贴面粘接流程。

5. 涂氟模块　该模块为最终模块，除涂氟操作外，还通过选择题的考查，巩固贴面粘接的医嘱，至此，完成整个实验。

五、操作流程与解析

本部分针对该虚拟仿真项目中的操作步骤进行分步解析。

【交互动作】　介绍软件的基本使用方法，提供软件预设的标准操作。

【要点解析】　对操作中的注意事项给予说明。学生在实际操作中，可根据需要选择是否查看所有内容。

1. 治疗方案介绍（图 11-3）

【交互动作】　单击屏幕左右下角医患之间的对话，对话结束后即可进入下一步。

【要点解析】　通过医患之间的对话交流，引出治疗方案，并通过问诊，初步了解初诊治疗后患者的口腔情况。

2. 贴面理论学习（图 11-4）

【交互动作】　点击选项中的所有正确答案，点击"提交"；若选择错误则提示"错误"和"重新选择"，点击"重新选择"即返回选择界面，再次点击选项进行选择；直至选中选项中所有正确答案后，自动进入下一题；若重复三次仍未回答正确，则题目下方将自动提示正确答案。

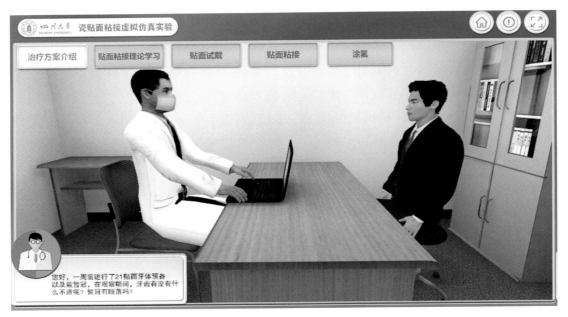

图 11-3　治疗方案介绍

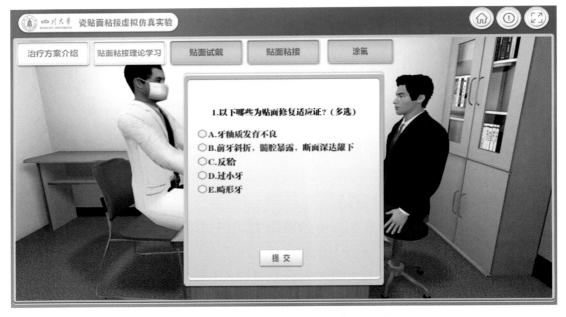

图 11-4　以选择题的形式进行贴面理论学习

【要点解析】　根据贴面修复的适应证范围,可知第一题的正确选项为"A.牙釉质发育不良""D.过小牙""E.畸形牙"。根据贴面修复的禁忌证范围,可知第二题的正确选项为"A.上牙严重唇向移位""B.反𬌗""D.严重深覆𬌗"。根据贴面牙体预备的规范,可知第三题的正确选项为"A. 牙釉质"。根据贴面粘接流程,可知第四题的正确选项为"B.37% 磷酸"。若口腔内牙釉质经过酸蚀、冲洗、干燥处理后,不小心酸蚀面又接触到了唾液,不应直接继续后续的步骤,而应该重新酸蚀、冲洗、干燥,再行后续操作,因此第五题的正确选项为"D. 重新酸蚀、冲洗、干燥后继续后续步骤"。贴面预备常用的分型有以下四种:开窗型、唇侧覆盖型、切端包绕型及切端钝接型,因此第六题的正确选项为"A. 开窗型""B. 唇侧覆盖型""C. 切端包绕型""D. 切端钝接型"。

3. 进入贴面试戴模块

【交互动作】　点击确定,进入贴面试戴模块(图 11-5)。

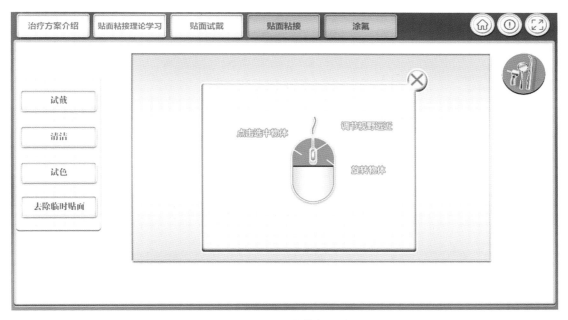

图 11-5　贴面试戴操作提示

（1）去除临时贴面

【交互动作】　点击屏幕左侧"去除临时贴面"操作步骤,进入贴面试戴模块的第一步(图 11-6)。进入该步操作后,点击屏幕右上角"工具盒"(图 11-7),进入展开的工具盒页面,按照需求选择该步骤所需的操作器械:"口镜"和"探针"(图 11-8),按屏幕提示,点击鼠标,去除临时贴面,去除临时贴面步骤完成,进入下一步骤。

【要点解析】　贴面试戴的第一步为去除临时贴面,所选用的工具为"口镜"和"探针"。

（2）清洁

【交互动作】　点击屏幕左侧"清洁"操作步骤,进入贴面试戴模块的第二步(图 11-9)。进入该步操作后,点击屏幕右上角"工具盒"(图 11-10),进入展开的工具盒页面,按照需求选择该步骤所需的操作器械:"涡轮机"和"黄标车针"(图 11-11),按屏幕提示,通过控制鼠标,对牙面进行清洁(图 11-12),清洁步骤完成,进入下一步骤。

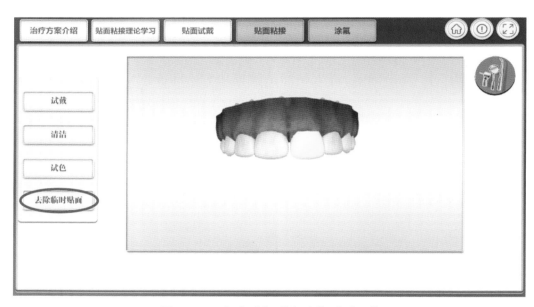

图 11-6　点击选择"去除临时贴面"

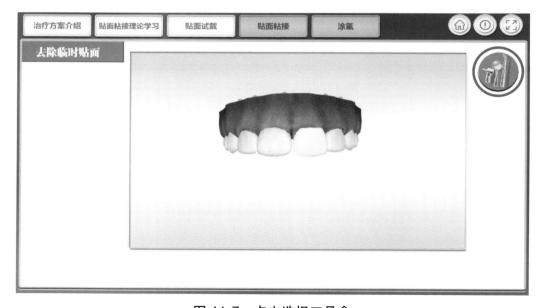

图 11-7　点击选择工具盒

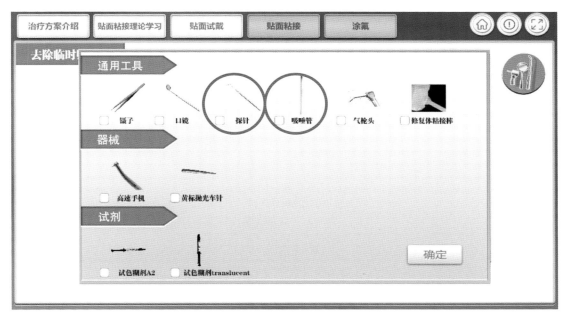

图 11-8　点击选择所需工具

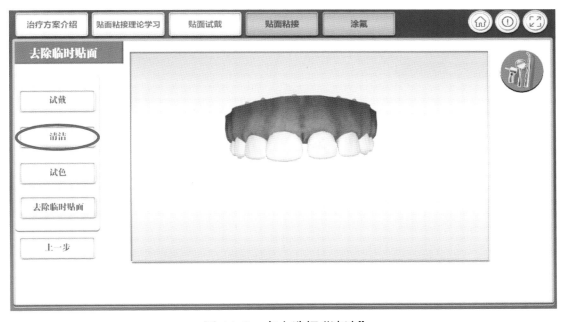

图 11-9　点击选择"清洁"

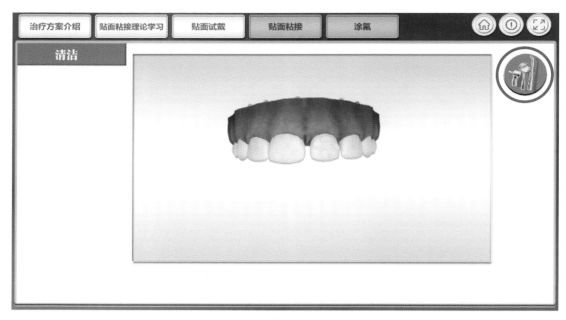

图 11-10 点击选择工具盒

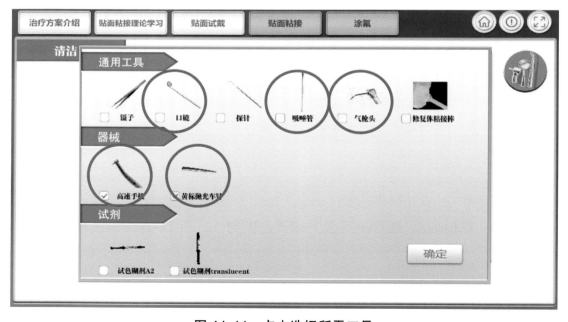

图 11-11 点击选择所需工具

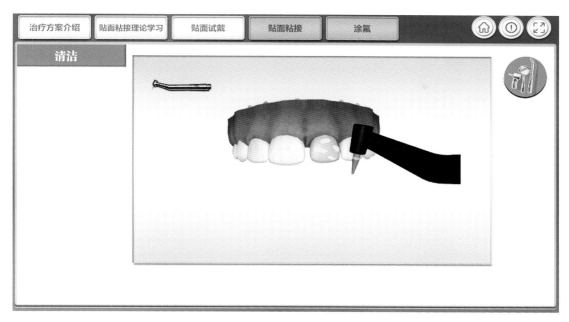

图 11-12　用黄标车针清洁牙面

（3）贴面试戴

【交互动作】　点击屏幕左侧"试戴"操作步骤,进入贴面试戴模块的第三步（图 11-13）。点击牙面,进行贴面试戴（图 11-14）,点击屏幕右上角"工具盒",进入展开的工具盒页面,选择检查贴面边缘密封性的器械:"探针"（图 11-15）,按屏幕提示,通过控制鼠标,用探针沿贴面边缘进行密封性的检查（图 11-16）,试戴过程完成,进入下一步骤。

（4）试色

【交互动作】　点击屏幕左侧"试色"操作步骤,进入贴面试戴模块的第四步（图 11-17）。根据提示,选择工具盒中的试色糊剂 A2（图 11-18）,试色糊剂 A2 试色（图 11-19）,根据屏幕提示,"试色糊剂 A2 与牙体颜色不符",返回工具盒,再次选择试色糊剂（图 11-20）,重新进行试色（图 11-21）,试色步骤完成,进入下一模块。

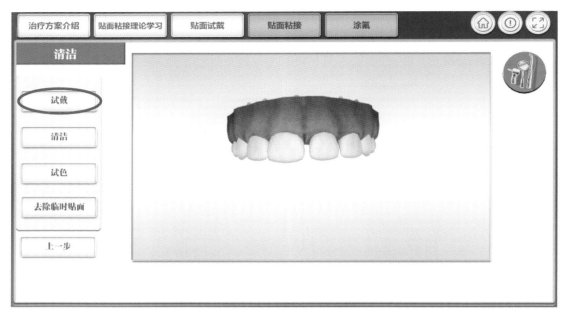

图 11-13　点击进入"试戴"

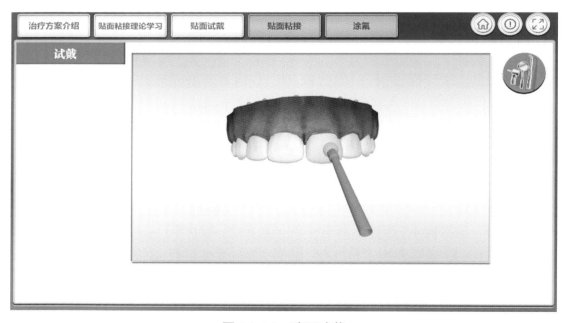

图 11-14　贴面试戴

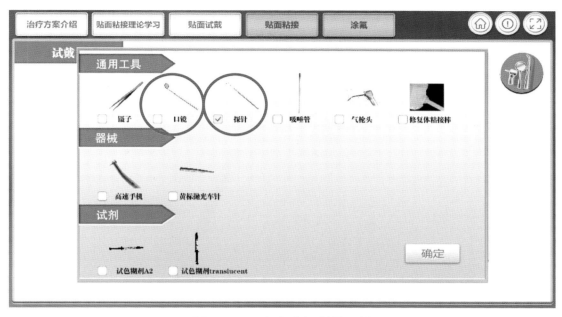

图 11-15　点击选择所需工具

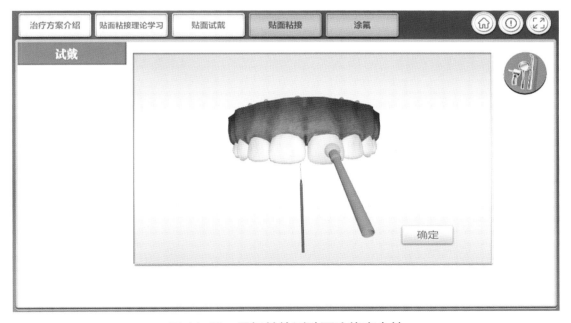

图 11-16　用探针检测贴面边缘密合性

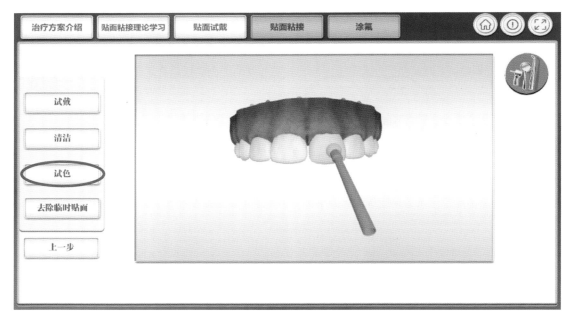

图 11-17　点击进入"试色"

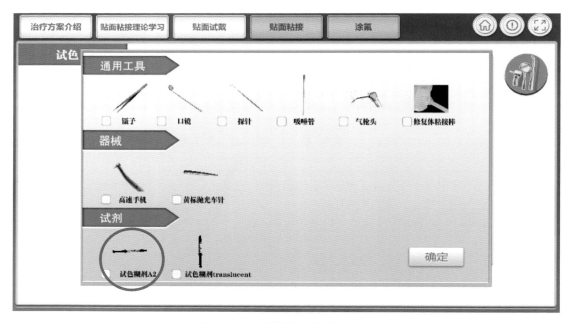

图 11-18　选择试色糊剂 A2

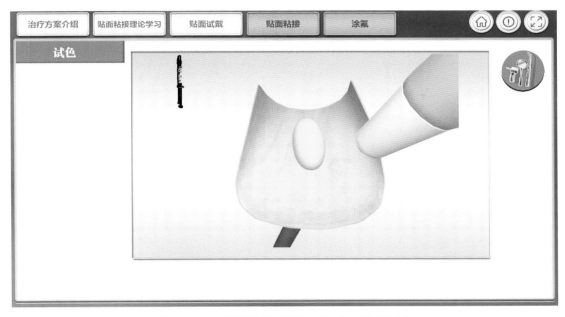

图 11-19 根据提示进行 A2 试色糊剂试色

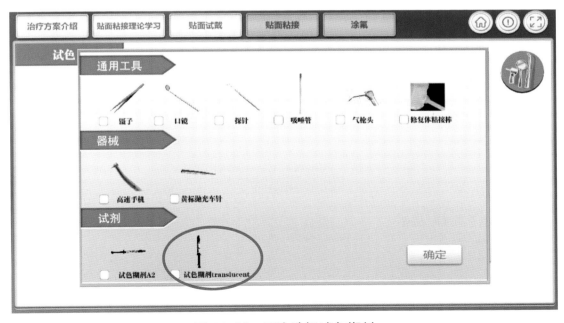

图 11-20 再次选择试色糊剂

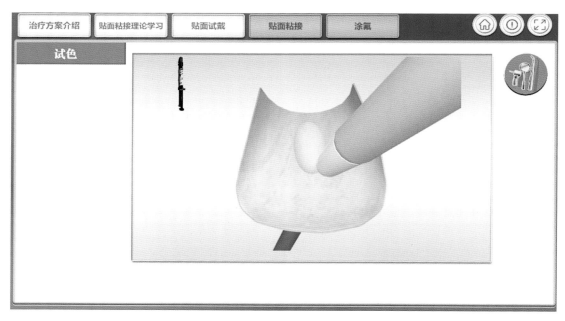

图 11-21　根据提示进行试色糊剂试色

4. 进入贴面粘接模块

【交互动作】　点击鼠标,进入贴面粘接模块(图 11-22)。

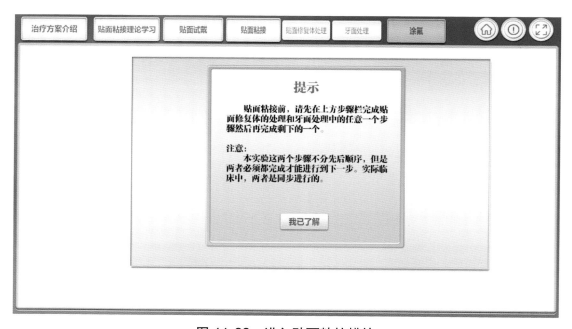

图 11-22　进入贴面粘接模块

【要点解析】　贴面粘接前需要对修复体和牙面分别进行处理,临床操作中,两个过程应同时展开,在本次虚拟仿真实验中,这两个步骤不分先后顺序,但必须都处理完成后才能进入下一步骤。

(1)贴面修复体处理

【交互动作】　点击鼠标,进入贴面修复体处理部分。

1)清洁贴面

【交互动作】　鼠标在屏幕左侧选项中选择"清洁"步骤,对贴面进行清洁(图 11-23),点开工具盒,选择其中的"超声清洗机"(图 11-24),对贴面进行超声清洗。点击画面中的超声清洗机,开始对贴面进行超声清洗(图 11-25)。

2)酸蚀

【交互动作】　鼠标在屏幕左侧选项中选择"酸蚀"步骤,开始对贴面进行酸蚀(图 11-26),点开工具盒,选择其中的"5% 氢氟酸"(图 11-27),点击画面中的修复体组织面,开始对贴面进行氢氟酸酸蚀(图 11-28),屏幕右上角显示酸蚀时间为 20 秒。

【要点解析】　5% 氢氟酸酸蚀瓷表面,氢氟酸能选择性地与瓷基质中的硅反应产生四面体的氟硅酸盐,形成瓷表面多孔的不规则结构,增加了粘接面积,方便粘接剂的渗透。

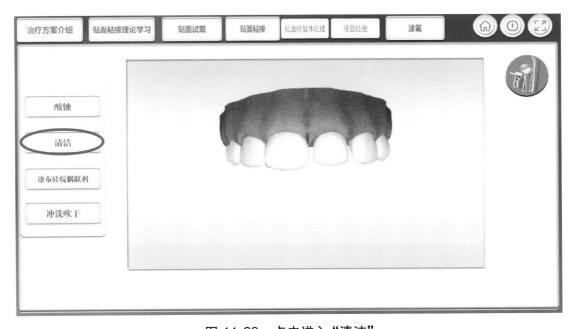

图 11-23　点击进入"清洁"

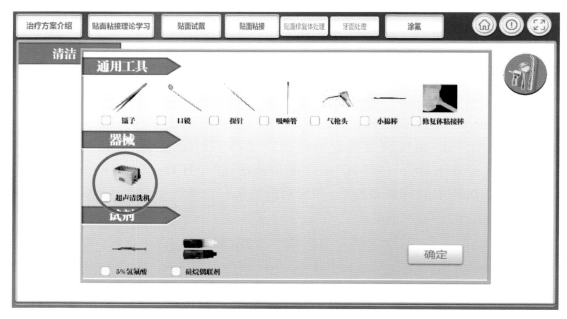

图 11-24　选择清洁所需工具

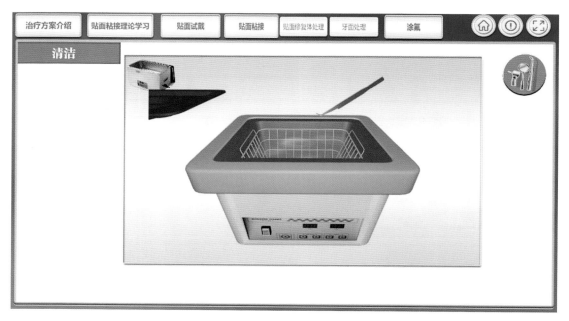

图 11-25　超声清洗机对贴面进行超声清洗

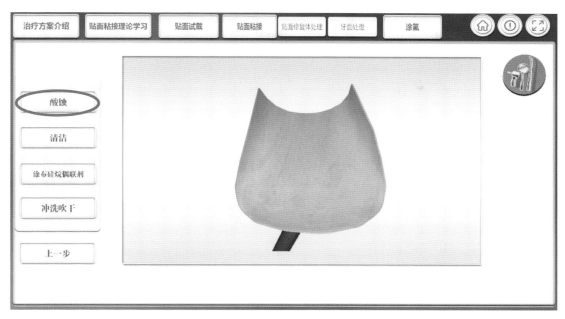

图 11-26　点击进入"酸蚀"步骤

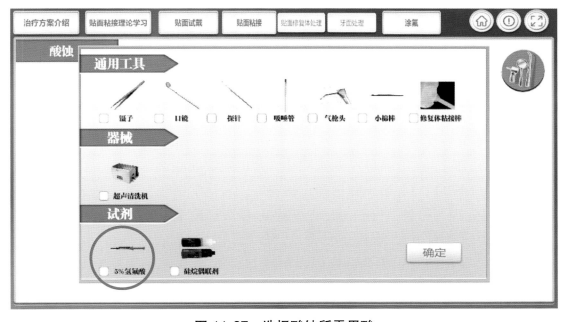

图 11-27　选择酸蚀所需用酸

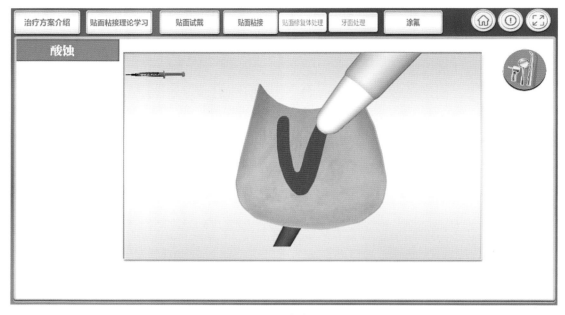

图 11-28 涂布酸蚀剂

3）冲洗吹干

【交互动作】 鼠标在屏幕左侧选项中选择"冲洗吹干"步骤,开始对贴面进行冲洗吹干(图 11-29),点开工具盒,选择其中的"气枪头"(图 11-30),点击画面中的修复体组织面,开始对贴面进行冲洗吹干(图 11-31),屏幕右上角显示冲洗吹干时间为 10 秒。

4）涂布硅烷偶联剂

【交互动作】 点击屏幕左侧选项中"涂布硅烷偶联剂"步骤(图 11-32),进入理论学习(图 11-33),第一题选择正确答案"D. 化学结合",第二题选择正确答案"A. 常温处理 5 分钟""D. 电吹风处理 30 秒",理论学习完毕后,根据提示,进入涂布硅烷偶联剂步骤,点击工具盒,选择材料"硅烷偶联剂"和"小棉棒"(图 11-34),点击鼠标将双组份的硅烷偶联剂混合均匀,并用小棉棒蘸取混合后的液体(图 11-35),通过鼠标控制小棉棒的移动,用小棉棒在贴面组织面涂布硅烷偶联剂(图 11-36),常温下硅烷偶联剂处理 5 分钟(图 11-37)。

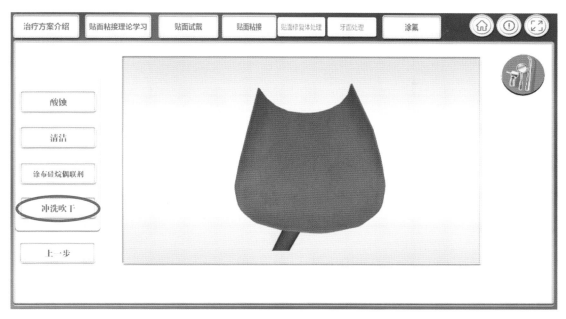

图 11-29　点击进入"冲洗吹干"步骤

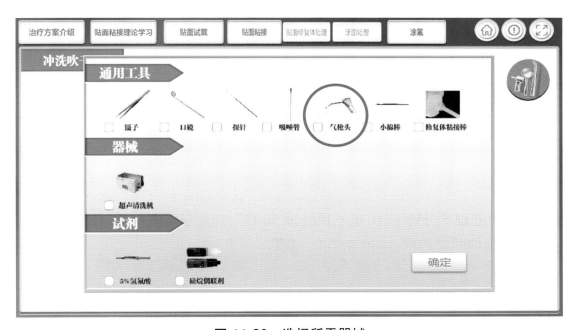

图 11-30　选择所需器械

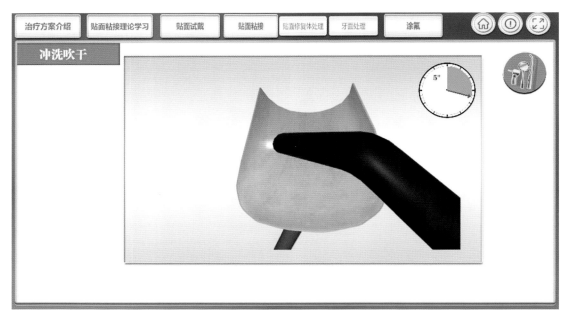

图 11-31 冲洗吹干贴面组织面 10 秒

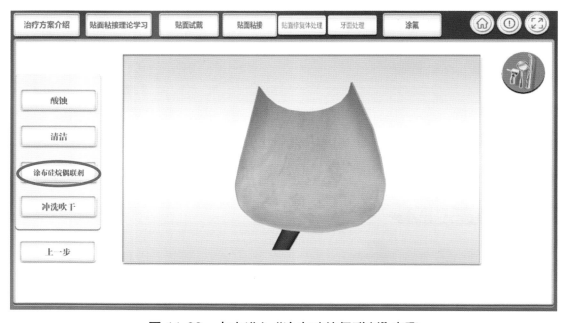

图 11-32 点击进入"涂布硅烷偶联剂"步骤

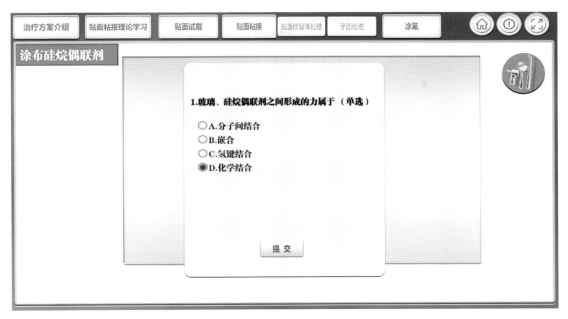

图 11-33　以选择题的形式进行理论学习

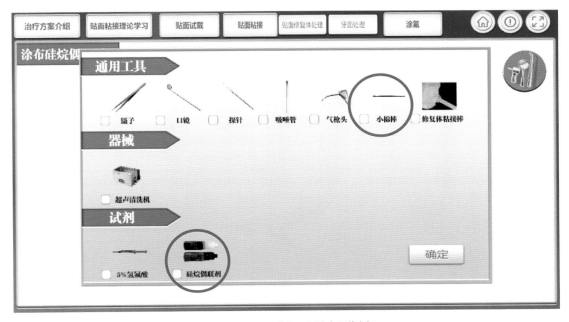

图 11-34　选择硅烷偶联剂

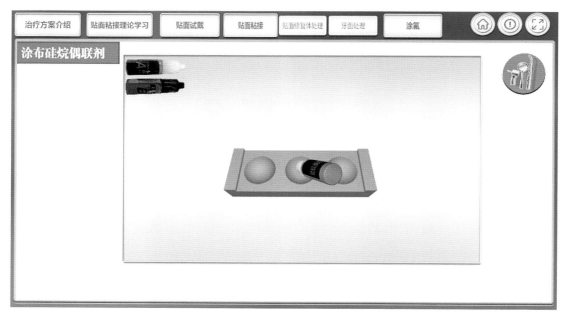

图 11-35　将硅烷偶联剂 A、B 液均匀混合

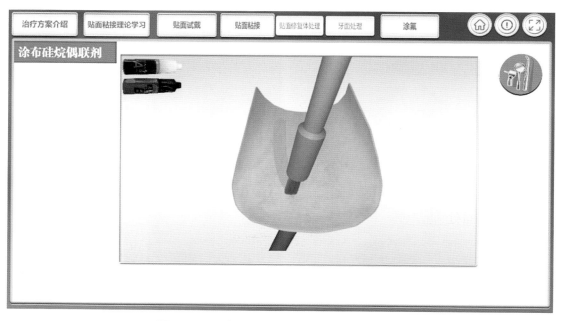

图 11-36　在贴面组织面涂布硅烷偶联剂

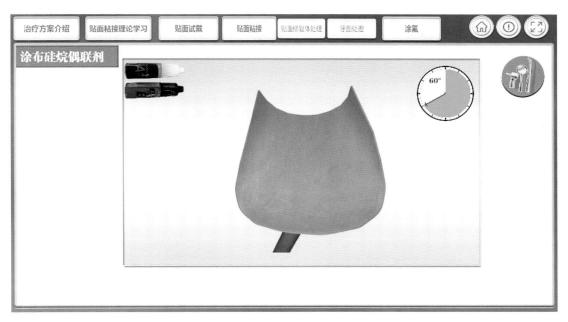

图 11-37 常温下硅烷偶联剂处理 5 分钟

【要点解析】 偶联剂是指在特定条件下产生活性基团,能与粘接界面两侧的粘接物质发生化学结合,从而提高界面结合强度的一类化合物。在瓷的粘接修复中常用的是硅烷偶联剂,是硅酸盐系陶瓷树脂粘接中的重要处理方式。硅烷偶联剂在特定条件下可以生成两种活性基团,分子一端的甲基在水解条件下形成硅醇基团(Si-OH),能够和 SiO_2 表面的羟基缩合形成硅氧烷桥(Si-O-Si)连接瓷表面。分子另一端的有机基团能与有机树脂单体发生共聚反应连接树脂表面。常温下,硅烷偶联剂需处理 5 分钟,电吹风加热能加速硅烷偶联剂中有机物的挥发过程,可将处理时间缩短至 30 秒。

(2)牙面处理

【交互动作】 点击鼠标,进入牙面处理部分。

1)隔湿

【交互动作】 点击鼠标,进入"隔湿"步骤(图 11-38),点击工具盒,选择隔湿工具"橡皮障"(图 11-39),鼠标点击牙面,即可用橡皮障进行隔湿。

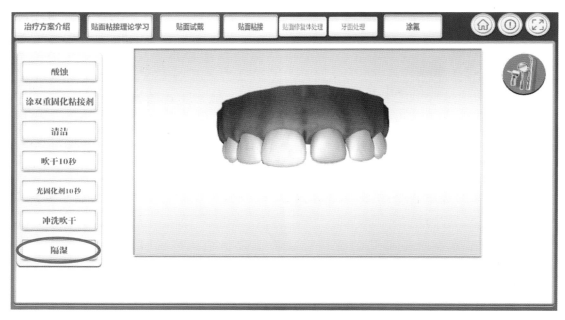

图 11-38　点击进入"隔湿"步骤

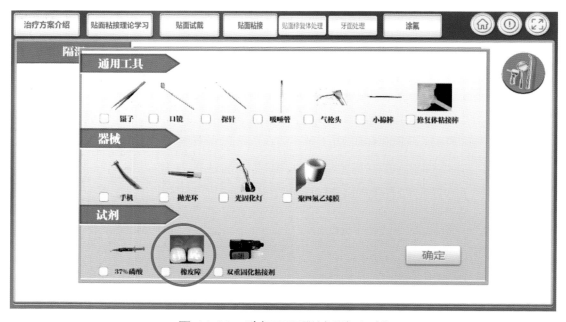

图 11-39　选择隔湿器械"橡皮障"

【要点解析】　使用橡皮障的目的是隔离唾液中的水分,预防唾液中的水分对粘接和树脂聚合造成的影响。使用棉卷可以局部暂时性隔湿,如果采用棉卷隔湿,术区相对湿度仍然接近 100%,远高于室内相对湿度,因此单纯用棉卷并不足以控制术区的液体对牙体组织和材料的浸润,而使用橡皮障时,术区的相对湿度可以被降低至与室内相对湿度相当的水平。与内科根管治疗不同的是,牙体修复时使用橡皮障隔离至少需要暴露 3 颗以上的牙齿,以提供足够的进入和操作空间,并为牙体形态和颜色的恢复提供参考。

2）清洁

【交互动作】　点击鼠标,进入"清洁"步骤(图 11-40),点击工具盒,选择清洁工具"手机""抛光杯"和"吸唾管"(图 11-41),鼠标点击牙面,即可使用抛光杯清洁牙面(图 11-42)。

3）酸蚀

【交互动作】　点击鼠标,进入"酸蚀"步骤(图 11-43),点击工具盒,选择酸蚀剂:"37% 磷酸"(图 11-44),鼠标点击牙面,用 37% 磷酸酸蚀牙面 30 秒(图 11-45)。

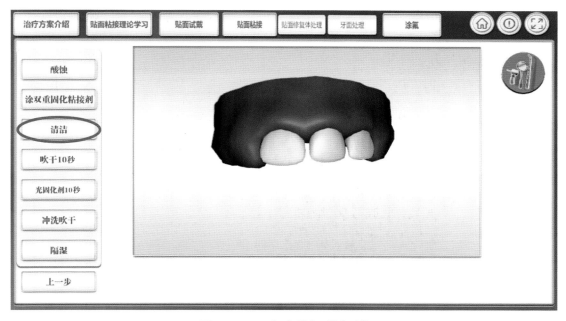

图 11-40　点击选择"清洁"

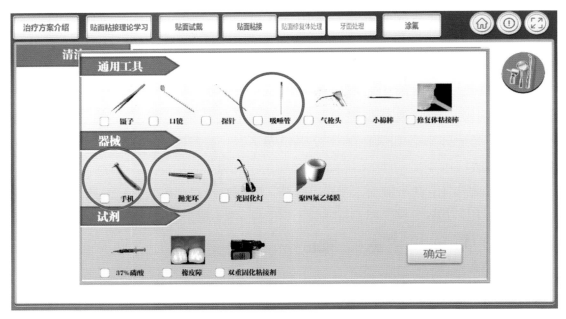

图 11-41　选择器械"手机""抛光杯"和"吸唾管"

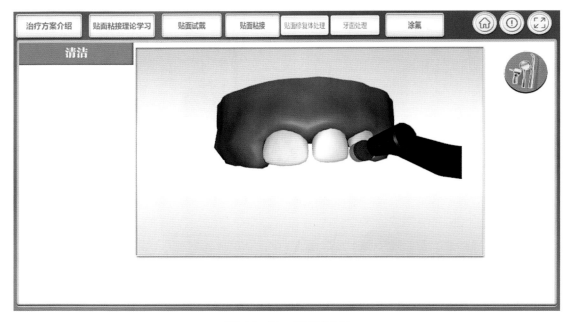

图 11-42　抛光牙面

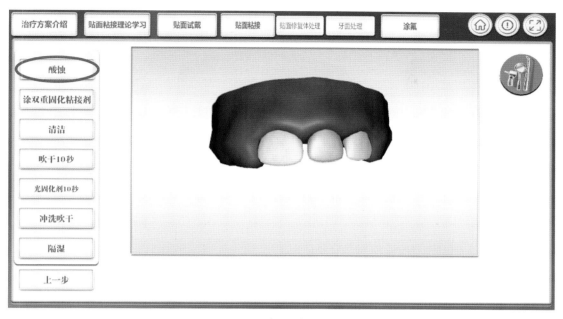

图 11-43　点击选择"酸蚀"

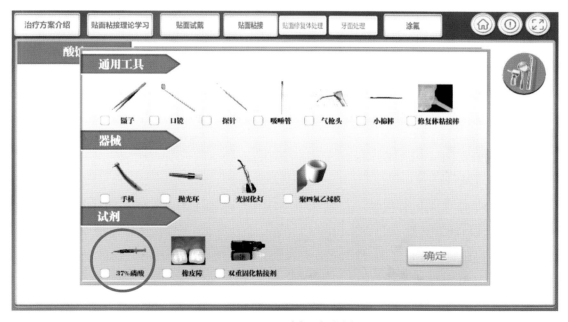

图 11-44　选择酸蚀剂

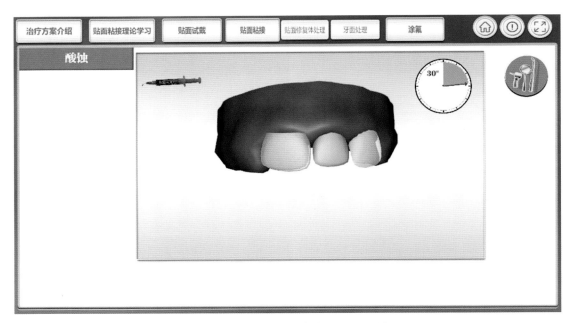

图 11-45　酸蚀剂酸蚀牙面 30 秒

【要点解析】　牙釉质酸蚀机制如下。

a）表面清洁和粗糙化:酸蚀剂可清除牙面上的无机和有机污垢,使牙釉质表面脱钙,形成无数微小的孔隙,呈凹凸不平的粗糙面,从而增加牙釉质表面积,粘接树脂可渗入孔隙中,交嵌成网,产生机械嵌合。

b）牙釉质表面极性化:由于牙釉质表面脱钙而形成羟基膜和氨基膜,成为极性物质,与树脂中羟基、羧基等极性基团间形成氢键引力或静电引力而提高其粘接力。

c）增加牙釉质可湿性:有利于树脂渗入。

4）冲洗吹干

【交互动作】　点击鼠标,进入"冲洗吹干"步骤(图 11-46),点击工具盒,选择冲洗吹干工具"气枪头"(图 11-47),鼠标点击牙面,即可使用气枪头冲洗吹干牙面 10 秒(图 11-48)。

5）涂双重固化粘接剂

【交互动作】　点击鼠标,进入"涂双重固化粘接剂"步骤(图 11-49),点击工具盒,选择粘接材料"双重固化粘接剂"和"小棉棒"(图 11-50),鼠标点击牙面,即可在牙面涂布双重固化粘接剂。

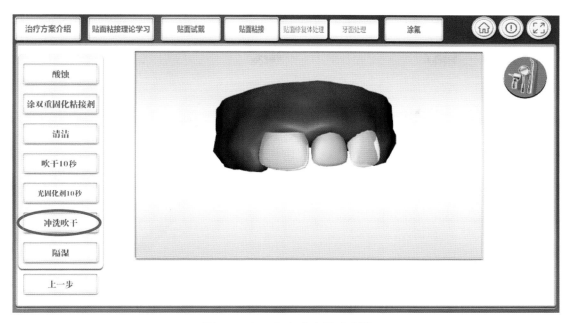

图 11-46　点击"冲洗吹干"

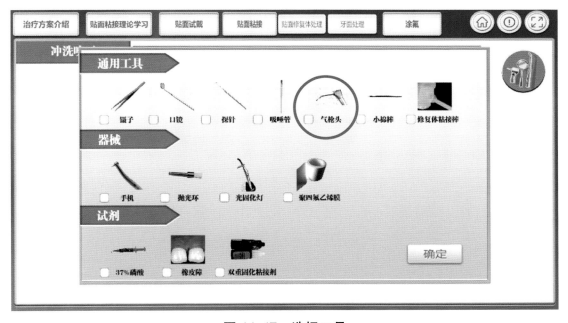

图 11-47　选择工具

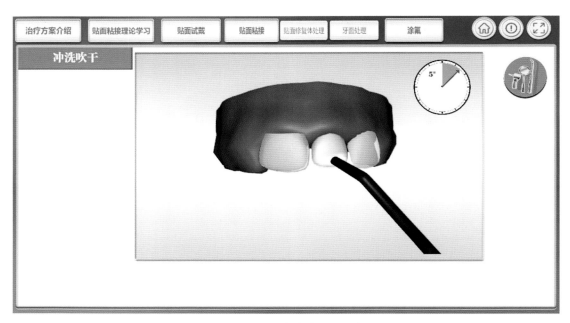

图 11-48　冲洗吹干 5 秒

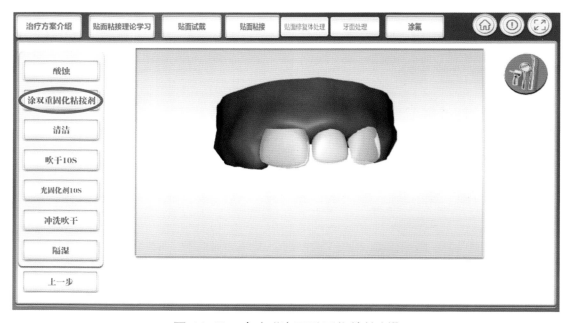

图 11-49　点击"涂双重固化粘接剂"

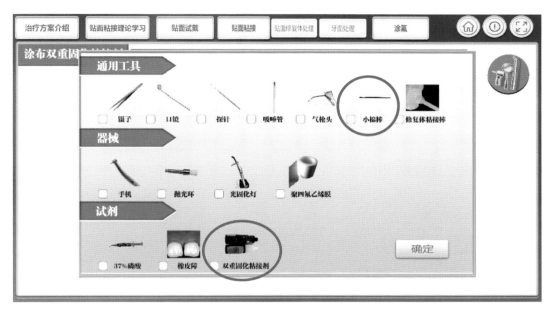

图 11-50　选择粘接材料

6）吹干 10 秒

【交互动作】　点击鼠标,进入"吹干 10 秒"步骤(图 11-51),点击工具盒,选择吹干工具"气枪头"(图 11-52),鼠标点击牙面,即可使用气枪头吹干牙面 10 秒(图 11-53)。

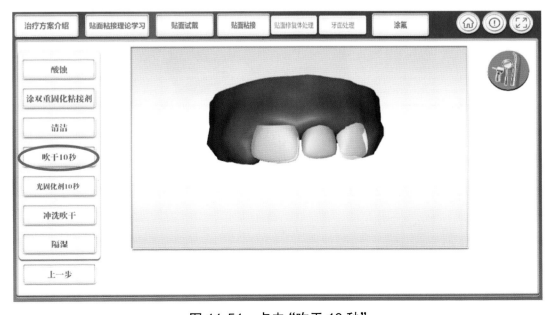

图 11-51　点击"吹干 10 秒"

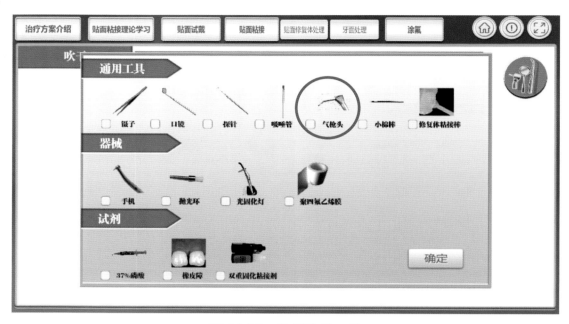

图 11-52　选择吹干工具

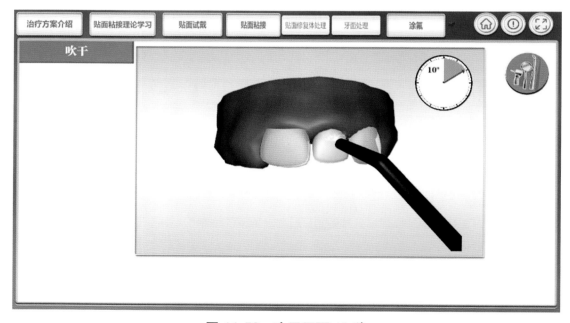

图 11-53　吹干牙面 10 秒

7）光固化 10 秒

【交互动作】 点击鼠标,进入"光固化"步骤(图 11-54),点击工具盒,选择光固化工具"光固化灯"(图 11-55),鼠标点击牙面,光固化灯固化 10 秒(图 11-56),完成后自动进入下一个"粘接"操作步骤。

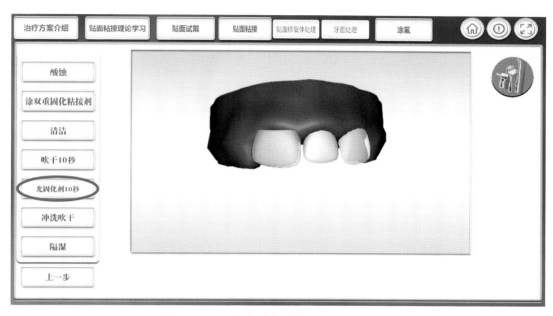

图 11-54 点击选择"光固化剂 10 秒"

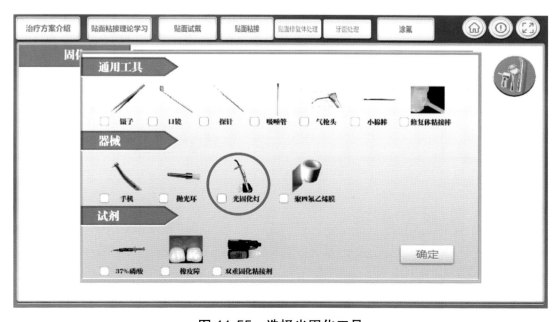

图 11-55 选择光固化工具

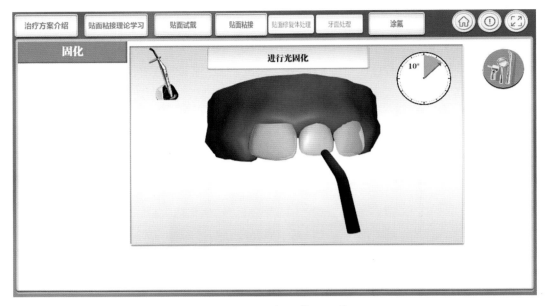

图 11-56 光固化 10 秒

（3）粘接

1）涂布瓷粘接剂

【交互动作】 点击选择"涂布瓷粘接剂"步骤（图 11-57），点击工具盒使工具盒展开，点击选择工具盒中"瓷粘接剂"和"小棉棒"（图 11-58），点击贴面组织面，涂布瓷粘接剂（图 11-59）。

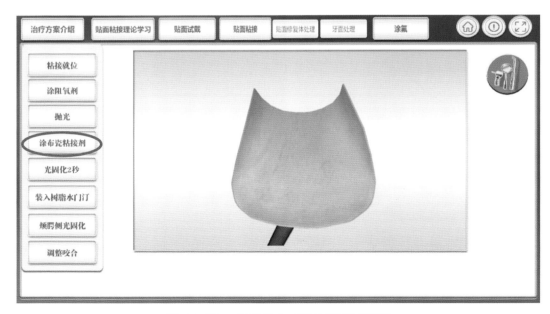

图 11-57 点击进入"涂布瓷粘接剂"

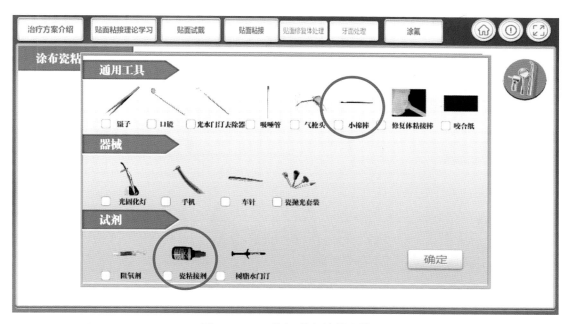

图 11-58　选择"瓷粘接剂"

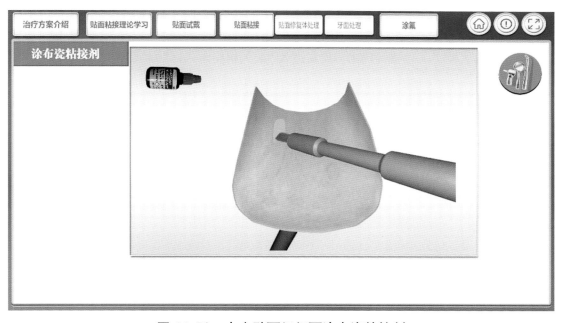

图 11-59　点击贴面组织面涂布瓷粘接剂

2）装入树脂水门汀

【交互动作】　点击选择"装入树脂水门汀"步骤（图 11-60），点击工具盒使工具盒展开，点击选择工具盒中"树脂水门汀"（图 11-61），点击贴面组织面，涂布树脂水门汀（图 11-62）。

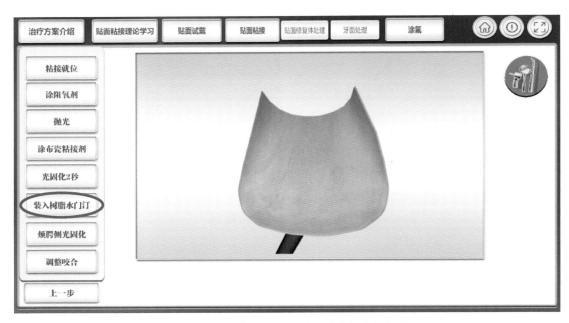

图 11-60　点击进入"装入树脂水门汀"

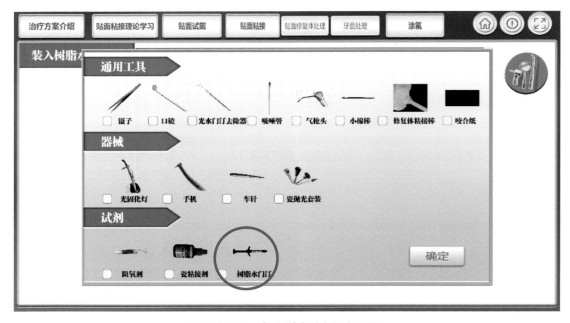

图 11-61　点击选择树脂水门汀

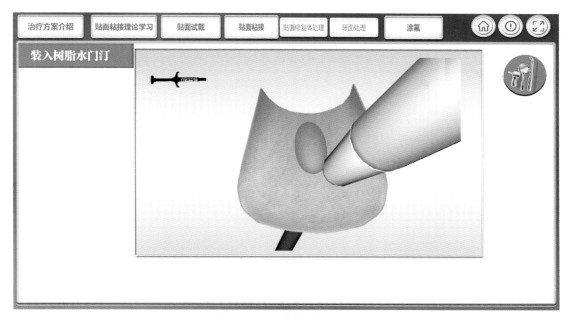

图 11-62　涂树脂水门汀

【要点解析】　树脂粘接剂与瓷形成粘接力的原理主要有以下几种。

a）机械锁合作用：树脂粘接剂渗入经表面处理的粗糙甚至具有微孔的瓷表面并固化后，形成树脂的嵌入突而产生嵌合效果；

b）化学性结合：树脂粘接剂直接或借助偶联剂与经过处理的瓷表面发生化学反应而结合；

c）物理性吸附和润湿作用：树脂粘接剂的分子与瓷表面分子之间的距离缩小到极小的程度时，就会因分子间产生的范德华力而产生黏附作用。

3）就位

【交互动作】　点击选择"粘接就位"步骤（图 11-63），修复体已粘接就位（图 11-64）。

4）光固化 2 秒

【交互动作】　点击选择"光固化 2 秒"步骤（图 11-65），点击工具盒使工具盒展开，点击选择工具盒中"光固化灯"（图 11-66），点击牙列中的 21 牙面，即可打开光固化灯进行光固化（图 11-67），光固化完毕后，根据提示进入步骤"去除多余水门汀"（图 11-68），点击选择工具盒中的"水门汀去除器"（图 11-69）。

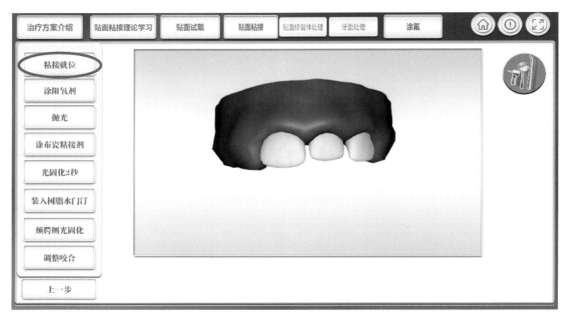

图 11-63 点击进入"粘接就位"

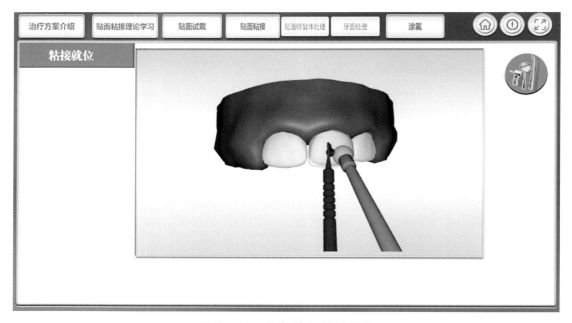

图 11-64 修复体已粘接就位

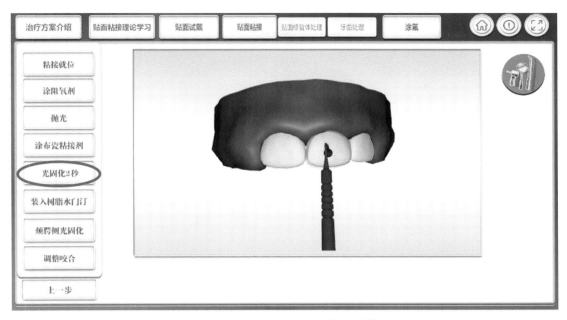

图 11-65　点击进入"光固化 2 秒"步骤

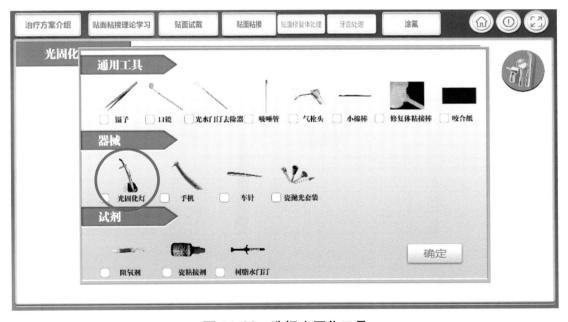

图 11-66　选择光固化工具

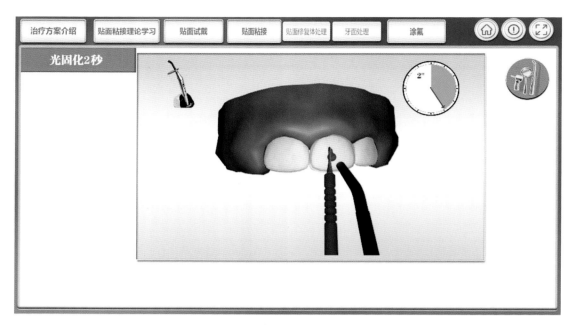

图 11-67　点击牙面进行光固化

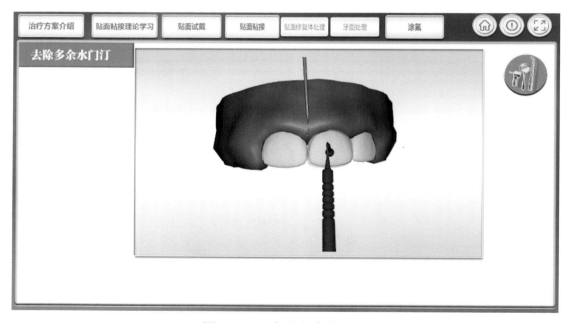

图 11-68　去除多余水门汀

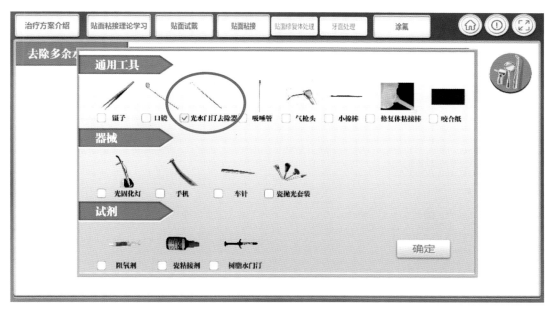

图 11-69　点击选择去除工具

5）涂阻氧剂

【交互动作】　点击选择"涂阻氧剂"步骤（图 11-70），点击工具盒使工具盒展开，点击选择工具盒中"阻氧剂"（图 11-71），拖动鼠标控制阻氧剂涂布位置，沿贴面边缘涂布（图 11-72）。

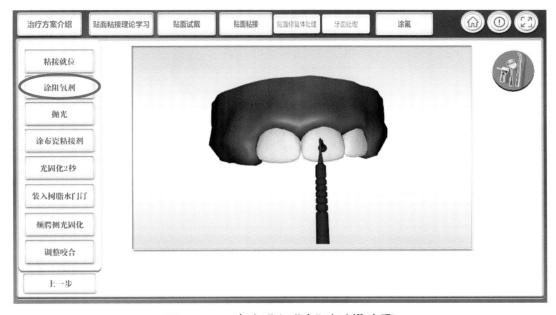

图 11-70　点击进入"涂阻氧剂"步骤

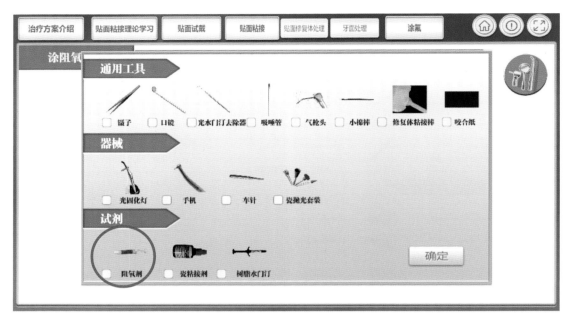

图 11-71 点击选择"阻氧剂"

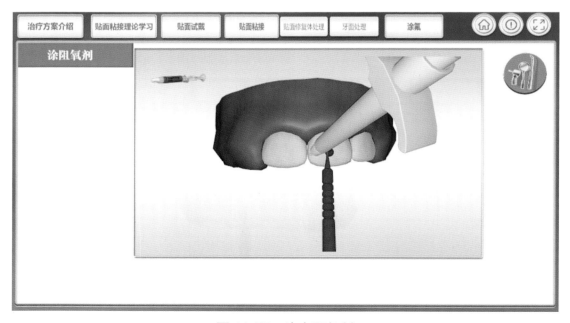

图 11-72 涂布阻氧剂

【要点解析】　使用阻氧剂是因为所有的光固化树脂在有氧环境下都不能保证完全固化,若在贴面边缘涂一层阻氧剂隔离树脂与外界氧气的接触后,再进行光照能够保证光固化树脂的充分固化,也保证了光固化的质量。如果不使用阻氧剂,表面的一层树脂不能得到完全的硬固,从而会影响光固化的质量和强度。

6）颊腭侧光固化

【交互动作】　点击选择"颊腭侧光固化"步骤(图 11-73),点击工具盒使工具盒展开,点击选择工具盒中"光固化灯"(图 11-74),点击牙面,光固化灯即打开,开始颊侧光固化过程,右上角计时器显示固化时间为"40 秒"(图 11-75),根据屏幕提示,选择"口镜"和"光固化灯",再进行腭侧光固化过程,至此,光固化过程全部完成,进入下一步。

7）调整咬合

【交互动作】　点击选择"调整咬合"步骤(图 11-76),点击工具盒使工具盒展开,点击选择工具盒中"咬合纸"(图 11-77),根据屏幕提示,按"WSAD"键使下颌牙列做前伸后退左侧右侧移动(图 11-78),贴面的切端可见咬合高点(图 11-79),点击工具盒,再次选择磨除工具"手机"和"车针"(图 11-80),鼠标控制车针对咬合高点进行调整磨除(图 11-81),再次用咬合纸检查咬合关系,根据屏幕提示,按"WSAD"键使下颌牙列做前伸后退左侧右侧移动,可见无咬合高点,调整咬合步骤完成,进入下一步。

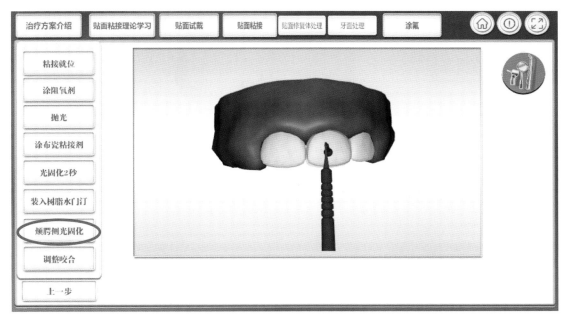

图 11-73　点击进入"颊腭侧光固化"

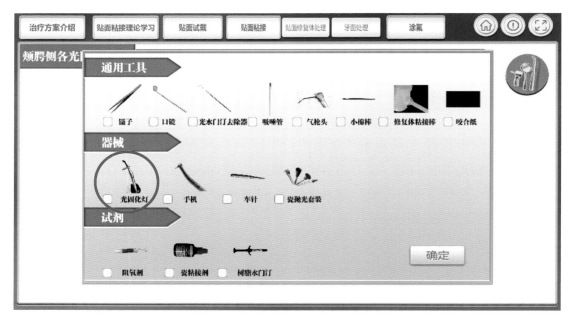

图 11-74　点击选择"光固化灯"

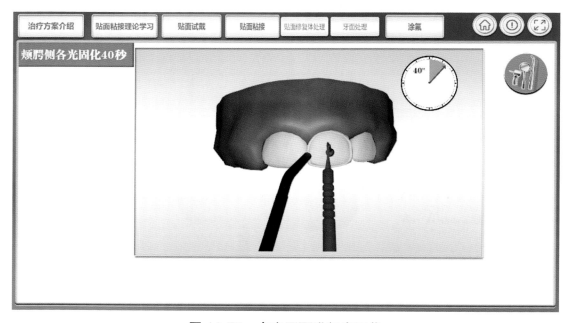

图 11-75　点击牙面进行光固化

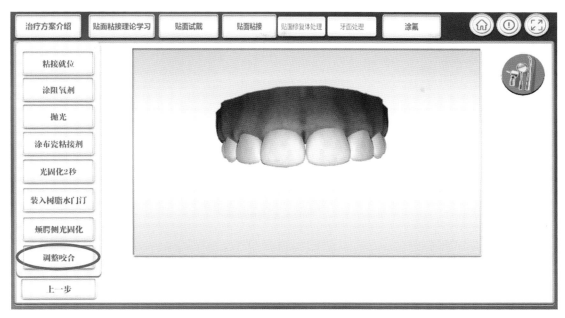

图 11-76　点击进入"调整咬合"

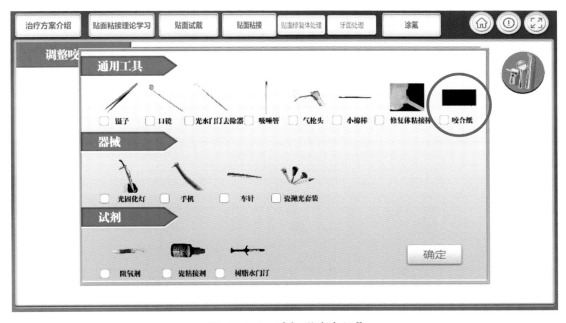

图 11-77　选择"咬合纸"

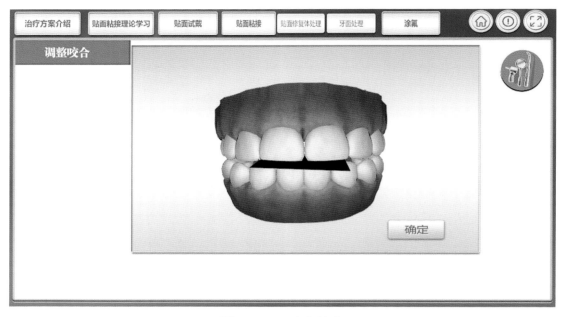

图 11-78　咬合检查

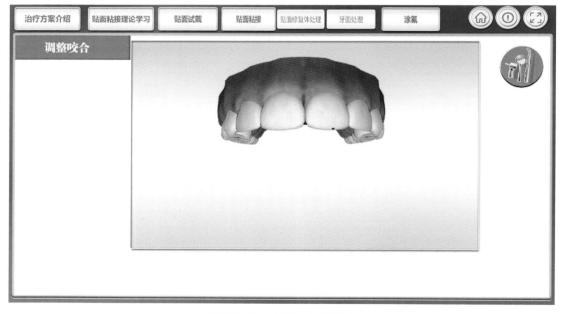

图 11-79　可见咬合高点

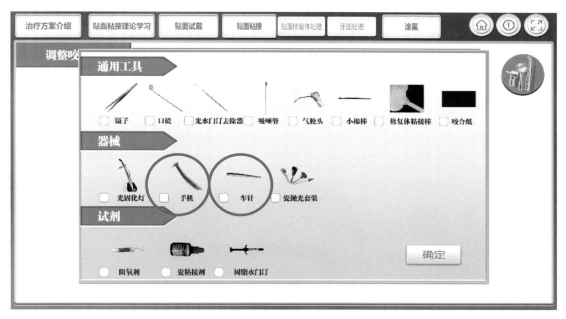

图 11-80 选择工具"手机"和"车针"

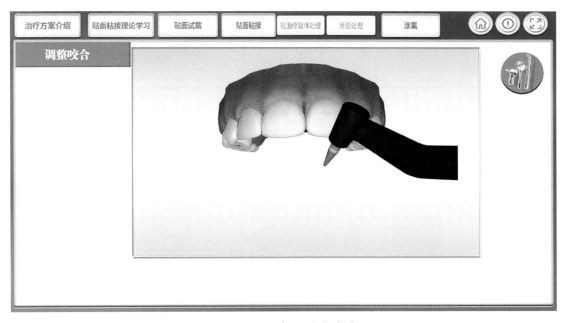

图 11-81 磨除咬合高点

8）抛光

【交互动作】　点击选择"抛光"步骤（图 11-82），点击工具盒使工具盒展开，点击选择工具盒中"手机"和"瓷抛光套装"（图 11-83），通过控制鼠标，控制抛光杯的移动，对贴面进行抛光（图 11-84）。抛光完成后进入下一步。

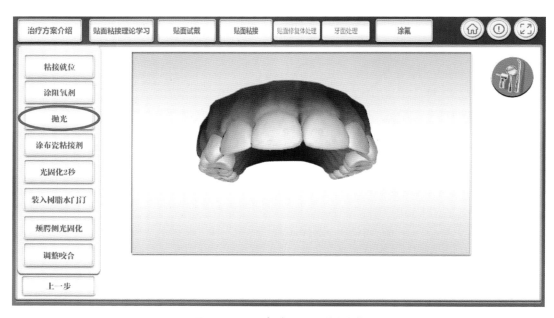

图 11-82　点击进入"抛光"

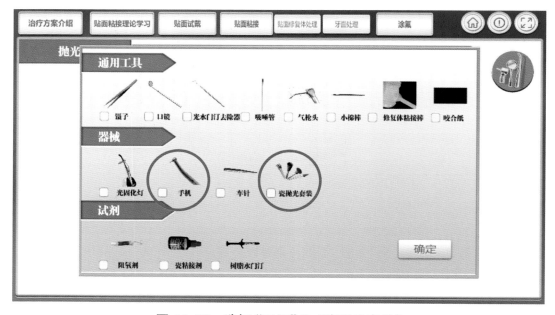

图 11-83　选择"手机"和"瓷抛光套装"

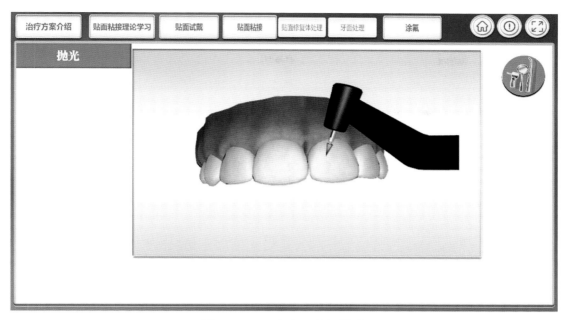

图 11-84　对贴面进行抛光

（4）涂氟

【交互动作】　进行涂氟操作（图 11-85），操作完成后自动进入选择题考查页面（图 11-86），点击选择全部正确答案，选择完毕后，所有实验全部完成（图 11-87）。

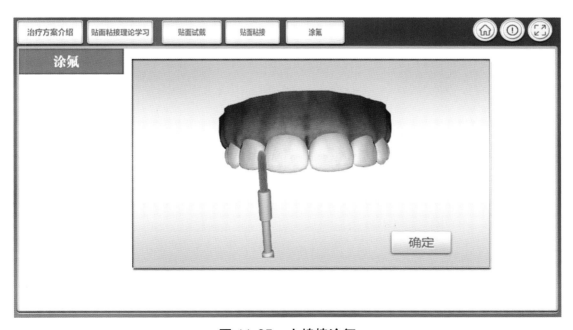

图 11-85　小棉棒涂氟

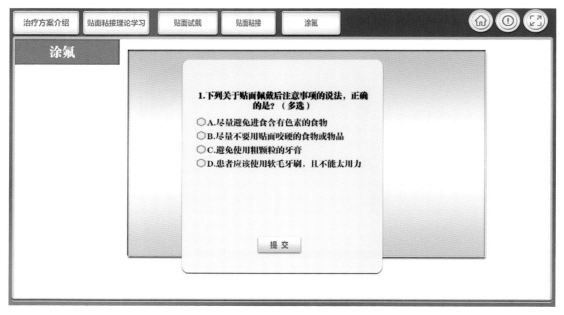

图 11-86　选择题考查修复后注意事项

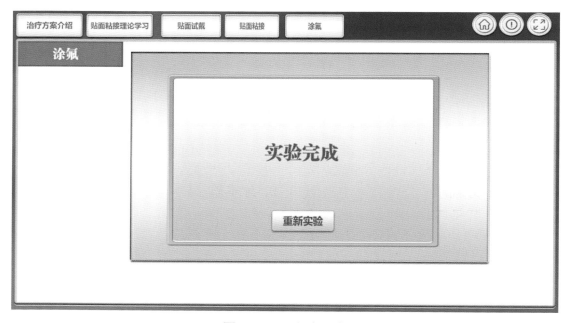

图 11-87　实验完成

六、自主学习与考核

1. 贴面粘接理论学习中,选择题的正确率,占 20%;

2. 在各操作步骤中,对所需操作器械的选择正确率,占 40%;

3. 对贴面粘接步骤的选择及排序的正确率,占 40%。

七、题库样题及解析

1. 以下哪些为贴面修复适应证

　　A. 牙釉质发育不良

　　B. 前牙斜折,髓腔暴露,断面深达龈下

　　C. 反𬌗

　　D. 过小牙

　　E. 畸形牙

【答案】　ADE

【基础知识类别】　贴面修复适应证

【答案解析】　只有 ADE 属于贴面修复的适应证。

2. 以下属于贴面修复禁忌的是

　　A. 上颌牙严重唇向移位　　　　B. 反𬌗

　　C. 过小牙　　　　　　　　　　D. 严重深覆𬌗

　　E. 牙间隙过大

【答案】　ABD

【基础知识类别】　贴面修复禁忌证

【答案解析】　只有 ABD 属于贴面修复的禁忌证。

3. 贴面修复的牙体预备,一般应止于

　　A. 牙釉质　　　　　　　　　　B. 牙本质

　　C. 牙骨质　　　　　　　　　　D. 牙髓腔

【答案】　A

【基础知识类别】　贴面修复的牙体预备

【答案解析】　在进行贴面修复的牙体预备时,预备的边缘应止于牙釉质。

4. 正常牙釉质粘接面进行酸蚀处理,常用的酸为

　　A. 75% 的硫酸　　　　　　　　B. 37% 的磷酸

　　C. 25% 的羧酸　　　　　　　　D. 37% 的羧酸

【答案】　B

【基础知识类别】　牙釉质酸蚀

【答案解析】　牙釉质酸蚀常用 37% 的磷酸。

5. 口腔内牙釉质经过酸蚀、冲洗、干燥处理后,不小心酸蚀面又接触到了唾液,此时应该

  A. 重新隔湿,吹干,继续后续的步骤

  B. 用小棉球擦干酸蚀面,继续后续的步骤

  C. 直接继续后续的步骤

  D. 重新酸蚀、冲洗、干燥后,继续后续的步骤

【答案】　D

【基础知识类别】　贴面粘接时牙面的处理

【答案解析】　牙面酸蚀完成后,若碰到唾液,应重新进行酸蚀、冲洗和干燥,再继续后续的步骤。

6. 贴面预备时的分型为

  A. 开窗型　　　　　　　　B. 唇侧覆盖型

  C. 切端包绕型　　　　　　D. 切端钝接型

【答案】　ABCD

【基础知识类别】　牙体预备的分型

【答案解析】　根据贴面预备时,止点的位置,可将贴面分为开窗型、唇侧覆盖型、切端包绕型和切端钝接型四种类型。

7. 玻璃、硅烷偶联剂之间形成的力属于

  A. 分子间结合　　　　　　B. 嵌合

  C. 氢键结合　　　　　　　D. 化学结合

【答案】　D

【基础知识类别】　粘接的原理

【答案解析】　玻璃和硅烷偶联剂之间的结合为 Si-O-Si 键的化学结合。

8. 下列关于硅烷偶联剂处理方法及时间的说法正确的是

  A. 常温处理 5 分钟　　　　B. 常温处理 30 秒

  C. 电吹风加热处理 5 分钟　　D. 电吹风加热处理 30 秒

【答案】　AD

【基础知识类别】　硅烷偶联剂对修复体表面的处理

【答案解析】　常温下硅烷偶联剂处理修复体组织面的时间为 5 分钟,若使

用电吹风加热,则能加速有机溶剂的挥发,使得处理时间缩短为 30 秒。

9. 下面关于贴面修复后注意事项的说法,正确的是

    A. 尽量避免进食含有色素的食物

    B. 尽量不要用贴面咬硬的食物或物品

    C. 避免使用粗颗粒的牙膏

    D. 患者应该使用软毛牙刷,且不能太用力

【答案】 ABCD

【基础知识类别】 贴面修复后的注意事项

【答案解析】 以上各选项都为贴面修复后的注意事项。

(王 剑)

【参考文献】

1. 霍欢,殷家悦,艾红军. 树脂粘接剂在全瓷修复中的应用进展. 国际口腔医学杂志,2016,43 (05):554-559.

2. 中华口腔医学会口腔美学专业委员会. 口腔美学修复中瓷贴面技术专家共识. 中华口腔医学杂志,2021,56(12):1185-1190.

3. 张敏,文福安,刘俊波. 高质量虚拟仿真实验教学课程内涵和特征. 实验技术与管理,2022,39 (03):1-4.

4. 张凌,方明,陈吉华. 自酸蚀粘结系统的研究进展. 国外医学. 口腔医学分册,2004(05): 394-396.

5. KITAHARA N,ITOH K,KUSUNOKI M,et al. Dental Materials Journal. 2013,32(3),409-412.

6. NASCIMENTO A R,MANTOVANI M B,MENDONCA L,et al. Oper. Dent. 2021,46(2),126-135.

实验十二　嵌体牙体预备虚拟仿真实验

一、实验目的和要求

1. 掌握嵌体的定义、分类以及不同类型嵌体的特点。
2. 掌握嵌体的适应证、禁忌证。
3. 掌握嵌体的结构和设计原则。
4. 掌握嵌体牙体预备过程中常用车针及器械的型号和功能。
5. 掌握嵌体牙体预备原则。
6. 掌握不同类型嵌体牙体预备的步骤与注意事项。

二、实验原理和内容

本实验通过虚拟现实技术进行三维建模和借助丰富的多媒体资料,构建了嵌体牙体预备虚拟实验网络平台,操作者可通过多媒体途径的学习以及交互式虚拟实验操作的反复练习,掌握嵌体的适应证和禁忌证及牙体预备相关的理论基础知识、各类嵌体牙体预备的临床操作流程,熟悉嵌体预备过程中常用的车针和器械。同时,结合对临床病例的学习,进一步巩固嵌体牙体预备的操作要点,并培养操作者全面的临床思维。

三、基础知识介绍

1. 嵌体的定义　嵌体(inlay)是一种嵌入牙体内部,用以恢复缺损牙体形态和功能的修复体。

2. 嵌体的分类　随着全瓷材料的发展,对牙体预备洞形的要求已不像传统金属嵌体那样严格,窝洞形态更加丰富,可根据患牙情况选择合适类型的嵌体以保留更多的健康牙体组织。目前,针对修复后牙缺损的全瓷嵌体的分类及命名尚不统一,主要根据窝洞形态和修复体形态将嵌体修复体分为四种,包括嵌体(inlay)、高嵌体(onlay)、贴面(occlusal veneer)、髓腔固位冠(endo-overlay, endocrown）。

高嵌体是指覆盖一个或者多个牙尖的间接修复体，其越过牙齿的牙尖，并且伸展到所覆盖牙尖的颊、舌和近、远中斜面。高嵌体使用的材料与嵌体相同，可以是金属、陶瓷或者树脂类。高嵌体通常将所保护的牙尖完全替代，并用来保持或者恢复该牙尖的垂直高度。

贴面，即后牙咬合面的贴面，是充分利用瓷贴面的粘接原则发展出的无固位形设计的后牙修复体。

髓腔固位冠是指能将牙齿咬合面全部覆盖且配有髓腔固位形的修复体。

3. 嵌体的适应证和禁忌证

（1）适应证

1）涉及牙尖、切角、边缘嵴以及𬌗面的牙体缺损，或牙体缺损面积较大而无法进行直接充填修复者；

2）𬌗龈距离小于 2mm 的患牙，无法采用全冠、桩核冠修复；

3）因牙体缺损导致的邻接不良或食物嵌塞严重，需恢复邻面接触区者；

4）牙体仍存留较大体积的健康牙体组织（厚度大于 2mm），可以为嵌体提供足够抗力者。

（2）禁忌证

1）牙体缺损范围过大，残留牙体组织无法为嵌体修复提供足够抗力形和固位形；

2）未经根管治疗的乳牙和年轻恒牙，因髓角位置高易损伤牙髓而不宜行嵌体修复；

3）咬合功能异常者，如磨牙症、紧咬牙等，可导致嵌体过度磨损和易于脱落；

4）在轴面牙体缺损较深直达龈下者；

5）𬌗面缺损范围较小，前牙邻、唇面缺损未涉及切角者，对美观及修复长期效果要求较高的年轻患者或心理素质欠佳者，不宜行瓷嵌体修复。

4. 预备要求

（1）修复前准备：明确患者要求，检查患牙的牙体缺损情况，了解缺损对邻牙和对颌牙有无影响，拍 X 线片判断缺损部位的大小、位置以及牙髓情况、髓角位置，选择合适的修复材料及嵌体设计。

（2）去尽腐质：面对龋坏造成的牙体缺损，应彻底去除感染坏死的牙体组织，为避免露髓可适量保留脱矿层。如为其他原因造成的牙体缺损，可直接从下一步开始。

（3）预备具有固位形和抗力形的洞形：①无倒凹：嵌体洞形无论多复杂，都只能有一个就位道，即轴壁之间应彼此平行，不能有倒凹，否则嵌体将无法就位。一般要求外展度不超过 6°，以保持良好的固位力。②有洞缘斜面（bevel）：对于金属嵌体而言，要求在边缘制备 45° 洞缘斜面；而瓷嵌体不要求制备洞缘斜面，因为瓷抗折强度较差，边缘需要保留一定厚度，否则受力易折裂。③辅助固位形：对𬌗面嵌体而言，洞形外展不超过 6°，洞形的高度在 2mm 以上，固位良好。邻𬌗嵌体除𬌗面洞形外，其邻面箱形增加了 3~4 个轴壁，也具备一定抵抗𬌗向脱位的固位力。除此之外，𬌗龈向就位的嵌体，还需在功能状态下有抵抗邻向脱位的辅助固位形，如邻面片切面、𬌗面鸠尾（dovetail）和鸠尾峡（isthmus）及针形、沟形等，以辅助某些固位力不足的洞形来增加某一方向的固位力。

5. 预备流程　嵌体的牙体预备，以邻𬌗嵌体为例。

（1）𬌗面洞形预备

1）定点、定深：用咬合纸仔细检查咬合接触关系，以确定𬌗面的边缘设计位置，与牙尖交错𬌗接触点保持 1mm 的距离。用钨钢裂钻或金刚砂锥台形车针从𬌗面缺损或龋坏最宽处形成 2mm 定深隧道。

2）沿缺损范围扩展：根据缺损的深度与缺损边缘的位置形成𬌗面部分的洞形，同时去除悬釉，颊舌向的扩展应尽量保守以保证颊舌壁的抗力形。洞形要求底平、壁直、点线角清楚。如𬌗面洞形最深处近髓，则应垫底形成平面，壁直可保证良好的固位力。点线角清楚是指洞缘处的外点线角，而洞底处的点线角应圆钝，因为直角会造成应力集中而导致牙壁折裂，因此取印模前应对外形轮廓和线角进行精修。

3）制备𬌗面鸠尾固位形：在𬌗面洞形向邻面箱形的连接处形成从𬌗面观类似鸠尾外形的固位形，相对于𬌗面部分稍窄，或𬌗面中央处稍做扩展达到鸠尾形效果。鸠尾的峡部一般放在两个相对牙尖三角嵴之间，宽度为颊舌尖间宽度的 1/3~1/2。

（2）邻面洞形的预备：使用平头圆角锥状钨钢钻针或金刚石针制备邻面箱状洞形。根据邻面缺损的宽度形成箱形，进入邻面的缺损预备时，注意不要伤及邻牙；箱形洞缘的龈壁和颊舌壁应在邻面接触区外，龈壁的宽度为 1mm。邻面洞缘应与邻牙间有间隙，以便取印模时印模材料能够进入。

（3）精修磨光：使用磨光钻针将预备体各边缘、线角修整圆钝，磨光基牙。

高嵌体的牙体预备，以后牙 MOD 高嵌体为例。

（1）去除腐质、原有修复体、残余充填体及继发龋。

（2）𬌗面预备：顺应牙冠固有𬌗面外形，根据正常情况下对颌的情况，预备出与对颌牙𬌗面较均匀的间隙，磨除功能尖 1.5mm，非功能尖 1.0mm，预备功能尖斜面（functional cusp bevel）。在功能尖斜面咬合接触点以下至少 1mm 处预备终止边缘，可称为𬌗台（occlusal shoulder），形态为内线角圆钝的肩台（shoulder with rounded inner line angle）或深无角肩台（heavy chamfer）；宽度约 1mm 非功能尖的外斜面预备成反斜面（contrabevel），反斜面的边缘可以设计为 0.3~0.5mm 宽的无角肩台（chamfer）。

（3）邻面预备要求同邻𬌗嵌体。

（4）精修磨光及修整边缘线：最后修整功能尖外斜面肩台、邻面箱形洞斜面等，所有边缘处做成连续光滑的斜面，斜面宽度为 0.5~0.7mm，使其成为连续的最终边缘线。

6. 牙体预备的注意事项

（1）预备牙体时支点要稳妥；

（2）彻底去净腐质，并预防性扩展；

（3）较深的洞底不必强求平面；

（4）洞形外形线圆钝；

（5）邻面片切时不要切伤邻牙；

（6）注意采取保护牙髓的措施；

（7）轴壁、片切面、钉洞方向互相平行，并与就位道方向一致；

（8）暂时充填保护窝洞。

四、实验模块组成

本实验分为两个部分，包括基础理论学习模块和虚拟仿真训练模块，共设置 5 个实验模块。通过虚拟仿真实验平台将理论基础知识学习和虚拟操作联系结合起来，提高学习者对于嵌体牙体预备的掌握程度。

1. 基础理论学习及测试模块

模块一　嵌体理论知识

（1）掌握嵌体的定义、分类以及不同类型嵌体的特点；

（2）嵌体的适应证、禁忌证；

（3）不同类型嵌体的牙体预备原则；

（4）不同类型嵌体牙体预备的步骤与注意事项。

模块二　临床病例

（1）嵌体修复的经典病例；

（2）高嵌体修复的经典病例；

（3）殆贴面修复的经典病例；

（4）髓腔固位冠修复的经典病例。

模块三　嵌体专用车针

嵌体牙体预备常用车针的基本结构、工作原理及功能。

模块四　线上基础知识测评

20道题库中随机测试5道。

2. 虚拟仿真训练模块

模块五　虚拟嵌体牙体预备训练

（1）嵌体牙体预备的操作训练；

（2）高嵌体牙体预备的操作训练；

（3）殆贴面牙体预备的操作训练。

五、操作流程与解析

本实验共设置两个实验模块，第一部分为基础理论知识学习和病例展示，第二部分为牙体预备虚拟仿真训练。通过理论知识学习、病例展示及实验操作过程模拟等手段，训练操作者的临床操作技巧，并加深基础知识和临床病例的联系。

本部分对基础理论知识学习模块和虚拟仿真训练模块中的操作进行分步解析，虚拟仿真训练模块以邻殆嵌体为例。

【交互动作】　介绍软件的基本使用方法。

【标准选择】　提供软件预设的标准操作。

【要点解析】　对操作中的注意事项给与说明。

学习者在实际操作中，可根据需要选择是否需查看所有内容。

1. 登录实验平台　打开电脑，确认已接入网络。打开浏览器输入"嵌体虚拟仿真实验教学平台"网址，进入实验平台后的界面（图12-1）。

2. 嵌体理论知识学习

（1）嵌体的定义和分类（图12-2）

【交互动作】　单击"嵌体的定义"和"嵌体的分类"。

【标准选择】　点击"嵌体的定义和分类"按钮，进入嵌体的相关定义及分类

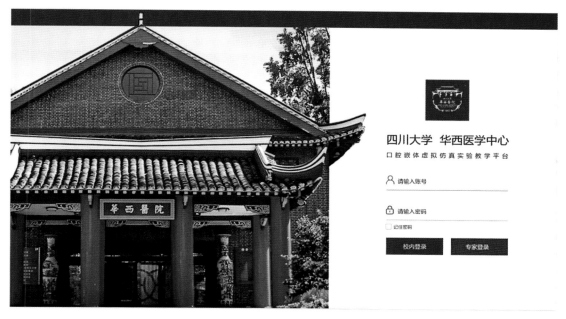

图 12-1　登录界面

的基础知识学习。

【要点解析】　嵌体的定义和分类是口腔修复学牙体缺损固定修复部分的基础知识,也是口腔执业医师考试的重中之重。本实验模块以多媒体为载体,准确、清晰地展示嵌体的定义和不同类型嵌体的形态。操作者可通过反复阅读浏览该部分详细的图文介绍,掌握该部分的知识。

（2）适应证和禁忌证(图 12-3)

【交互动作】　单击"适应证和禁忌证"。

【标准选择】　点击"适应证和禁忌证"按钮,进入嵌体修复体的适应证和禁忌证的相关知识学习。

【要点解析】　与其他方法相比,嵌体修复具有磨除牙体组织少,修复体不易折断,邻接关系恢复良好防止食物嵌塞,更好地恢复缺损的牙体形态等优点,因此嵌体正被广泛地应用于修复后牙缺损。随着修复体材料和粘接材料的飞速发展,嵌体的适应证不断扩大,临床工作中应严格把握适应证,以选择合适的修复方式治疗患牙。操作者可通过本模块展示的详细的文字描述,反复巩固相关知识,为后续的临床诊疗打下坚实基础。

（3）牙体预备要求(图 12-4)

【交互动作】　单击"牙体预备要求"。

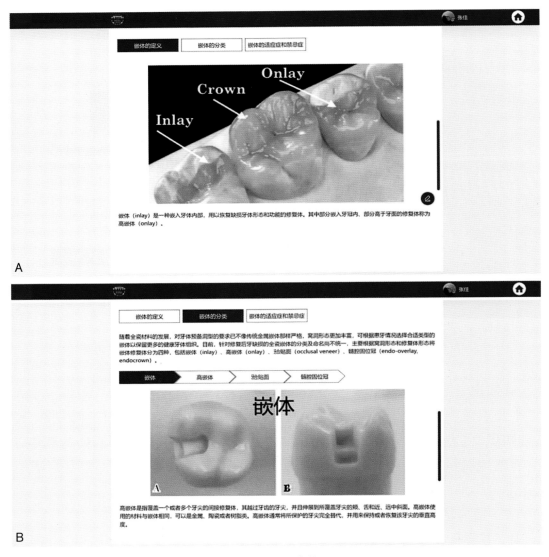

图 12-2　嵌体
A. 嵌体的定义　B. 嵌体的分类

【标准选择】　点击"牙体预备要求"按钮,进入嵌体的牙体预备要求的相关知识学习。

【要点解析】　牙体预备要求是固定修复部分的重点,是每位口腔医生都应该牢牢掌握的内容。嵌体的分类较为繁杂,不同类型嵌体的牙体预备步骤有所差异,但是不同类型嵌体在进行牙体预备时都遵循相同的预备要求。这部分内容通过图示标注和详细的文字描述向操作者展示进行嵌体修复时牙体预备的总要求,操作者可通过反复学习该模块的内容以掌握牙体预备的要求。

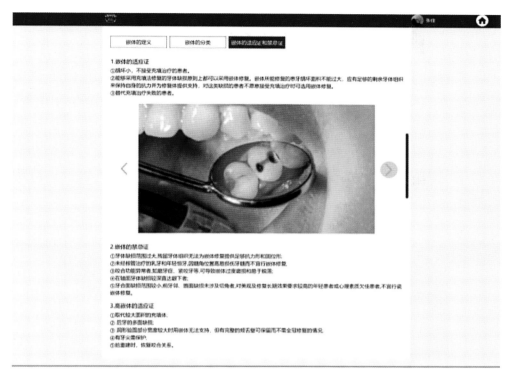

图 12-3　嵌体的适应证和禁忌证页面

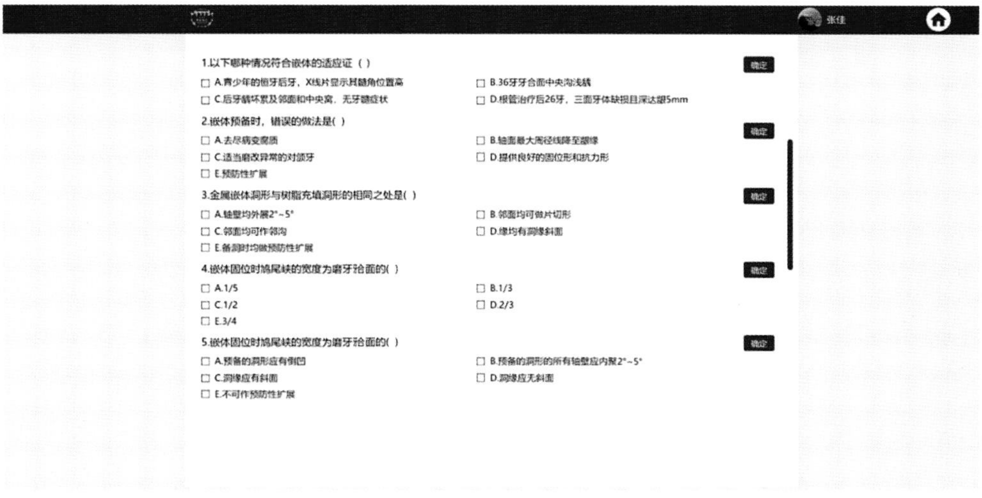

图 12-4　基础知识测试页面

（4）基础知识测试（图 12-5）

【交互动作】　单击"基础知识测试"。

【标准选择】　点击"基础知识测试"按钮,进入嵌体牙体预备基础理论知识的自我检测环节。

【要点解析】　该部分为嵌体牙体预备基础知识的自测环节,由五道选择题组成,考试内容包括:①掌握嵌体的定义、分类以及不同类型嵌体的特点;②嵌体的适应证、禁忌证;③不同类型嵌体的牙体预备原则;④不同类型嵌体牙体预备的步骤、注意事项。操作者需在规定时间内完成五道题,提交后系统会给出评分,并对错题进行解析。操作者可反复进行答题,并查看每次答题的评分和错题解析,最终达到掌握基础知识的目的。

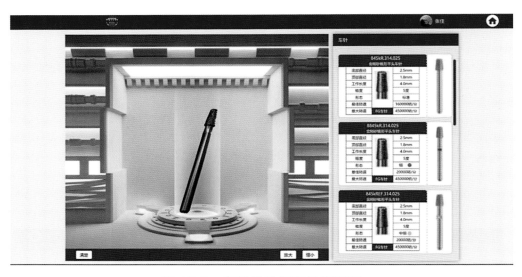

图 12-5　车针的选择和认识页面

3. 车针的选择和认识（图 12-5）

【交互动作】　单击所选车针图标。

【标准选择】　点击车针图标,进入所选车针的详细介绍页面。

【要点解析】　车针是牙体预备过程中必须使用的器械。与普通的全冠修复体不同,嵌体的形态根据牙体缺损不同而变化多样,因此嵌体预备过程中所使用的车针与常规牙体预备的车针也不尽相同。传统教学中对嵌体专用车针的介绍不充分,以至于口腔医学生对嵌体牙体预备的操作技巧掌握程度较低。点击所选车针,左侧是所选车针的 3D 模型,可拖拽、旋转、缩放该模型,360°展示车针细节;右侧文字内容介绍车针的型号、参数、特点和功能用途。该嵌体专用套装共十个车针,操作者可点击不同车针查看相应内容进行学习。

4. 病例展示

（1）问诊

【交互动作】　单击"提问"。

【标准选择】　点击"提问",结束后点击"开始检查"进入下一步。

【要点解析】　问诊是病例记录的重要环节,包括患者主诉、现病史、既往史等内容。本实验中通过模拟询问患者获得患者的主诉、口腔治疗史以及全身健康和过敏史。

（2）口内检查

【交互动作】　单击检查结果。

【标准选择】　点击所有提供的检查结果。

【要点解析】　该部分以图文形式提供病例检查结果和口内照片,模拟临床进行口腔检查的步骤。操作者通过病例内容可掌握接诊有修复诉求的患者时需遵循的临床流程。

（3）影像学检查

【交互动作】　单击"X线片"查看检查结果。

【标准选择】　点击"X线片"查看检查结果。

【要点解析】　影像学检查是进行固定修复牙体预备前检查的重要步骤,通过影像学检查,帮助医生了解患牙缺损部位的大小、位置及牙髓情况、髓角位置等,以确定最终的嵌体设计后再进行牙体预备。

（4）诊断

【交互动作】　单击诊断结果。

【标准选择】　单击诊断结果。

（5）治疗计划

1）标定牙位

【交互动作】　单击牙齿。

【标准选择】　单击36。

2）修复方式选择

【交互动作】　单击选择合适的嵌体类型后,单击提交治疗计划。

【标准选择】　根据提示单击即可。

【要点解析】　临床上,牙体缺损的位置、大小和深度多种多样,而随着全瓷材料性能的不断进步,全瓷修复体对牙体预备洞形的要求已不像传统金属嵌体那样严格,其可以保留更多的健康牙体组织,因此可设计的嵌体形态更加丰富。操作者应根据患牙的缺损状况、牙髓情况和患者要求,选择恰当的修复方式对患牙进行治疗。

（6）治疗过程

1）牙体预备

【交互动作】　单击患牙。

【标准选择】　单击 36,播放该类嵌体牙体预备的视频动画。

2）嵌体粘接

【交互动作】　单击牙齿。

【标准选择】　单击 36,多媒体途径展示预备后的牙体、印模、制备好的嵌体和粘接后的牙体的状态。

5. 牙体预备虚拟仿真训练

以邻𬌗嵌体为例。

（1）选择嵌体类型

【交互动作】　单击"邻𬌗嵌体"。

【标准选择】　单击"邻𬌗嵌体",进入邻𬌗嵌体的步骤选择页面。

【要点解析】　随着全瓷材料的发展,对牙体预备洞形的要求已不像传统金属嵌体那样严格,窝洞形态更加丰富,可根据患牙情况选择合适类型的嵌体,并保留更多的健康牙体组织。目前,针对修复后牙缺损的全瓷嵌体的分类及命名尚不统一,主要根据窝洞形态和修复体形态将嵌体分为四种,包括嵌体、高嵌体、𬌗贴面、髓腔固位冠。操作者可根据自我学习需求选择相应类别,进行各类嵌体牙体预备的虚拟练习,不断强化巩固牙体预备的临床操作流程。

（2）去尽腐质、无基釉

【交互动作】　单击"去尽腐质、无基釉"。

【标准选择】　单击"去尽腐质、无基釉",进入该步骤的操作内容。点击该步骤所使用的车针(多选),选择正确后播放该步骤操作动画,播放后返回步骤选择页面。车针选择错误时,页面弹出提示和相应的基础知识链接,直到选择正确后进行下一步操作(图 12-6)。

【要点解析】　一般能用充填体修复的牙体缺损都是嵌体的适应证,病因通常包括龋坏、外伤、旧充填体脱落等。牙体预备的第一步应该根据缺损原因、大小、位置做预防性扩展。龋坏导致的缺损应去尽缺损周围的腐质,可适当保留脱

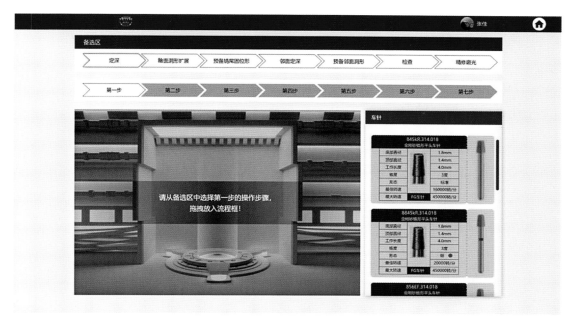

图 12-6　步骤选择

矿层,边缘扩展时注意将边缘线远离咬合接触点。

（3）𬌗面洞形预备

【交互动作】　单击"预备𬌗面洞形"。

【标准选择】　单击"预备𬌗面洞形",进入该步骤的操作内容;点击该步骤所使用的车针(多选)并选择好全部参数(洞深、洞底形态、轴壁外展角度、边缘线位置、鸠尾峡位置、固位形),全部选择正确后播放该步骤操作动画,播放后返回步骤选择页面。选择错误时,页面弹出提示和相应的基础知识链接,直到选择正确后进行下一步操作(图 12-7)。

【要点解析】　使用短锥状平头圆角钨钢钻针或金刚石针制备𬌗面洞形,洞深一般为 2mm,洞底平或浅圆凹形、内线角圆钝。过深的洞和轴壁倒凹可用树脂类材料粘接垫平。𬌗面洞形所有轴壁保持𬌗向外展约 6°,与嵌体就位道一致。洞形𬌗面边缘从缺损部位适当预防性扩展,包括邻近的点隙、发育沟等,使洞缘位于易自洁的健康牙体组织处,尽可能离开咬合接触点 1mm。𬌗面制备鸠尾固位形,防止嵌体水平脱位;鸠尾的峡部一般放在两个相对牙尖三角嵴之间,宽度为颊舌尖宽度的 1/3~1/2。

（4）邻面洞形预备

【交互动作】　单击"预备邻面洞形"。

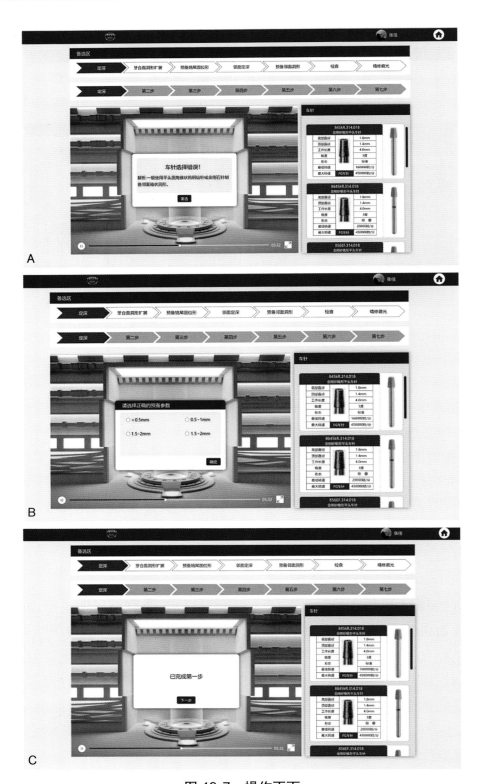

图 12-7　操作页面

A. 选择车针　B. 选择预备参数　C. 当前步骤完成

【标准选择】　单击"预备邻面洞形",进入该步骤的操作内容;点击该步骤所使用的车针(多选)并选择好全部参数(龈壁位置、宽度,轴壁外展角度,轴壁位置,固位形),全部选择正确后播放该步骤操作动画,播放后返回步骤选择页面。选择错误时,页面弹出提示和相应的基础知识链接,直到选择正确后进行下一步操作。

【要点解析】　邻𬌗洞形在去尽龋坏组织后一般先进行邻面洞形的预备。使用平头圆角锥状钨钢钻针或金刚石针制备邻面箱状洞形。根据邻面缺损的宽度形成箱形,进入邻面的缺损预备时,注意不要伤及邻牙。箱形洞缘的龈壁和颊舌壁应在邻面接触区外,龈壁的宽度为 1mm,壁平直与髓壁垂直,内线角圆钝。邻面洞形的颊舌轴壁可外展 6°,与就位道方向一致。邻面洞的颊舌轴壁与其牙冠轴面的交角应大于 90°,避免形成过于锐利的边缘。

（5）检查

【交互动作】　单击"检查"。

【标准选择】　点击检查后进入检查步骤页面,点击所有检查项目(𬌗面洞深、𬌗面洞轴壁外展角度、洞底形态、固位形、鸠尾位置、龈壁位置、邻面洞轴壁位置、龈壁宽度、邻面洞外展角度、线角形态、就位道),全部检查结束后返回步骤选择页面。

【要点解析】　基本预备完成后应配合使用口镜和镊子检查预备后的牙体形态,包括𬌗面洞形、邻面洞形和边缘形态,仔细检查是否存在倒凹,线角是否圆钝,就位道是否一致以及边缘线的位置。

（6）精修磨光

【交互动作】　单击"精修磨光"。

【标准选择】　单击"精修磨光",进入该步骤的操作内容。点击该步骤所使用的车针(多选),选择正确后播放该步骤操作动画,播放后返回步骤选择页面。车针选择错误时,页面弹出提示和相应的基础知识链接,直到选择正确后进行下一步操作。

【要点解析】　精修磨光是嵌体牙体预备步骤的最后一步,应使用磨光钻针将预备体各边缘、线角修整圆钝,磨光预备体。

六、自主学习与考核

1. 线下自主学习　操作者可通过相关教材及参考文献复习嵌体牙体预备的相关理论知识和操作流程。

2. 线上虚拟仿真实验项目操作　登录嵌体牙体预备虚拟仿真训练项目的网址,进行线上自主学习。建议初次使用该平台的学生,在完成本节课背景知识学习的基础上,先完成基本知识和临床病例展示模块的学习后,再点击虚拟训练模块进入牙体预备的操作仿真练习。

3. 互动教学方式

(1)系统自动记录学生在线学习时长,达到最小要求学习时长后方可完成学习任务。

(2)学生学习过程中可在讨论区留言,与授课教师进行线上互动与讨论。

(3)系统设置了基础知识测试模块,学生可自主进行测试,以把握自己的掌握程度;教师可在后台看到测试成绩和错题,可根据测试结果在课堂上或讨论区进行教学反馈。

(4)学生完成综合能力训练模块后,系统自动显示评分细则、每个步骤的注意事项,提醒学生在牙体预备操作过程中的注意事项。

七、题库样题及解析

1. 以下哪种情况符合嵌体的适应证

　　A. 青少年的恒牙后牙,X 线片显示其髓角位置高

　　B. 36 𬌗面中央沟浅龋

　　C. 后牙龋坏累及邻面和中央窝,无牙髓症状

　　D. 根管治疗后的 26,三面牙体缺损且深达龈下 5mm

【答案】　C

【基础知识类别】　嵌体的适应证和禁忌证

【答案解析】　嵌体的适应证和禁忌证。

(1)适应证:①涉及到牙尖、切角、边缘嵴及𬌗面的牙体缺损,或牙体缺损面积较大而无法进行直接充填修复;②𬌗龈距离小于 2mm 的患牙,无法采用全冠、桩核冠修复;③因牙体缺损导致的邻接不良或食物嵌塞严重,需恢复邻面接触区;④牙体仍存留较大体积的健康牙体组织(厚度大于 2mm),可以为嵌体提供足够抗力者。

(2)禁忌证:①牙体缺损范围过大,残留牙体组织无法为嵌体修复提供足够抗力形和固位形;②未经根管治疗的乳牙和年轻恒牙,因髓角位置高易损伤牙髓而不宜行嵌体修复;③咬合功能异常者,如磨牙症、紧咬牙等,可导致嵌体过度磨损和易于脱落;④在轴面牙体缺损较深直达龈下者;⑤𬌗面缺损范围较小,前牙

邻、唇面缺损未涉及切角者,对美观及修复长期效果要求较高的年轻患者或心理素质欠佳患者,不宜行瓷嵌体修复。

2. 嵌体预备时,错误的做法是

    A. 去尽病变腐质

    B. 轴面最大周径线降至龈缘

    C. 适当磨改异常的对颌牙

    D. 提供良好的固位形和抗力形

    E. 预防性扩展

【答案】　B

【基础知识类别】　嵌体预备要求

【答案解析】　嵌体牙体预备的要求:去尽病变腐质、提供良好的固位形和抗力形、适当磨改异常的对颌牙、预防性扩展、金属嵌体洞缘制备45°斜面,去除薄壁弱尖。轴面最大周径线降至龈缘不是嵌体预备的要求,是全冠的预备要求。

3. 金属嵌体洞形与树脂充填洞形的相同之处是

    A. 轴壁均外展2°~5°　　　　B. 邻面均可做片切形

    C. 邻面均可做邻沟　　　　　D. 边缘均有洞缘斜面

    E. 备洞时均行预防性扩展

【答案】　D

【基础知识类别】　嵌体预备要求

【答案解析】　金属嵌体牙体预备的基本要求:①洞形无倒凹:嵌体箱状洞形的所有轴壁应彼此平行,或微向𬌗面外展6°。洞壁上如有任何倒凹,嵌体都将无法在牙体上顺利就位。②洞缘有斜面:一般在洞缘牙釉质内预备出45°斜面,斜面宽度约1.5mm,并可根据𬌗面情况对斜面深度和角度行适当调整。③邻面可做片切形:对患牙邻面缺损表浅、突度小、邻接不良的患牙,可做邻面片切形预备,目的是恢复缺损及邻接关系,改善其邻面突度。片切面的颊舌边缘应达到自洁区。

4. 嵌体固位时鸠尾峡的宽度为磨牙𬌗面的

    A. 1/5　　　　　　　　　　B. 1/3

    C. 1/2　　　　　　　　　　D. 2/3

    E. 3/4

【答案】　C

【基础知识类别】　嵌体预备要求

【答案解析】　嵌体𬌗面部分:除应达到𬌗面嵌体的牙体预备要求外,应做鸠尾固位形,以防止嵌体水平向移位。鸠尾固位形的大小、形态应依据患牙𬌗面形态而定。原则上要求其既能起到抗水平脱位的作用,又兼顾余留牙体组织的抗力形和鸠尾峡部材料的强度。鸠尾峡部的宽度一般不大于𬌗面的1/2。

5. 在金属嵌体修复的牙体预备中,下列说法正确的是

  A. 预备的洞形应有倒凹

  B. 预备的洞形的所有轴壁应内聚 $2° \sim 5°$

  C. 洞缘应有斜面

  D. 洞缘应无斜面

  E. 不可行预防性扩展

【答案】　C

【基础知识类别】　嵌体预备要求

【答案解析】　洞缘有斜面:一般在洞缘牙釉质内预备出 45° 斜面,斜面宽度约 0.5~1.0mm,并可根据情况对斜面深度和角度行适当调整。斜面预备的目的是:①去除洞缘无基釉,预防牙釉质折断;②增加嵌体的洞缘密合性与封闭作用,防止粘接剂被唾液溶解,减少微漏的发生。但洞缘斜面不能过大,否则会降低轴壁深度,影响固位力。斜面一般起于牙釉质层的 1/2 处。

(甘雪琦)

【参考文献】

1. 赵铱民. 口腔修复学.8 版. 北京:人民卫生出版社,2020.

2. AHLERS M O,MÖRIG G,BLUNCK U,et al. Guidelines for the preparation of CAD/CAM ceramic inlays and partial crowns. Int J Comput Dent,2009,12(4):309-325.

3. HOPP C D,LAND M F. Considerations for ceramic inlays in posterior teeth:a review. Clin Cosmet Investig Dent,2013,5:21-32.

4. ROSENSTIEL,STEPHEN F,MARTIN F L,ed al. Contemporary fixed prosthodontics.5th ed. Elsevier Health Sciences,2015.

实验十三　烤瓷熔附金属全冠牙体预备虚拟仿真训练实验

一、实验目的和要求

1. 掌握烤瓷熔附金属全冠的适应证和临床注意事项。
2. 掌握烤瓷熔附金属全冠牙体预备的操作流程。
3. 熟悉烤瓷熔附金属全冠牙体预备常用器械及材料。
4. 熟悉金-瓷结合机制。

二、实验原理和内容

本实验通过借助虚拟现实、数字图像等信息技术,构建烤瓷熔附金属全冠牙体预备完整病例及相关材料器械库,通过人机交互操作方式,使操作者熟悉常用烤瓷熔附金属全冠牙体预备器械、材料,金-瓷结合原理等理论知识,帮助学习者掌握该项操作技术的基本流程和注意事项。

三、基础知识介绍

1. 烤瓷熔附金属全冠的适应证与临床注意事项

（1）适应证

1）因氟斑牙、四环素着色牙、锥形牙、牙釉质发育不全等,不宜用其他方法修复或患者要求美观而又永久性修复的患牙。

2）因龋坏或外伤等造成牙体缺损较大,而充填治疗无法满足要求的患牙。

3）根管治疗后经桩核修复的残根残冠。

4）不宜或不能做正畸治疗的错位、扭转的患牙。

5）烤瓷固定桥的固位体。

6）牙周病矫形治疗的固定夹板。

（2）临床注意事项

1）尚未发育完全的年轻恒牙、牙髓腔宽大或严重错位且未经治疗的年轻人的患牙，需要特别注意保护牙髓。

2）无法取得足够固位形和抗力形的患牙，需要采取辅助固位与抗力措施。

3）对金属过敏的患者要避免使用过敏金属。

4）夜磨牙患者或其他不良咬合习惯者，要注意𬌗面设计。

2. 烤瓷熔附金属全冠牙体预备基本要求（后牙）

1）𬌗面：按照𬌗面解剖形态均匀磨除 2mm 牙体组织，保持𬌗面正常解剖外形。

2）颊舌面：除颈缘外，从牙体表面均匀磨除 1.2~1.5mm 的牙体组织，去除倒凹，保证𬌗向聚合度为 2°~5°。

3）邻面：从牙体表面均匀磨除 1~1.6mm 的牙体组织，去除邻面倒凹，保持邻面适当的𬌗向聚合度为 2°~5°。

4）肩台预备：后牙烤瓷熔附金属全冠牙体预备的肩台可为平龈浅凹型肩台，保证颊侧颈缘肩台宽度 0.8~1mm，舌、邻面肩台宽度 0.7~1mm。

5）将轴面角、边缘的线角精修圆钝。

3. 烤瓷熔附金属全冠牙体预备的基本操作步骤　包括：藻酸盐印模（对颌及临时冠修复印模）、比色、基牙预备、印模、咬合记录、制作临时修复体。

4. 金-瓷结合机制　烤瓷合金与瓷之间的结合力可高达 4.0~6.39kg/mm^2。其主要由四种结合力：即化学结合力、机械结合力、压缩结合力及范德华力组成。化学结合力：烤瓷合金在预氧化处理过程中表面会形成一层氧化膜，该氧化膜与瓷产生化学结合，是金-瓷结合力的主要组成部分。机械结合力：金-瓷结合面上经过氧化铝喷砂处理后，会产生一定程度的粗糙面，这既增加了瓷粉对金瓷合金的润湿性，又增大了接触面积，提高了机械结合力。压缩结合力：金属的热膨胀系数略大于瓷的热膨胀系数，可产生适当的压应力。范德华力：金属与瓷之间熔融结合后，会产生紧密贴合的分子间的引力，即范德华力。

四、实验模块组成

烤瓷熔附金属全冠牙体预备虚拟仿真训练项目分为 3 个模块：基础理论学习、综合能力训练和综合考核测评。

1. 基础理论学习模块　分别学习"烤瓷熔附金属全冠修复的适应证及临床注意事项""烤瓷熔附金属全冠牙体预备要求""烤瓷熔附金属全冠的器械及材料应用""金-瓷结合机制"的相关知识。

（1）"烤瓷熔附金属全冠修复的适应证及临床注意事项"模块:操作者可选择主界面的理论学习选项,对烤瓷熔附金属全冠修复的适应证及临床注意事项进行学习。

（2）"烤瓷熔附金属全冠预备器械"模块:操作者可拖动三维重建的烤瓷熔附金属全冠预备模型,复习各区牙齿进行牙体预备的预备要求。

（3）"烤瓷熔附金属全冠预备器械及材料"模块:操作者需熟悉烤瓷熔附金属全冠牙体预备涉及的各类器械及材料。

1）常用器械:治疗盘(口镜、普通探针、镊子、治疗巾)、高速涡轮机、各型号金刚砂车针、三用喷枪、吸唾管、抛光轮、排龈刀、调拌刀/碗、酒精灯等。

2）设备仪器:牙椅、真空负压机、空气压缩机。

3）材料:红蜡片、藻酸盐、聚醚材料、速凝树脂、咬合检查纸、临时粘接剂等。

（4）"金-瓷结合机制"模块:操作者需熟悉金-瓷结合的机制。

2. 综合能力训练模块　该模块提供烤瓷熔附金属全冠修复的典型案例,整个流程包括病例选择、问诊、检查、诊断、治疗计划、术前准备、实施治疗等部分,学生需依次按照提示内容进行系统学习。模拟临床完成一个需烤瓷熔附金属全冠修复患者的诊疗全过程。最后,仔细研读评价得分模块,纠正错误操作并强化练习,在反复训练过程中增强对烤瓷熔附金属全冠修复的认识和理解。

3. 综合考核测评模块　该模块有两部分内容。随机题库测试和综合考核测评。其中综合考核测评要求学生在无系统提示的前提下独立完成烤瓷熔附金属全冠修复诊疗流程。该部分可作为对学生的测评。

五、操作流程与解析

本部分针对综合能力训练中病案的操作步骤进行分步解析。

【交互动作】　介绍软件的基本使用方法。

【标准选择】　提供软件预设的标准操作。

【要点解析】　对操作中的注意事项给予说明。学习者在实际操作中,可根据需要选择是否需查看所有内容。

1. 问诊

【交互动作】　单击"提问"。

【标准选择】　点击所有"提问",结束后点击"开始检查"进入下一步。

【要点解析】　问诊是病例记录的重要环节,包括患者主诉、现病史、既往史等内容。本实验中通过询问患者第 1、第 2 个问题("您要解决什么问题"和"这种情况有多久了呢"）获得患者的主诉,即牙体缺损 3 个月。通过第 3 个问题询问患牙口腔治疗史,即根管治疗后 1 周。再询问患者第 4、第 5 个与疼痛有关的问题,明确根管治疗疼痛是否消失。全身健康和过敏史是既往史的重要内容,需仔细询问和记录。

2. 术前检查

（1）临床检查

1）视诊

【交互动作】　单击检查结果。

【标准选择】　点击"36 殆面大量树脂""牙冠长度足够""对颌牙未伸长"（图 13-1）。

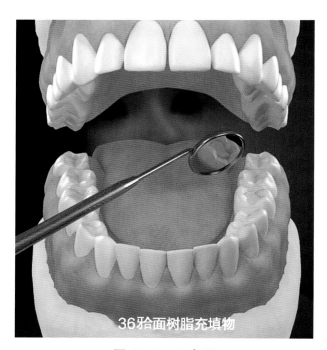

图 13-1　口内照

2）探诊

【交互动作】　单击检查内容。

【标准选择】　点击所有检查内容。

3）叩诊

【交互动作】　单击牙齿,根据牙齿显示的颜色填写左侧表格数据。

【标准选择】　依次点击 35、36、37、46,填写叩诊结果:35（－）、36（－）、37（－）、

46（－）。

4）松动度

【交互动作】　单击牙齿,系统自动检查。检查结束后填写检查结果。

【标准选择】　依次点击 35、36、37、46,查看检查结果。填写检查数据,无明显松动。

【要点解析】　根据牙齿在各方向上的动度判断牙齿松动度。36 在颊舌向、近远中向均无明显松动。

（2）影像学检查

【交互动作】　根尖片:单击"根尖片"查看检查结果

【标准选择】　根尖片:无操作。

【要点解析】　影像学检查是烤瓷熔附金属全冠修复术前检查的重要步骤,通过影像学检查,帮助术者了解患牙根尖周炎症是否消失,根尖周暗影消失是烤瓷熔附金属全冠修复的前提条件之一。

3. 诊断

【交互动作】　单击诊断结果。

【标准选择】　单击 36 牙体缺损。

4. 治疗计划

【交互动作】　单击治疗计划。

【标准选择】　单击 36 烤瓷熔附金属全冠修复。

5. 术前准备

（1）知情确认

【交互动作】　单击知情确认。

【标准选择】　单击"患者(监护人)签字"旁空白处和"医生签字"旁空白处。

【要点解析】　知情同意书的内容包含医疗风险提示和双方权利义务的说明,是解决医、患之间信息不对称的有效途径;也是增强医患沟通,减少医疗纠纷的有效手段。术前谈话和签署知情同意书,是烤瓷熔附金属全冠修复必不可少的步骤。

（2）医患体位调整

【交互动作】　拖动黄色圆圈进行患者体位和高度调节;单击医生体位,再单击对应时钟点位的选项。

【标准选择】　患者下颌牙列𬌗平面与地面成 0°~45°;医生体位选择 6~12 点钟方向移动均可(图 13-2)。

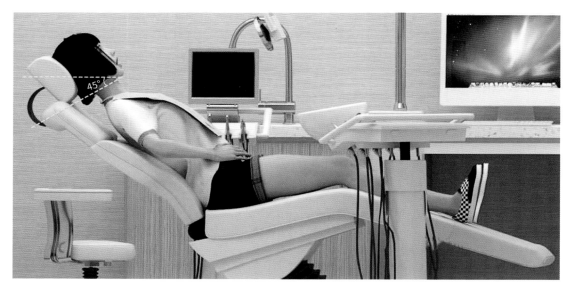

图 13-2　体位调节图

（3）器械选择

【交互动作】　单击图片选择相应器械与材料。单击后滑动鼠标可查看所有器械与材料。完成后点击"提交术前准备"。

【标准选择】　点击正确的器械与材料（见具体操作步骤）。

6. 实施治疗

（1）比色

【交互动作】　点击比色→单击完成比色，进入下一步。

【标准选择】　查看比色界面 Vitapan 3D-Master 比色板，依次点击亮度选择→饱和度选择→色调选择，填写比色结果"2M2.5"，完成后点击完成比色。

【要点解析】　Vitapan 3D-Master 比色板中选择与口内余留牙接近的颜色：首先应从亮度开始选，从 1~5 五个亮度等级中选择与天然牙最接近的亮度。具体方法是把五个亮度等级组中色调为 M、饱和度为 2 的色卡组取出用于亮度选择；其次是饱和度，具体方法是在已决定的亮度组中，将中间色调 M 的色卡组取出，选择与天然牙最接近的饱和度（1~3）；第三步是确定色调（L/M/R），具体方法是将天然牙的牙色与第二步中从 M 组里选中的、饱和度相对合适的色卡比较，看天然牙是偏黄（L）还是偏红（R）。

（2）制作临时修复体的藻酸盐印模

1）椅位调整

【交互动作】　拖动黄色圆圈进行患者体位和高度调节；单击医生体位，再单击对应时钟点位的选项。

【标准选择】　患者下颌与医生上臂中份大致平行,张口时下颌牙列殆平面与地面平行;医生体位选择 6~8 点钟方向,完成后点击完成椅位调整。

2)藻酸盐印模

【交互动作】　点击印模选项。根据提示依次选择相应工具,选择完成后点击确认,回到印模界面进行相应操作。提交操作后进行下一步。

【标准选择】　根据页面提示,单击托盘选择,选择下颌 2 号托盘,确认后回到藻酸盐印模选项界面;单击托盘选择,选择上颌 2 号托盘,确认后回到藻酸盐印模选项界面;单击藻酸盐印模,确认并提交后回到操作主页面。

【要点解析】　藻酸盐印模材料的尺寸稳定性差,取模完成后应放在放在含有湿润棉球的 PE 手套中,减缓藻酸盐印模材料失水收缩。

(3)牙体预备

1)椅位调整

【交互动作】　拖动黄色圆圈进行患者体位和高度调节;单击医生体位,再单击对应时钟点位的选项。

【标准选择】　患者下颌牙列殆平面与地面成 0°~45°;医生体位选择 6~12 点钟方向均可,完成后点击完成椅位调整。

2)殆面预备

【交互动作】　依次点击牙体预备选项→殆面预备,根据提示选择相应工具,选择完成后点击确认,回到殆面预备界面进行相应操作。提交操作后进行下一步。操作说明:长按鼠标左键不放,沿虚线标识切割,可磨出定深沟。长按鼠标左键不放,在殆面移动鼠标可将殆面高度均匀磨除。每次切割和磨除的深度为 0.5mm。

【标准选择】　根据殆面预备界面提示,点击选择工具:涡轮机、锥形平头金刚砂车针(TF)、口镜,单击确认后进行定深沟预备操作,切割出三条 2mm 深的定深沟,完成后点击确认。点击选择工具:涡轮机、火焰状金刚砂车针(FO)、口镜,单击确认后,按照定深沟及殆面形态移动鼠标将殆面均匀降低 2mm。完成后点击完成殆面预备。

3)颊舌面预备

【交互动作】　依次点击牙体预备选项-颊舌面预备。根据提示选择相应工具,选择完成后点击确认,回到颊舌面预备界面进行相应操作。提交操作后进行下一步。操作说明:长按鼠标左键不放,沿虚线标识切割,磨出三条 1.5mm 深定深沟;长按鼠标左键不放,按照定深沟深度消除颊舌面倒凹,预备出金属全冠需要的厚度。每次切割和磨除的深度为 0.5mm。

【标准选择】　根据颊舌面预备界面提示,选择工具:高速涡轮机、锥形平头金刚砂车针(TF)、口镜,单击确认后进行定深沟预备操作。在颊舌面各切割出三条 1.5mm 深的定深沟,按照定深沟深度移动鼠标磨除牙体组织,预备出烤瓷熔附金属全冠颊舌面需要的厚度并去除倒凹,完成后点击完成颊舌面预备。

4)邻面预备

【交互动作】　依次点击牙体预备选项-邻面预备,根据提示选择相应工具,选择完成后点击确认,回到邻面预备界面进行相应操作。提交操作后进行下一步。操作说明:长按鼠标左键不放,消除邻面倒凹,预备出烤瓷熔附金属全冠需要的厚度。

【标准选择】　根据邻面预备界面提示,选择工具:涡轮机、锥形锥头金刚砂车针(TC)、口镜,单击确认后进行邻面预备操作。长按鼠标左键不放,移动鼠标消除邻面倒凹,预备出烤瓷熔附金属全冠需要的厚度,完成后点击完成邻面预备。

5)颈部预备

【交互动作】　依次点击牙体预备选项——颈部预备,单击完成颈部预备。操作说明:长按鼠标左键不放,移动鼠标可磨除牙体组织。

【标准选择】　根据颈部预备界面提示,选择工具:涡轮机、锥形圆头金刚砂车针(TR)、口镜,单击确认后进行颈部预备操作。移动鼠标预备 1mm 肩台(齐龈,浅凹形),完成后点击完成颈部预备。

6)轴面角预备

【交互动作】　依次点击牙体预备选项-轴面角预备,单击完成轴面角预备。操作说明:长按鼠标左键不放,移动鼠标可切割牙体组织。每次切割深度为 0.1mm。

【标准选择】　根据轴面角预备界面提示,选择工具:涡轮机、柱形金刚砂车针、口镜,单击确认后进行轴面角预备操作。移动鼠标切割牙体组织,消除四个轴面角,完成后点击完成轴面角预备。

7)精修完成

【交互动作】　依次点击牙体预备选项-精修,单击完成精修。

【标准选择】　根据𬌗面预备界面提示,选择工具:涡轮机、金刚砂抛光车针、口镜,单击确认后进行精修操作。操作说明:长按鼠标左键不放,将轴面角、边缘处的线角磨圆钝,抛光各个切割面,完成后点击完成精修。

（4）印模

1）椅位调整

【交互动作】　拖动黄色圆圈进行患者体位和高度调节;单击医生体位,再单击对应时钟点位的选项。

【标准选择】　患者下颌与医生上臂中份大致平行,张口时下颌牙列殆平面与地面平行;医生体位选择6~8点钟方向,点击完成椅位调整。

2）聚醚材料橡胶

【交互动作】　单击印模选项。根据提示选择相应工具,选择完成后点击确认,回到印模界面进行相应操作。提交操作后进行下一步。

【标准选择】　在印模界面,点击托盘选择:下颌2号钢托盘,单击确认后,进行聚醚橡胶印模操作。点击工具:注射器。操作说明:长按鼠标左键不放,移动注射器将聚醚橡胶注射到预备的牙及邻牙表面(顺序:肩台→轴面→殆面→邻牙),完成后点击"托盘印模",点击完成印模。

（5）咬合记录

【交互动作】　单击咬合记录选项-单击完成咬合记录。

【标准选择】　按照页面提示,选择咬合记录硅橡胶材料,单击确认后,进行咬合记录操作。操作说明:长按鼠标左键不放,移动咬合记录硅橡胶枪将材料注射到整个上颌牙列殆面,点击页面上的"咬合"选项,点击完成咬合记录。

（6）临时修复体

【交互动作】　单击临时修复体选项。根据提示选择相应工具,选择完成后点击确认,回到印模界面进行相应操作。提交操作后进行下一步。

【标准选择】　按照页面提示,选择取好的藻酸盐印模和速凝树脂材料,单击确认后进行临时修复体口内制作操作。操作提示:依次点击口内临时冠制作→修整→调整咬合→精修抛光→消毒→隔湿干燥→临时粘接剂粘接,点击完成临时修复体修复。

（7）术后医嘱

【交互动作】　单击术后医嘱。

【标准选择】　查看术后医嘱。

六、题库样题及解析

1. 金瓷冠唇面龈缘一般为

　　A. 0.5mm 肩台　　　　　　　B. 1.0mm 肩台

　　C. 1.2mm 肩台　　　　　　　D. 1.5mm 肩台

【答案】　B

【答案解析】　金瓷冠唇颊侧肩台宽度一般为 1.0mm。若预备不足,要么是颈部瓷层太薄,出现金属色或透明度降低,冠边缘的强度下降;要么是为了保证强度而增加冠边缘突度,致使颈部外形与牙颈部不一致,冠颈部形成肿胀外观。若预备过多,可能会引起牙髓损害,因为颈部髓腔壁厚度一般为 1.7~3.0mm。

　　2. 烤瓷熔附金属全冠牙体预备的一般顺序是

　　A. 颊舌面→邻面→𬌗面　　　　B. 颊舌面→𬌗面→邻面

　　C. 𬌗面→颊舌面→邻面　　　　D. 邻面→颊舌面→𬌗面

【答案】　C

【答案解析】　烤瓷熔附金属全冠牙体预备的顺序一般是先预备𬌗面,再预备颊舌面,最后预备邻面。

　　3. 以下哪种情况不宜行金属烤瓷全冠修复

　　A. 氟斑牙、四环素牙、染色牙

　　B. 龋洞或牙体缺损过大者

　　C. 前牙错位,扭转而不宜或不能做正畸治疗者

　　D. 需要做烤瓷桥固位体的基牙

　　E. 青少年恒牙

【答案】　E

【答案解析】　尚未发育完全的年轻恒牙、牙髓腔宽大或严重错位且未经治疗的年轻人的患牙,需要注意保护牙髓。烤瓷熔附金属全冠需要磨除的牙体组织多,可尽量选择其他类型的全冠修复。

　　4. 烤瓷合金的膨胀系数(金 a)与烤瓷粉的热膨胀系数(瓷 a)的关系是

　　A. 金 a<瓷 a　　　　　　　　B. 金 a>瓷 a

　　C. 金 a=瓷 a　　　　　　　　D. 金 a>>瓷 a

　　E. 以上说法都不对

【答案】　D

【答案解析】　金属的热膨胀系数(10~20)×10^6/℃远大于瓷的热膨胀系数(4~5)×10^6/℃。

　　5. 下列有关暂时冠作用的说法,错误的是

　　A. 保持牙体预备后的邻接关系、𬌗关系

　　B. 保护患牙,预防牙髓损伤

　　C. 减少修复后的激惹性牙髓炎

　　D. 维持与邻牙的触点,防止牙龈炎

　　E. 应该做到龈下边缘,以使患者提前适应戴金属全冠的感受

【答案】　E

【答案解析】　暂时冠的作用包括:保持牙体预备后的邻接关系、𬌗关系;保护患牙,预防牙髓损伤;减少修复后的激惹性牙髓炎;维持与邻牙的触点,防止牙龈炎。

　　6. 金-瓷结合最主要的结合力为

　　A. 化学力　　　　　　　　B. 机械力

　　C. 范德华力　　　　　　　D. 氢键

　　E. 物理结合

【答案】　A

【答案解析】　烤瓷合金与瓷之间的结合力可高达 $4.0\sim6.39kg/mm^2$。其主要由四种结合力:即化学结合力、机械结合力、压缩结合力及范德华力组成。化学结合力:烤瓷合金在预氧化处理过程中表面会形成一层氧化膜,该氧化膜与瓷产生化学结合,是金-瓷结合力的主要组成部分。

　　7. 下列关于全冠牙体预备要求的说法中,错误的是

　　A. 两邻面应近于平行　　　　B. 无倒凹,最大周径降至龈缘

　　C. 轴线角应清楚分明呈直角　　D. 𬌗缘、轴角、轴面均应磨光

　　E. 龈缘线相连应一致

【答案】　AC

（王　亚　王诗达）

【参考文献】

赵铱民. 口腔修复学. 8 版. 北京:人民卫生出版社,2020.

实验十四　牙种植外科手术虚拟仿真实验

一、实验目的和要求

1. 熟悉上下颌骨的结构、重要解剖标志点和牙种植相关解剖风险点。
2. 掌握牙种植手术常用器械的名称、基本结构和功能。
3. 掌握国际三种主流牙种植系统的分类、工具盒与牙种植外科手术流程。
4. 掌握牙种植机的操作、颌骨密度分类及与之对应牙种植钻削的力反馈。
5. 掌握牙种植外科四种基本操作手法。
6. 熟悉牙种植方案影像学规划设计。
7. 掌握各类牙种植系统操作步骤与注意事项。
8. 了解种植机的使用方法及工作原理。

二、实验原理和内容

本实验以国际三种主流牙种植系统外科操作流程为例,通过真实的患者口内扫描及颌骨 CBCT 数据三维建模、3D 图文简介等多媒体途径的学习以及虚拟手术模拟机实验操作训练,使学生熟悉口腔上下颌骨解剖标志及牙种植相关解剖风险点、牙种植手术辅助器械设备、牙槽骨分类及种植机应用参数等理论基础知识。同时,配合线下实验室的虚拟手术模拟机操作训练,使学生掌握牙种植体外科植入等实验流程及操作要点,进一步学习和掌握牙种植外科操作技能。

三、基础知识介绍

1. 上下颌骨解剖结构、重要解剖标志点认知

（1）下颌骨牙种植相关解剖知识点:下颌骨是颌面部骨中唯一能活动的骨,位于面部下 1/3,其后上方的髁突与颞骨的关节窝及关节结节共同参与颞下颌关节的构成,其分为水平部（下颌体）和垂直部（下颌支）。

颏神经从下颌骨两侧第一前磨牙或第二前磨牙根尖区域颊侧的颏孔处穿出，支配着颏部、下唇及下颌前牙区唇黏膜皮肤的感觉，下牙槽神经通常前行到颏孔近中，然后转向远中上方的颏孔，神经可能前行到颏孔近中 3mm，故种植体根方应距离颏孔至少 3mm，远端距离颏孔 5mm。喙突向前延伸可以看到外斜线于牙列外侧走行，从喙突向前延伸到下颌第一磨牙颊侧的外斜线、磨牙后三角、下颌骨体和下颌升支都可作为取骨区域，取骨时要注意下颌管的位置。颏部取骨通常避开中线，下颌前牙根尖下方、颏孔前方、下颌下缘通常均保留 5mm，发生并发症可能出现下颌前部前庭区有僵硬感，且局部活动度下降及下颌前牙区有麻木感和颏神经支配区域的敏感性降低。下颌骨内侧的一个重点标志是内斜线，又称下颌舌骨肌线，是从下颌小舌（盖住下颌孔）向前下延伸的骨嵴，其有如下几个要点。

1）内斜线是下颌舌骨肌的附丽处，后方附丽高，到前磨牙往前附丽低，这会影响到下颌舌侧黏骨膜瓣的松解；

2）下颌骨磨牙区下方有个明显的倒凹，为下颌下腺窝，磨牙的根尖朝向这个倒凹，这个区域进行种植体窝预备时要注意深度、轴向与骨质密度变化，存在穿出舌侧骨板的风险。

下颌骨内侧从下往上看，重点观察前部，需要注意以下几个要点。

1）骨性倒凹，种植体窝预备时可能发生侧穿，造成下颌下间隙血肿；

2）下颌骨中线区的颏棘是颏舌肌和颏舌骨肌的附着，口底前部舌侧翻瓣不能越过颏棘；

3）下颌骨正中舌侧有 1 个以上的骨孔，是颏下动脉或者舌下动脉的终末支入骨的地方，要避免种植备洞时舌侧骨板侧穿后损伤这些血管的终末支。

（2）上颌骨牙种植相关解剖知识点：上颌骨位于颜面中部，左右对称，是除下颌骨外最大的口腔颌面部骨。

硬腭由上颌骨腭突和腭骨水平板共同组成，有腭中缝和腭横缝，前方两侧尖牙连线中点是切牙孔，鼻腭神经血管束由此穿出，上颌前牙区拔牙后的骨吸收和切牙孔的增大可能会影响到种植体的植入。后方第二磨牙和第三磨牙之间的腭侧腭穹隆的转弯处是腭大孔，腭大神经血管束从此穿出。上颌结节和蝶骨翼突连接处是翼上颌连接，翼内外板之间的翼窝是穿翼种植体穿出的位置。

上颌窦是个五面体，横截面是个三角形，内侧壁也是鼻腔的外侧壁，外侧壁以颧牙槽嵴分界分成前外侧壁和后外侧壁，上颌窦外提升开窗的位置是前外侧壁，要注意上牙槽后动脉的走行。上颌窦内常有骨性分隔存在，上颌窦底的形态和骨性分隔与上颌窦底提升术密切相关。

上颌窦侧壁上有上牙槽神经分支的环绕,因为这些神经不支配皮肤和黏膜的感觉,损伤后患者通常感受不明显。上颌窦动脉是上牙槽后动脉和眶下动脉的吻合支,走行在上颌窦外侧壁,损伤后有可能造成出血。损伤的风险和动脉的高低以及与骨的关系相关,损伤后出血的严重程度和动脉的粗细有关。

2. 牙种植的基本原则

(1)患者评估

1)向患者详细解释种植的优缺点及风险;

2)了解患者的期望值及经济承担能力;

3)患者的心理生理及口腔卫生健康状况评估;

4)口腔种植相关的复杂专科检查。

5)适应证

① 因牙槽骨严重吸收的无牙颌患者,外伤或手术等原因造成牙槽骨有较大形态改变,致使修复体固位不良者;

② 对修复要求较高而常规义齿又无法满足者;

③ 因各种原因无法适应可摘义齿者;

④ 个别牙缺失,邻牙不宜作基牙或为避免邻牙受损伤者;

⑤ 颌骨缺损同期行血管化骨移植修复者,或游离植骨 3 ~ 6 个月后的患者。

6)禁忌证

① 患有严重的系统性疾病;

② 患有免疫系统疾病;

③ 吸毒、酗酒或依赖其他药物;

④ 患有神经、精神系统疾病而不能配合医生工作;

⑤ 患有严重的糖尿病;

⑥ 患有凝血功能障碍,或依赖药物凝血,有双膦酸盐药物史;

⑦ 夜磨牙。

(2)口腔种植专科检查:主要检查张口度、缺牙部位、缺牙间隙大小、软组织愈合情况、咬合关系、牙槽骨形态、缺牙区牙槽嵴宽度和厚度等。常用种植体的直径为 3.3~4.8mm,种植体周围至少应有 2mm 的骨质包绕,骨量不足会导致骨吸收而种植失败。咬合时缺牙区牙槽嵴顶到对颌牙的距离应>5mm,以容纳种植体基台及上部修复结构。

(3)颌骨影像学检查:根据不同情况选用根尖片、曲面体层片、CBCT、颌骨断层 CT 等,了解种植区解剖结构、骨的质与量。

颌骨断层 CT 和 CBCT 可清晰显示出三维结构,精确计算出骨量,帮助选择最佳种植部位,避免因黏膜肥厚而造成牙槽突丰满的假象。

(4)种植体数量的选择:修复医生与外科医生共同协商,分析影像学资料,研究模型,综合解剖条件及修复体支持需要,制订种植义齿修复方案,制作种植外科导板。

四、实验模块组成

本实验采用虚实结合的训练理念,共设置 7 个实验模块。前 4 个实验模块均为线上学习模块,主要通过理论知识学习及实验操作过程模拟等手段进行训练;后 3 个实验模块为线下虚拟机实训,以进一步强化前期线上学习成效,训练操作者的动手操作能力。

1. 线上实验模块

模块一　牙种植相关口腔颌面部解剖结构

(1)上下颌骨外形及解剖标志;

(2)颌骨密度分类。

模块二　牙种植手术器械理论知识

牙种植治疗常用手术器械的基本结构、工作原理及功能。

模块三　种植系统的基础理论、器械盒与植入流程

模块四　线上基础知识测评

100 道题库中随机选 20 道测试。

2. 线下实验模块

模块五　牙种植机使用与颌骨密度力反馈感知

(1)种植机的认知与使用;

(2)颌骨四类骨质的认知与力反馈。

模块六　手部技能训练

(1)不同形状模块磨除训练;

(2)牙种植基本功训练。

模块七　牙种植外科流程训练

(1)不同病例的 CBCT 牙种植规划(含牙种植体系统的选择);

(2)基于拟定方案下的牙种植流程操作;

(3)牙种植虚拟训练结果评估与过程回放。

五、操作流程与解析

本部分针对综合能力训练中病案的操作步骤进行分步解析。

【交互动作】　介绍软件的基本使用方法；

【标准选择】　提供软件预设的标准操作；

【要点解析】　对操作中的注意事项给予说明。

操作者在实际操作训练中，可根据需要选择是否需查看所有内容。

1. 使用准备　该部分详细介绍了如何使用口腔数字化虚拟仿真培训系统，为了确保安全高效地使用该设备，务必保证每一步操作都严格遵照说明进行。

（1）练习拿取力反馈设备手柄：开机前保证手柄的力反馈端头处于标准插口内，采用正确的力反馈设备手柄拿取方式（图14-1），勿以其他方式（图14-2）拿取力反馈设备。

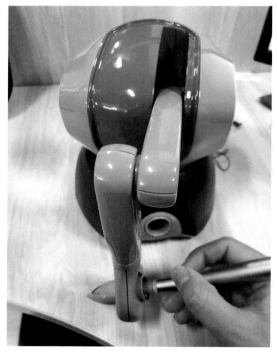
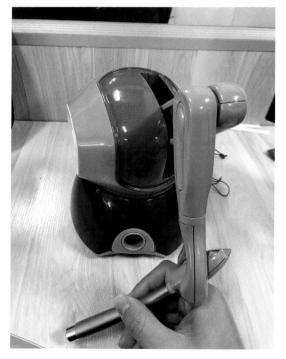

<table>
<tr><td>图 14-1　正确拿取</td><td>图 14-2　错误拿取</td></tr>
</table>

（2）最佳人体工学坐姿：在开始操作口腔数字化虚拟仿真培训系统之前，建议操作者调整并保持最佳人体工学工作姿势，如图14-3显示了操作者在使用口腔数字化虚拟仿真培训系统时的最佳坐姿。

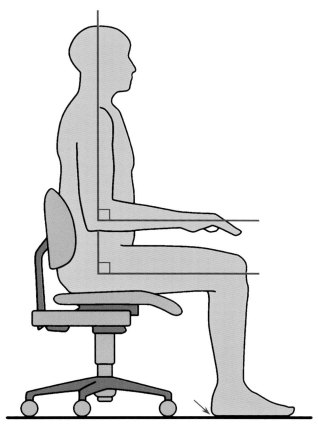

图 14-3　最佳人体工学坐姿

为做到上述坐姿,请遵循以下建议。

1)调节椅子的高度,使双脚可以舒适地平放在地上;

2)确保小腿竖直,大腿略微下弯;

3)确保后背靠在椅子背上;

4)按照上述要求正确就坐时,检查是否处于口腔数字化虚拟仿真培训系统视窗的正确工作高度;

5)调整椅位,获得中性体位坐姿,前臂与地面平行,且与操作平台等高,均衡分布体重,大腿与地面平行,上半身与大腿成 90°,坐姿足够低,以便双足根可以舒适地平放在地面上支撑身体。

(3)系统启动:接通电源,按下系统右侧的"电源开关"开启设备。若设备发出绿色的启动信号,证明设备能正常启动。设备正常开启后右侧的触屏显示器会进入应用程序管理界面,点击"种植数字化虚拟仿真培训系统",然后点击"运行"按钮启动系统(图 14-4,图 14-5)。

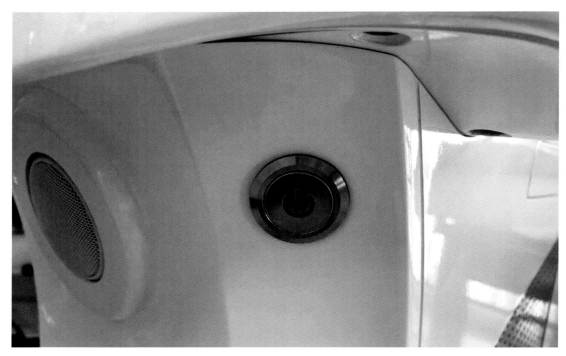

图 14-4　电源开关

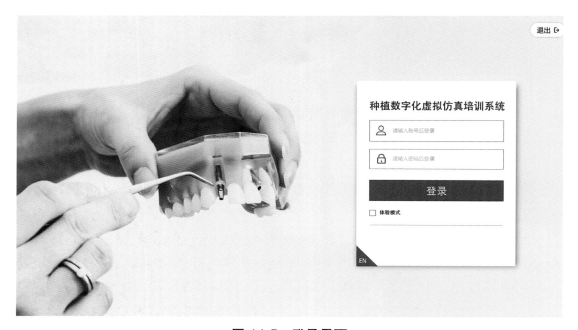

图 14-5　登录界面

2. 牙种植相关口腔颌面部解剖结构认知

【交互动作】 单击"口腔解剖"。

【标准选择】 点击"口腔解剖"按钮,进入上下颌骨结构理论知识学习(图14-6)。

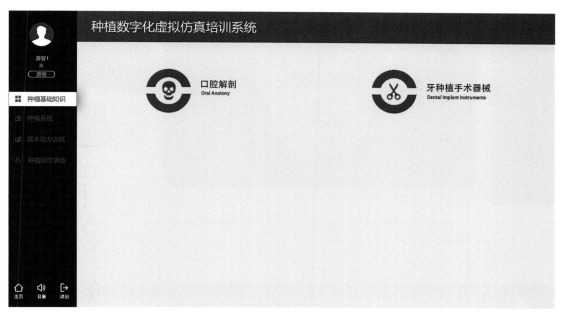

图 14-6 "口腔解剖"选择

【要点解析】 掌握上下颌骨解剖形态和重要解剖标志点是进行口腔牙种植医学知识学习和后期开展临床工作的基础和重中之重。本实验模块通过 3D 重建上下颌骨的解剖形态,图文并貌、生动形象地介绍了上下颌骨的三维立体结构。

点击"口腔解剖"按钮,进入牙种植相关颌面部解剖结构的解剖界面,包括上颌窦解剖、鼻腔解剖、前鼻嵴解剖、鼻腭孔和鼻腭管解剖、腭大孔解剖等。屏幕界面左边是人体头部各个结构分布位置的总体概览,对相应位置分布用红色区域表示,点击"介绍"按钮,左上方出现该解剖结构的细节显示,右下方是该结构的详细文字描述。操作者通过鼠标或手指滑动屏幕可以对相应结构进行放大和旋转查看操作等。界面中提供可调透明度查看功能,滑动透明度滑动条,可以实时调节颅颌骨的透明度,便于解剖结构的立体空间观察(图 14-7)。

3. 牙种植手术器械理论知识

【交互动作】 单击"牙种植手术器械"(图 14-8)。

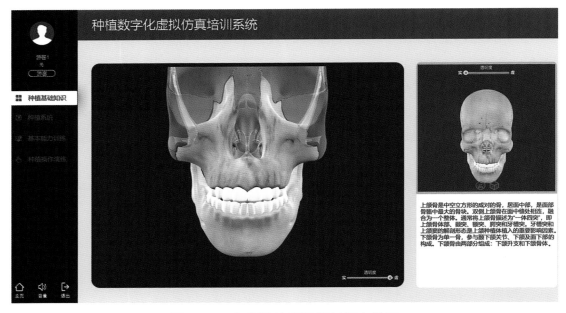

图 14-7　上颌骨外形及解剖标志学习

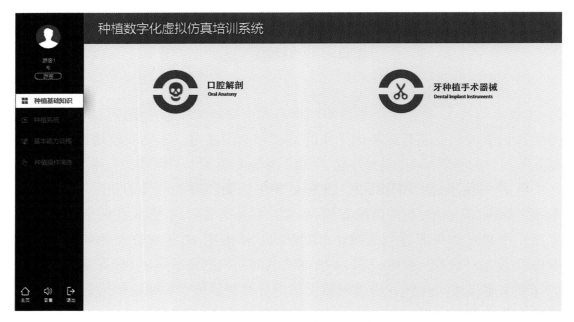

图 14-8　"牙种植手术器械"选择

【标准选择】　点击"牙种植手术器械"按钮,进入牙种植手术常用器械理论知识学习。

【要点解析】　本实验模块重点介绍口腔检查、软组织切开、翻瓣、牵拉、骨增量等外科操作常用器械。屏幕界面左侧是常用的 25 件牙种植手术器械外形简图,点击器械的简图,右侧出现该器械的 3D 模型、相应的文字介绍以及使用手法。操作者通过鼠标或手指滑动屏幕可以多方位多角度放大缩小查看器械,点击右侧窗口放大按钮,可以切换视觉中心细致观察当前器械(图 14-9)。

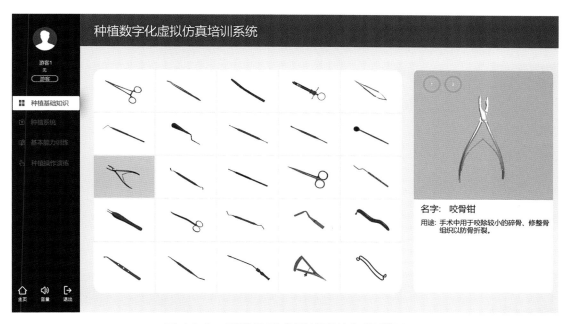

图 14-9　牙种植手术器械理论知识学习

4. 牙种植系统的基础理论、器械盒与植入流程介绍　点击界面左侧"种植系统"按钮,进入牙种植系统的介绍。

5. 种植机使用与颌骨密度力反馈感知　种植机使用模块是针对种植机在牙种植流程中的不同参数要求,设置种植机不同的转速、扭矩、正反转和喷水冷却,同时,通过协调脚踏与虚拟种植手机的工作,使得操作者熟识种植机操作设置及脚踏与虚拟种植手机配合。钻削力触感体验模块在颌骨划分的四类骨密度基础上,对不同硬度骨质反馈有不同的钻削力反馈手感,使得操作者更加真实地体验四类硬度不同的骨质钻削中力触感的不同。

(1)种植机的认知与使用:点击"种植机使用"按钮(图 14-10),进入种植机设置界面。界面中随机出现种植中可能使用的手机钻头,操作者设置与当前工具相符合的种植机参数。种植机包括转速、扭矩、手机水量、正反转等功能设置,设置完成点击"提交"按钮(图 14-11)。在设置正确的情况下随机进行下一个种植工具的设置,练习中强化操作者对牙种植工具的熟识。操作者左脚踩踏虚拟

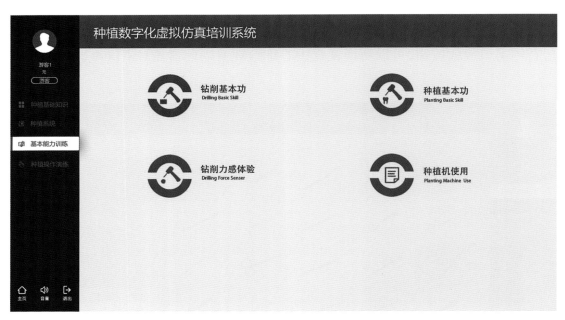

图 14-10　"种植机使用"选择

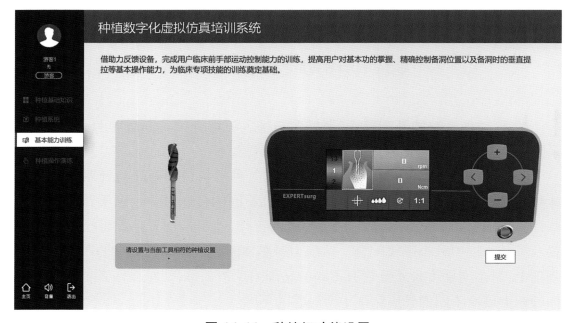

图 14-11　种植机功能设置

仿真手术机的脚踏,可观察到虚拟牙种植手机中的钻针转动、冷却水柱的喷射及手机的嗡鸣声。

（2）颌骨四类骨质的认知与力反馈:点击"钻削力感体验"按钮,进入颌骨四类骨质详细介绍界面(图 14-12,图 14-13)。界面左侧是四类牙槽骨的对比图,

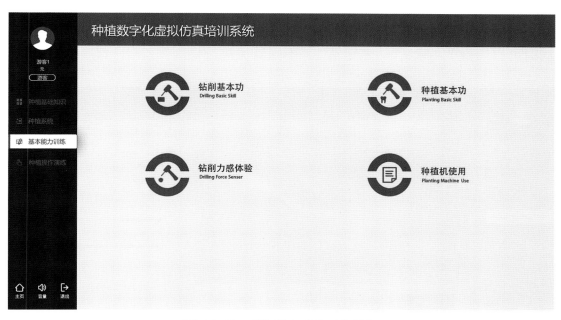

图 14-12　"钻削力感体验"选择

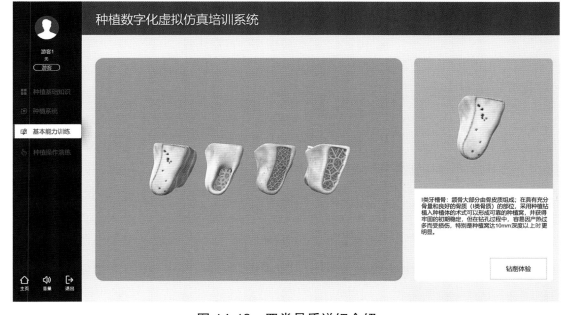

图 14-13　四类骨质详细介绍

点击其中任意一类牙槽骨图形,在界面右上方查看该类牙槽骨的细节。操作者可放大旋转查看牙槽骨的各个方位形态。右下方文本框是当前查看牙槽骨的相关介绍。

点击"钻削力感体验"按钮,进入颌骨四类骨质力感反馈场景,操作者可选择四类骨分别体验不同骨质硬度的钻削力触感,体验中仍可以在当前类别骨质的参数基础上自主调节"牙槽骨硬度""钻削速度"参数,体验不一样的力触感。同时可以切换"大球钻""先锋钻"等不同器械进行钻削体验(图14-14)。

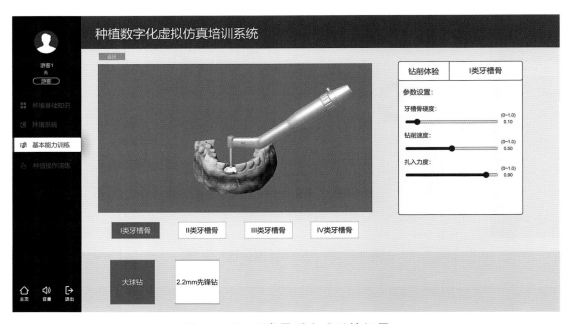

图 14-14　四类骨质力感反馈场景

6. 手部基本能力训练　点击左侧"基本能力训练"按钮,进入钻削基本功、种植基本功模块(图14-15)。该模块借助力反馈设备,完成操作者临床前牙种植手机控制能力的训练,提高学生牙种植手术中手眼协调能力,精确控制洞形预备范围深度以及备洞时的垂直提拉等基本操作能力,为临床专项技能的训练奠定基础。钻削基本功主要训练操作者对钻削形状的把握,包括钻削深度、精度、形状,系统实时对钻削效果进行评价。牙种植基本功是提取了在种植过程中的手术操作训练要点所进行的单独训练,包括不同牙种植位点磨平、定点、轴线和垂直提拉操作。

(1)不同形状模块磨除训练:点击"钻削基本功"按钮,进入选择钻削图形界面(图14-16)。系统提供了八种钻削图案,可以通过训练钻削多种图形,以应对实际手术中的多种复杂操作情况。点击"练习1",进入对应图形的虚拟操作界面。

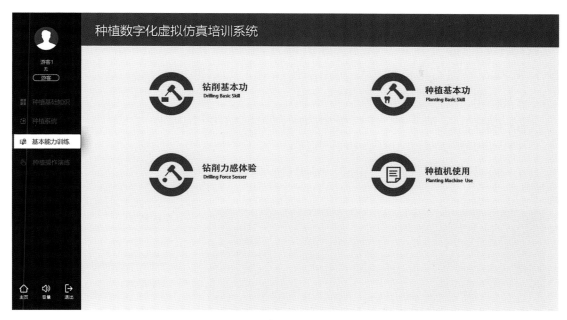

图 14-15 "基本能力训练"模块

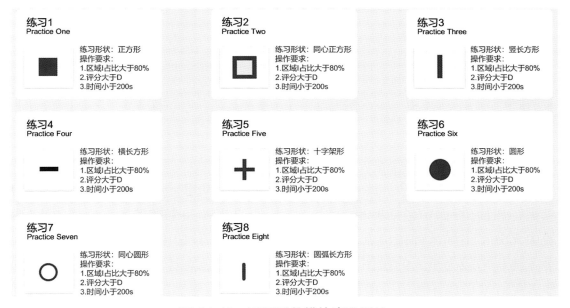

图 14-16 不同形状模块磨除训练

钻削界面中间窗口为操作的主窗口,进行训练操作时眼睛看向设备头部视窗,视窗内镜面效果能将视觉与操作力觉进行空间上的对准,训练手眼协调性;主视图中蓝色部分为需要钻削去除的部分,蓝色底下的黄色部分与白色部分,为保留区域。界面右边的数值是对当前操作效果的数据显示。

1)点击"开始"按钮,踩住脚踏板;

2)操作力反馈手柄,观察视窗内的图形区域进行钻削;

3)可以更换球钻及柱钻进行训练;

4)松开脚踏板,点击"完成"按钮(图 14-17)。

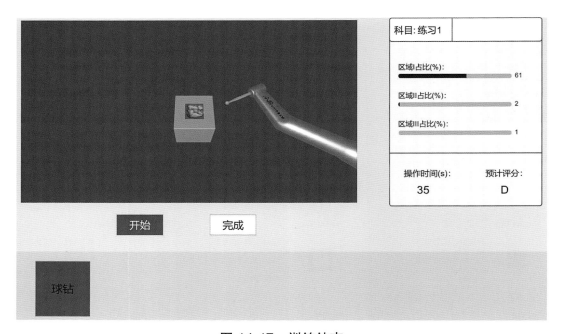

图 14-17 训练结束

(2)牙种植基本功训练:点击"种植基本功"按钮,进入牙种植手术操作要点训练界面,界面中包括磨平、定点、轴线、垂直提拉四个虚拟操作模块,每个模块中又分了不同牙种植位点的训练(图 14-18)。牙种植手术训练要点是将种植手术流程中较为重要的操作步骤提取出来进行单独有针对性的训练,以利于操作者更好地形成牙种植手术视觉空间感与骨钻削力触感的肌肉记忆。每个训练模块中具备回放评估功能,便于操作者对自己的操作细节有更加全面的了解。

点击"磨平"功能按钮,选择特定牙种植位点模块进入当前操作的介绍界面,了解当前种植位点磨平的训练信息。点击"下一步",进入工具选择界面,点击"工具",查看牙种植器械信息,点击"选择",选择好所有工具后点击"开始训练"。

　　磨平模块中,主要训练操作者对凹凸不平的牙槽骨面进行磨平处理的技能,操作者可以通过 3D 鼠标进行视角和操作界面远近的转换,界面中央窗口为主界面,右边窗口为当前工具介绍。

　　1)点击"开始"按钮,踩下脚踏板(图 14-19);

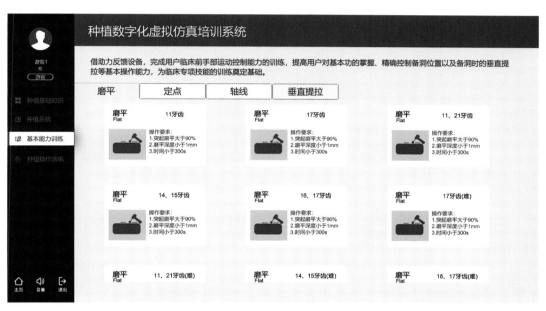

图 14-18　"种植基本功"模块

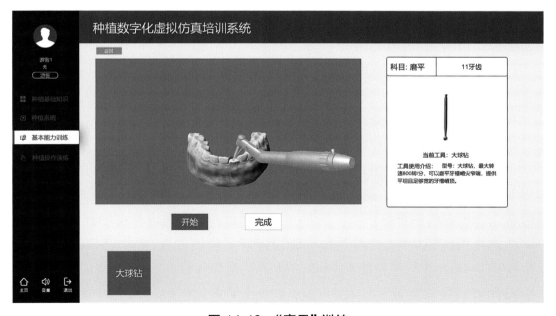

图 14-19　"磨平"训练

2）操作力反馈手柄观察视窗内牙种植位点区域,进行磨平训练;

3）松开脚踏板,点击"完成"按钮(图 14-20)。

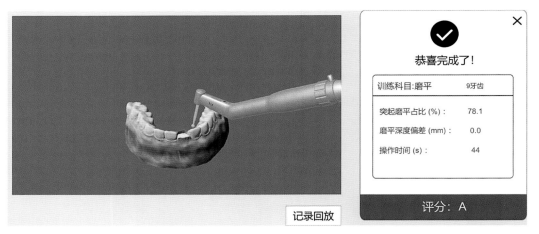

图 14-20 "磨平"训练结束

点击"定点"功能按钮,选择特定牙种植位点模块进入当前操作的介绍界面,了解当前牙位定点训练的信息。点击"下一步",进入工具选择界面,点击"工具",查看工具信息,点击选择,选择好所有工具后点击"开始训练",进入牙种植定点训练模块。

定点模块中,主要训练操作者如何在口腔三维环境中确定将种植体种下的位置点位,牙种植位点与牙槽骨和周围的牙齿相关,操作者可以训练定点技能,操作结束后,系统会给出操作者的定点位置与最佳定点位置的偏差及数据分析。界面中央窗口为主界面,右边窗口为当前工具介绍。

1）点击"开始"按钮,踩下脚踏板(图 14-21);

2）操作力反馈手柄,观察视窗牙种植位点区域,进行牙种植位点定点练习;

3）替换球转进行定点;

4）松开脚踏板,点击"完成"按钮(图 14-22)。

点击"轴线"功能按钮,选择特定种植位点模块进入当前操作的介绍界面,了解当前牙位轴线的训练信息。点击下一步,进入工具选择界面,点击工具,查看工具信息,点击选择,选择好所有工具后点击"开始训练",进入种植轴线训练模块。

在轴线训练模块中,已经为操作者设定好了种植位置,操作者只需在定好的点位使用先锋钻进行种植窝洞预备的轴向钻削操作即可。操作完成后,系统会给出操作者的操作轴线的定位杆和标准轴线的直观比较,右侧窗口也会给出相应的数据分析。

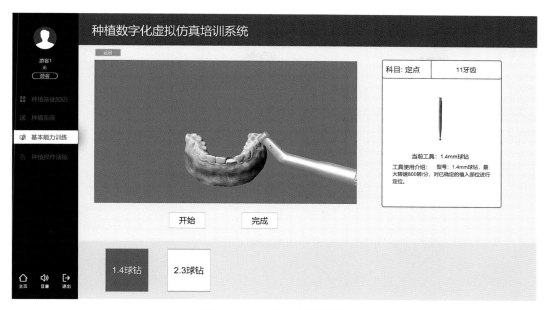

图 14-21　"定点"训练

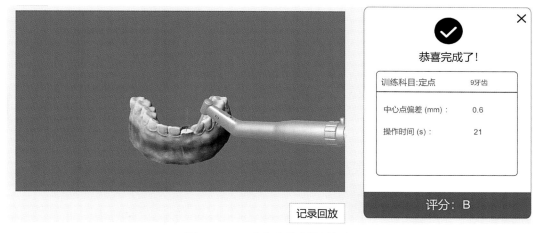

图 14-22　"定点"训练结束

1）点击"开始"按钮,踩下脚踏板;

2）操作力反馈手柄,观察视窗牙种植位点区域,进行种植轴向钻削操作;

3）点击"完成"按钮完成操作(图 14-23)。

点击"垂直提拉"功能按钮,选择特定种植位点模块进入当前操作的介绍界面,了解当前牙位垂直提拉训练的信息。点击"下一步",进入工具选择界面,点击"工具",查看工具信息,点击"选择",选择好所有工具后点击"开始训练",进入种植垂直提拉训练模块。

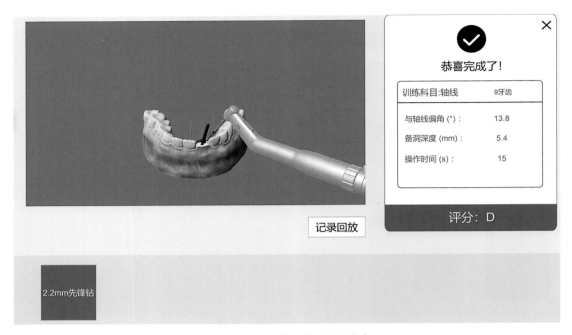

图 14-23　"轴线"训练结束

在垂直提拉训练模块中,系统已经为操作者定好了种植位置,操作者只需在定好的点位使用柱钻进行无角度偏移的提拉即可。操作完成后,系统会给出操作者的操作提拉角度的定位杆和标准提拉的直观比较,右侧窗口也会给出相应的数据分析。

1)点击"开始"按钮,踩下脚踏板(图 14-24);

2)操作力反馈手柄,观察视窗,根据缺牙位点,进行种植垂直提拉操作;

3)更换柱钻操作;

4)点击"完成"按钮完成操作(图 14-25)。

在磨平、定点、轴线、垂直提拉四个模块中,都配有训练结果展示、训练过程记录和记录回放的功能。操作者可在训练完成后点击"记录回放"按钮,回顾自己刚才的操作过程。记录回放支持多角度、不同距离的回顾操作细节,使得操作者对自己的操作细节有更加全方位的了解(图 14-26)。

7. 牙种外科植流程训练　点击左侧"种植操作演练"按钮,进入牙种植操作演练模块(图 14-27)。操作演练模块中包括病例选择、牙种植方案规划、完整牙种植外科流程和牙种植操作评估的一套完整种植流程。

(1)不同病例的 CBCT 牙种植规划(含牙种植体系统的选择)

1)病例选择:系统提供多种类型的牙列缺损/缺失病例,包括上下颌单牙缺

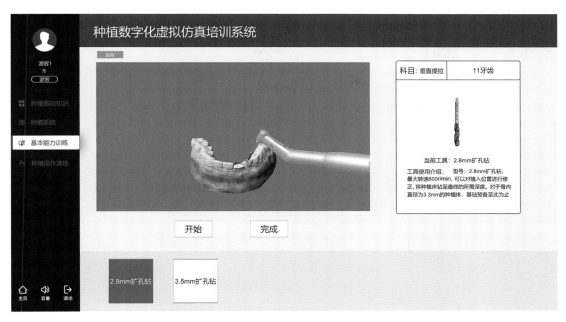

图 14-24　"垂直提拉"训练

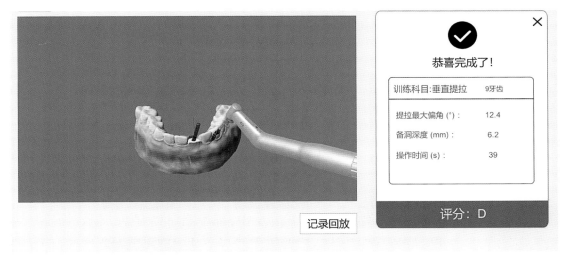

图 14-25　"垂直提拉"训练结束

失、多颗牙连续缺失、全口无牙颌和其他类型的牙列缺失/缺损病例,操作者可以选择其中一种进行训练(图 14-28)。点击选择的虚拟患者图像,进入患者病例介绍页面。界面对患者的主诉、现病史、检查结论、诊断等均有详细描述,为以后的牙种植方案设计与种植体规划及牙种植手术提供了有效信息。

训练结果

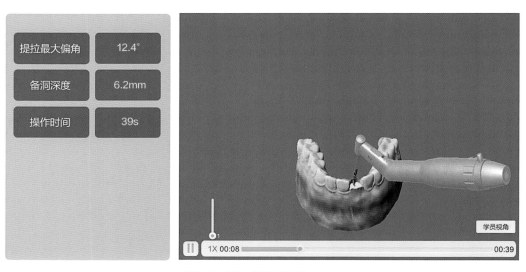

图 14-26 记录回放

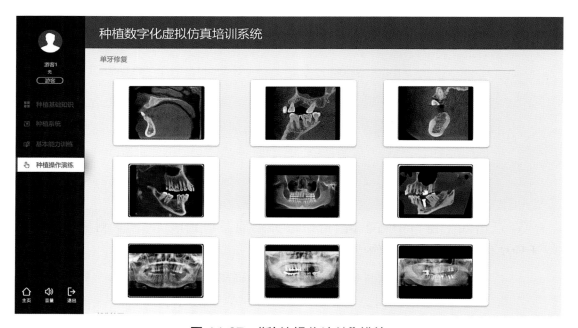

图 14-27 "种植操作演练"模块

主诉	右上门牙外伤缺失8个月，要求种植修复。
现病史	五个月前右上门牙因物理外伤致使脱落，并于医院进行伤口处理，后无不适。
检查结论	面型对称，比例协调。颞下颌关节区无弹响，无压痛。张口度三指，张口型向下。牙列上7-57，下7-7，右上6间隙尚存，船龈距离可，牙槽嵴宽、高度可，黏膜未见明显异常。与牙无松动，无叩痛。口腔卫生可，菌斑（+），牙石未及。右上11骨密度可，余留骨最高约8mm。上颌窦底平，上颌窦内无异常。
诊断	右上11缺失
处理	1. 告知病情，治疗方案，风险及费用。 方案一：右上11余留骨量尚可，可植入种植体修复。 方案二：右上11行可摘局部义齿修复。患者选择方案一。 2. PT+APTT+血常规 3. 藻酸盐上、下颌研究模型 4. 预约下次手术时间
训练要点	大球钻骨面磨平、先锋钻垂直提拉、小球钻骨面定点。

图 14-28　患者病例介绍

2）CBCT牙种植方案规划：点击"下一步"按钮，进入CBCT牙种植规划界面。中央的四个窗口是对患者CBCT影像的展示窗口。CBCT影像能够更好地体现患者的颌骨及牙列的解剖结构情况，有利于规划更加精准的牙种植手术方案。

① 手指触摸显示屏移动红色、绿色、蓝色的三根线能多层次不同深度地查看CBCT影像断层；

② 手指滑动右下第四个窗口能够查看CBCT的三维重建模型；

③ 点击工具栏 ▭▭▭ ，可以在CBCT影像上进行任意两点长度的测量；

④ 点击工具栏 ◆ ，可以点击擦除标记的长度测量线段及数字；

⑤ 点击工具栏 ♂ ，可以放大查看CBCT影像细节；

⑥ 点击四个窗口中右上 ▨ ，可以在第四个窗口中显示/隐藏当前窗口CBCT影像所在的空间位置；

⑦ 点击四个窗口中右上 ▣ ，可以放大当前窗口到最大，方便测量长度和观看牙种植体规划在三维影像中的位置；

⑧ 点击右侧种植体选择框，选择拟植入的牙种植体系统、直径、长度、颈宽，然后点击"导入种植体"，可以导入选择的种植体到CBCT影像空间中；

⑨ 直接点击右侧"推荐种植"按钮，系统会推荐种植体类型型号及规划设定标准的牙种植体位置；

⑩ 点击工具栏 ✛ ，可以在三个窗口对导入的牙种植体在CBCT影像中进行空间的位置、角度规划；

⑪ 在右下第四个窗口，可以手指点击触摸屏，对导入的牙种植体进行位置、

角度的空间规划,点击功能按钮 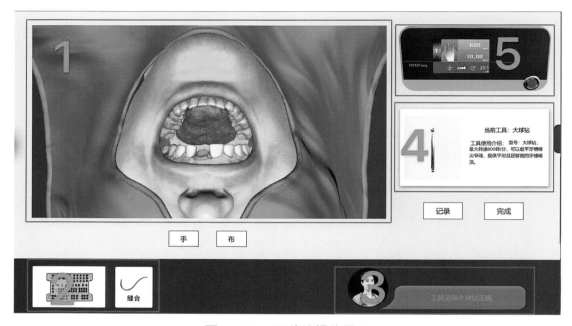,可以切换手指触摸屏控制旋转和位移。

（2）基于拟定方案下的牙种植流程操作

1）点击"下一步"按钮,进入实际牙种植操作界面（图 14-29）;

图 14-29　牙种植操作界面

1 窗口为操作主窗口,显示当前操作中口腔和操作手机,点击"手"按钮,可以显示与隐藏手机上的透明参考手图形;按钮"布"可以显示与隐藏手术洞巾。2 窗口为种植盒,种植操作时可点击这里选择和更换操作工具,点击"缝合"按钮即可进行缝合。3 窗口为错误操作的提示窗口,会提示下一步正确的操作。4 窗口为当前工具的介绍窗口,点击"记录"按钮,可以三维记录这次手术的操作过程,在手术完成后能够回顾查看。5 窗口为一个种植机,显示当前转速等信息,可以打开或关闭种植手机。

2）踩下脚踏板,操作力反馈手柄观察视窗进行牙种植训练;

3）操作者可通过 3D 鼠标调整视窗内图像大小与患者的体位;

4）根据牙种植手术规划,不同的牙种植系统按标准流程选择切换不同的种植工具（若错误会出现提示,需更换至正确工具）;

5）参考牙种植规划,完成计划牙种植体深度和直径的备洞,携带体上会自动出现种植体图像;

6）选择到螺纹成形,转至最深处,踩下右侧脚踏板,进行反转;

7）选择到牙种植体,种植至合适位置,踩下右侧脚踏板,进行反转出携带螺丝;

8）操作完成后点击缝合,牙种植操作完成。

（3）牙种植虚拟训练结果评估与过程回放

1）操作评估：点击操作界面右侧◁，可以打开实时评估系统，界面中能够实时捕捉到力反馈的信息，然后与之前规划的牙种植体位置相比较（图14-30）。

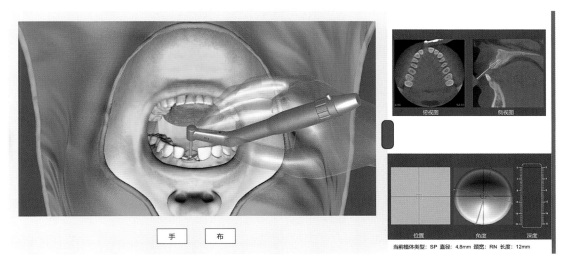

图 14-30　操作评估

① 位置偏差窗口实时显示牙种植位点与规划的种植体位置的偏差；

② 角度偏差窗口实时显示种植手机的旋转与规划的正确角度的偏差；

③ 俯视图和侧视图 CT 影像实时显示操作的手机在 CT 影像中的位置；

④ 操作完成后，系统会给出牙种植结果分析，包括植入点偏移、末端偏移、角度偏移（图14-31）。

2）操作回放：牙种植外科流程操作完成后，点击"完成"按钮，进入训练结果展示界面，可以对之前记录的操作流程进行回放。记录回放支持多角度、不同

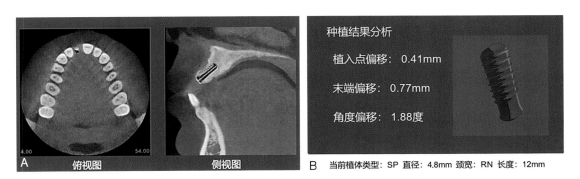

图 14-31　牙种植结果分析
A. 横截面与矢状面植体观察　B. 种植结果分析

距离回顾操作细节,使操作者对自己的操作有全方位的了解(图 14-32)。

 训练结果

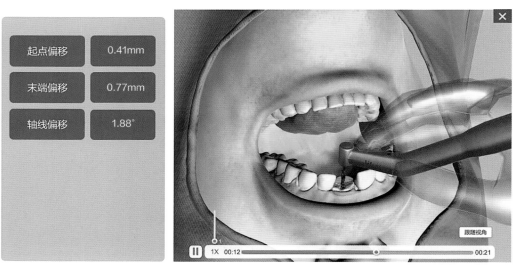

图 14-32　训练结果界面

（朱卓立）

【参考文献】

1. 宿玉成. 口腔种植学. 2 版. 北京:人民卫生出版社,2014.
2. ZHAO X,ZHU Z,CONG Y,et al. Haptic rendering of diverse tool-tissue contact constraints during dental implantation procedures. Front Robot AI. 2020 Mar 20;7:35.

实验十五　瓷层堆塑成形和配色虚拟仿真实验

一、实验目的和要求

1. 通过虚拟仿真教学系统中的各种教学视频,掌握天然牙体解剖特点和颜色特点。

2. 通过视频以及虚拟仿真系统训练,了解瓷粉体系的组成和塑瓷步骤。

3. 掌握配色及体瓷分层构筑方法。

二、实验原理和内容

本实验借助 Unity3D、3Dstudio Max 等仿真开发工具,构建了如下模型和系统。

1. 一套虚拟牙列模型　可实现自由隐藏单颗、部分或者全部牙列,移动、旋转、放大缩小以及自定义视图的功能。进入单颗牙界面点击对应解剖标志,实现 3D 牙体对应部位的指示响应。本牙列模型在形态上完全模拟了天然牙的解剖外形,可实现学生对于天然牙解剖形态的精确教学。

2. 青年、中年、老年三个不同类别的 3D 真彩中切牙颜色模型　可对不同的瓷层进行透明度选择,以理解天然牙的分层构成。本套数据库在形态和颜色上最大化地模拟了天然牙,有利于学生掌握真实的牙体颜色构成和增龄性变化趋势。

3. 3D 瓷粉堆塑的实操虚拟训练系统　实操模拟共分为 18 步,一比一地模拟和再现了实际的瓷层构筑情况,所有 3D 模型均来源于实践的操作,可最大化地在系统中再现实操过程。

4. 教学视频、3D 动画、成绩查询以及线上留言交流、题库练习功能。

三、基础知识介绍

1. 天然牙列的解剖特点和排列特点　人类恒牙共有 32 颗,上下颌各 16 颗,左右成对的同名牙,其解剖形态相同,因此共有 16 种不同的牙体形态。恒牙分为切牙组、尖牙组、前磨牙组和磨牙组。每颗牙齿都有其独特的形态特征,包括冠根比、冠长、冠宽、冠厚的比例等大小和比例特点以及各个牙面具体的解剖形态。牙面的解剖形态又与牙齿的功能特点相协调,从而组成了牙齿的特定解剖形态以及每颗牙齿在牙列中特定的排列位置。以有代表性的右侧上颌中切牙、右侧上颌尖牙和右侧上颌第一磨牙为例。

（1）上颌中切牙(maxillary central incisor):是切牙中体积最大、近远中径最宽的牙,位于中线两侧,左右中切牙近中面彼此相对。唇面较平坦,近似梯形,切颈径大于近远中径,近中缘和切缘较直,远中缘略突,颈缘呈弧形,切 1/3 可见两条纵形发育沟,颈 1/3 处略突出形成唇面的外形高点。切缘与近中缘相交形成的近中切角近似直角,与远中缘相较形成的远中切角略圆钝,可借此区分左右。初萌时切缘可见三个切缘结节,随着功能性磨耗而逐渐变成平直。舌面与唇面形态相似但体积略小,中央凹陷形成舌窝,四周为突起的嵴,牙颈部有舌面隆突,近中有近中边缘嵴,远中有远中边缘嵴,切端有切嵴。近中邻面似三角形,顶为切端,底为颈缘,呈 V 字形,称为颈曲线,该曲线的底部至颈缘最低点连线的距离即为颈曲度,近中接触区在切 1/3 靠近切角处。远中邻面似近中面但稍短而圆突,远中接触区在切 1/3 距切角稍远,远中颈曲度小于近中颈曲度。唇侧较平,形成切缘,舌侧圆突形成切嵴。上下切牙切嵴接触时即能发挥切割功能。邻面观,切嵴位于牙体长轴的唇侧。牙根粗壮较直,为单根,唇侧宽于舌侧,颈部断面为圆三角形,根尖较直或者略偏远中。中切牙根长稍大于冠长或者相等,也有根长短于冠长者。

（2）上颌尖牙(maxillary canine):是全口牙中牙体和牙根最长的牙。唇面似圆五边形,五条边分别为颈缘、近中缘、近中斜缘、远中斜缘和远中缘。颈缘呈弧形,近中缘长,近中斜缘短,远中斜缘长,远中缘短,其中近中斜缘与近中缘相连形成近中切角,远中斜缘与远中缘相连形成远中切角。尖牙初萌出时,近、远中斜缘在牙尖顶端相交成的角约为 90°。唇面中部由牙尖顶伸至颈 1/3 的突起形成唇轴嵴,唇轴嵴两侧各有一条发育沟,该嵴将唇面分为近中唇斜面和远中唇斜面。唇面的外形高点在中 1/3 与颈 1/3 交界处的唇轴嵴上。舌面与唇面外形相似,但略小。近中边缘嵴较远中边缘嵴长而直,近中牙尖嵴短,远中牙尖嵴长,舌面隆突显著。由牙尖伸向舌隆突有一纵嵴称为舌轴嵴,舌窝被舌轴嵴分成较小的近中舌窝和较大的远中舌窝。邻面为三角形,较切牙邻面突出。近中面较远中面较凸且短小,近中接触区距离近中切角较近,远中接触区则距离远中切角较远。牙尖由四条嵴和四个斜面组成。四条嵴为近中牙尖嵴,远中牙尖嵴、唇轴嵴和舌轴嵴,其中远中牙尖嵴大于近中牙尖嵴,牙尖顶偏近中。四斜面为近中唇斜面、远中唇斜面、近中舌斜面和远中舌斜面。牙根为直且粗壮的单根,唇舌径大于近远中径,根颈横切面呈卵圆三角形,根长约为冠长的两倍,根尖略偏远中。

（3）上颌第一磨牙(maxillary first molar):约在 6 岁左右萌出,故称为"六龄牙",是上颌牙弓中体积最大的牙。其颊面略似梯形,近远中宽度大于殆颈高度,近中缘长而直,远中缘稍短而突。近中颊尖、远中颊尖的近中斜缘和远中斜缘构成殆缘,殆缘宽度长于颈缘宽度。近中颊尖略宽于远中颊尖,两尖之间有颊沟通过,约与颊轴嵴平行,近中颊尖的颊轴嵴较远中颊尖明显。外形高点在颈 1/3 处。舌面与颊面大小相近或稍小,近中舌尖、远中舌尖的近中斜缘和远中斜缘构成殆缘。近中舌尖宽于远中舌尖,远中舌沟由两舌尖之间通过并延伸至舌面 1/2 处,舌轴嵴不明显,外形高点在舌中 1/3 处。近中舌尖的舌侧偶有第五牙尖,该尖是维也纳牙科医师 Carabelli 于 1842 年首先发现,故又称卡氏尖(cusp of Carabelli)。第五牙尖与近中舌尖之间有新月形的沟分开,尖顶既不达殆面,也无髓角,故称其为卡氏结节更为恰当。邻面似四边形,近中面大于远中面,颊舌厚度大于殆颈高度,颈部平坦。外形高点在殆 1/3 处,近中接触区在殆 1/3 与颊 1/3、中 1/3 交界处;远中接触区在殆 1/3 与中 1/3、舌 1/3 交界处。殆面结构复杂,尖窝起伏,沟嵴交错,外形轮廓呈斜方形。殆面边缘嵴:殆面的四周由颊殆边缘嵴、舌殆边缘嵴、近中边缘嵴和远中边缘嵴组成。颊殆边缘嵴由近中颊尖的近、远中牙尖嵴及远中颊尖的近、远中牙尖嵴构成;舌殆边缘嵴由近中舌尖的近、远中牙尖嵴和远中舌尖的近、远中牙尖嵴构成。近中边缘嵴短而直,远中边缘嵴稍长。近中颊殆角及远中舌殆角为锐角;远中颊殆角及近中舌殆角为钝角。殆面有近中颊尖、远中颊尖、近中舌尖和远中舌尖四个牙尖,其中近中舌尖最大,其次是近中颊尖、远中颊尖,远中舌尖最小。颊尖较尖锐,是非功能尖;舌尖较圆钝,为功能尖,近中舌尖是上颌第一磨牙的主要功能尖。殆面四个牙尖各有一个三角嵴。近中颊尖三角嵴由颊尖顶端斜向远中舌侧斜至中央窝。近中舌尖三角嵴由其牙尖顶端斜向远中颊侧至殆面中央,远中颊尖三角嵴由其尖顶端斜向舌侧略偏近中至殆面中央,近中舌尖三角嵴与远中颊尖三角嵴斜形相连形成斜嵴,是上颌第一磨牙的解剖特征。远中舌尖三角嵴较小,自其牙尖顶端向颊侧略偏近中至殆面中央。殆面的中部凹陷成窝,由斜嵴将殆面窝分为近中窝及远中窝。近中窝较大,约占殆面的 2/3,又名中央窝,窝内有中央点隙;远中窝较小,约占殆面的 1/3。殆面发育沟有 3 条。颊沟由中央点隙伸向颊侧,在两颊尖之间跨过颊殆边缘嵴至颊面;近中沟由中央点隙伸向近中,止于近中边缘嵴内。远中舌沟一端止于远中边缘嵴内,另一端经两舌尖之间跨过舌𬌗边缘嵴至舌面。每一牙尖都有四个斜面,其中颊尖的颊斜面与对颌牙无咬合接触,但颊尖的舌斜面、舌尖的颊斜面和舌斜面与对颌牙均有咬合接触。牙根由三根组成,颊侧两根分别为近中颊根和远中颊根,舌侧根称舌根。近中颊根位于牙冠近中颊侧颈部之上,其颊面宽于舌面,近远中面皆平;远中颊根位于牙冠远中颊侧颈部之上,较近中颊根短小;舌根位于牙冠舌侧颈部之上,是三根之中最大者,其颊舌两面较宽且平,舌面有沟。两颊根之间相距较近,颊根与舌根之间分开较远,三根之间分叉较大,有利于牙的稳固。

2. 青年、中年、老年上颌中切牙的颜色特点和增龄性变化 天然牙拥有特定的颜色特征,且随着年龄的增长而体现出有规律的颜色变化。青年牙齿颜色较单调,牙釉质矿化程度较低,颜色接近乳白,颈部微偏黄,切端透明度不高,发育叶明显,表面由于磨耗较少,有丰富的表面横纹和竖纹等细节。中年人牙齿由于牙釉质矿化程度较高,体部颜色偏黄,牙釉质有少量的乳白效果,颈部颜色较黄,表面随着年龄的增长可有一定的着色,表面细节较青年牙齿有所减少,增龄性磨耗增加。老年人牙齿颜色较灰、黄,表面由于磨耗的增加而细节有减少,牙体透明度进一步增加,表面可有着色,随着年龄的增加根面可有少量的暴露。

3. 上颌中切牙全瓷牙的塑瓷流程 全瓷牙修复已经成为前牙美学区常规的修复方式。通过一系列的具有不同特性的瓷粉堆塑去模拟天然牙的分层结构,从而实现对天然牙颜色和形态的再现。标准的全瓷中切牙需要经过底冠,颈部瓷堆塑,体瓷堆塑,体瓷画线回切,回切后再次添加发育叶瓷、切端瓷、效果瓷、透明瓷等多个步骤,塑瓷完成后需要对牙冠进行烧结,根据烧结后的形态和颜色需要再次添加瓷粉进行二次烧结,通过打磨修整,上釉抛光,最终完成。

四、实验模块组成

本实验共分为四大模块,具体如图 15-1 所示。

1. 3D 牙形数据库模块 包括牙体解剖课件下载查看功能和 3D 牙列模型在线学习功能,掌握天然牙列的排列特点和解剖特征。

2. 3D 真彩牙色学习模块 包括天然牙颜色仿真操作的视频查看功能和青年、中年、老年天然牙的真彩 3D 模型查看功能,掌握天然牙的色彩构成和增龄性变化。

3. 3D 虚拟瓷层堆塑模块 包括瓷层堆塑视频查看功能和虚拟瓷层堆塑练习功能,掌握瓷层堆塑的过程。

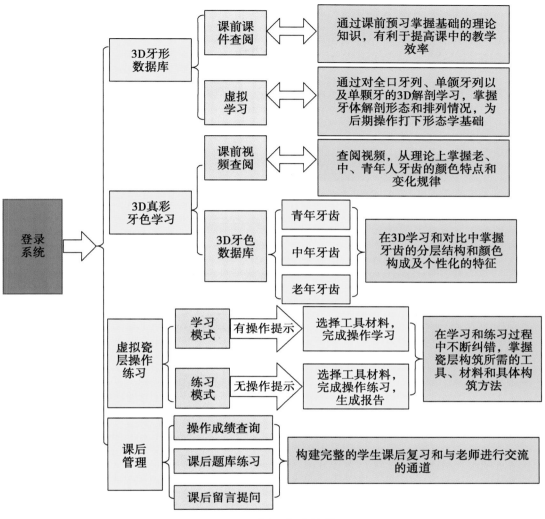

图 15-1 虚拟实验结构图

4. 课后管理模块 通过瓷模块查看操作评分,进行课后题库练习和留言提问。

五、操作流程与解析

本部分针对虚拟操作的步骤进行分步解析。

【交互动作】 介绍软件的基本使用方法。

【标准选择】 提供软件预设的标准操作。

【要点解析】 对操作中的注意事项给予说明。学习者在实际操作中,可根据需要选择是否需查看所有内容。

1. 牙体解剖课件下载查看（图 15-2）

【交互动作】　单击"3D 牙形数据库"模块的"理论课件查阅"。

【标准选择】　点击选择下载即可。

【要点解析】　理论知识是后续虚拟操作的基础,应先对理论知识有所掌握。

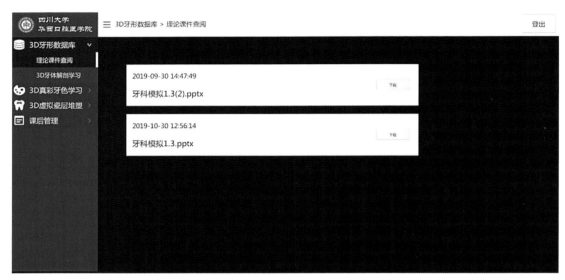

图 15-2　牙体解剖课件查看

2. 3D 牙体解剖学习

【交互动作】　单击"3D 牙形数据库"模块的"3D 牙体解剖学习"进入模块（图 15-3）,点击上颌或下颌后面的选项框可以整体显示和隐藏上颌与下颌牙齿。点击对应的牙齿编号框可以对单颗牙或者同时选择多颗牙进行显示和隐藏（图 15-4）。右下方上、下、左、右四个箭头和中间圆圈分别对应了主界面模型的五个默认方向,点击对应方向可以使模型复位到默认的方向。界面模型上方的 11、13、16 分别代表了三颗有代表性的上颌牙齿,点击选择其中一颗牙可以进入单颗牙的界面,进入单颗牙界面点击右侧解剖名称可在模型上的对应位置进行颜色指示（图 15-5）。同时,使用者可以通过鼠标右键旋转模型,滚动鼠标中键进行模型的缩放。

【标准选择】　对应点击相应功能图标进行自主学习,无标准操作。

【要点解析】　在理论学习的基础上进行 3D 解剖模型的学习,需要熟悉对应的操作以达到良好的练习效果。

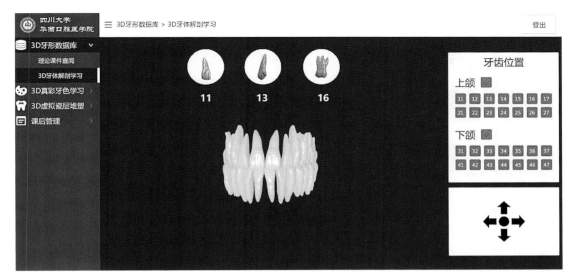

图 15-3　整体牙列模型

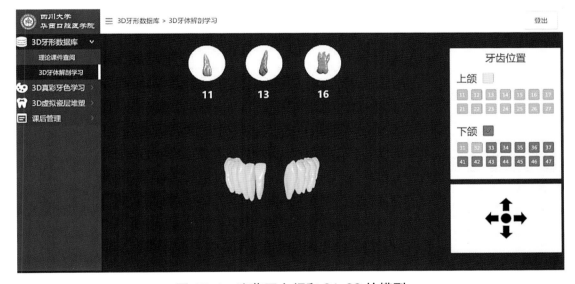

图 15-4　隐藏了上颌和 31、32 的模型

3. 牙齿颜色仿真操作视频查看

【交互动作】　单击"3D 真彩色牙色学习"模块的"教学视频查阅"。

【标准选择】　点击选择观看。

【要点解析】　理论知识是后续虚拟操作的基础,应先通过视频学习对理论知识和操作有所掌握。

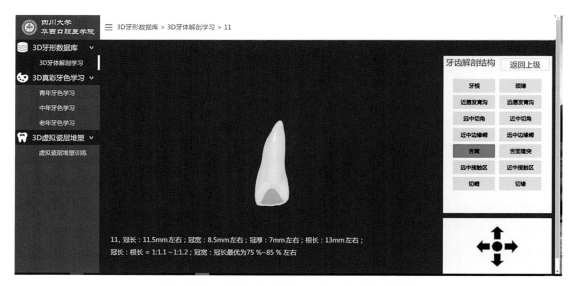

图 15-5　进入 11 并点击舌窝有颜色指示

4. 青年真彩牙齿模型查看

【交互动作】　单击"3D 真彩牙色学习"模块的"青年牙色学习"进入界面。界面中间默认展示的是仿真青年全瓷牙的底冠模型(图 15-6),模型下方是对此牙齿颜色特征进行的文字说明。在此界面中可通过鼠标右键旋转模型,滚动鼠标中键进行缩放。右侧中间展示了仿真青年牙齿模型的五个制作步骤,分别对

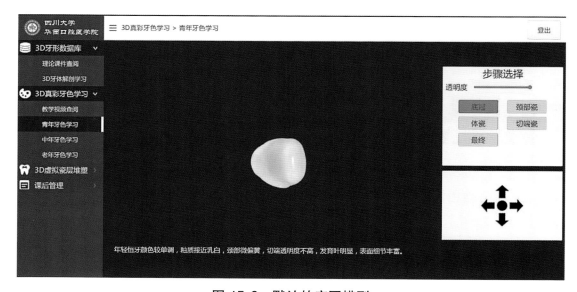

图 15-6　默认的底冠模型

应全瓷底冠、添加颈部瓷后的效果、添加体瓷后的效果、添加切端瓷后的效果及最终效果的颜色展示。如图 15-7 所示选择最终效果模型后则展示出上了体瓷的牙齿模型。右侧上方的透明度调节滑块对应牙齿模型的透明度调节。拖动步骤选择窗口中的滑块,可使当前牙齿模型半透明化,从而展示与上一步骤中牙齿模型所对应的空间体积关系,如图 15-8 为选择最终模型并降低透明度的情况,可以显示前一步切端瓷的模型。

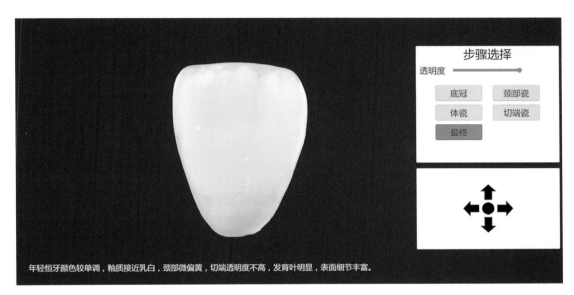

图 15-7 最终效果展示模型

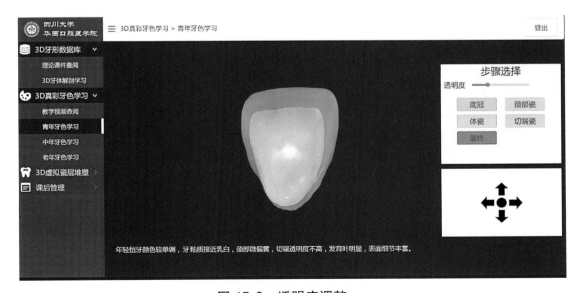

图 15-8 透明度调整

【标准选择】　正确点击对应功能按钮。

【要点解析】　熟悉系统的按钮功能和操作。

5. 中年真彩牙齿模型查看（图 15-9）　操作与青年牙齿类似。

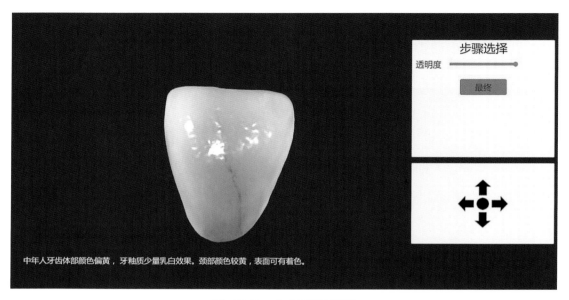

图 15-9　中年牙齿模型

6. 老年真彩牙齿模型查看（图 15-10）　操作与青年牙齿类似。

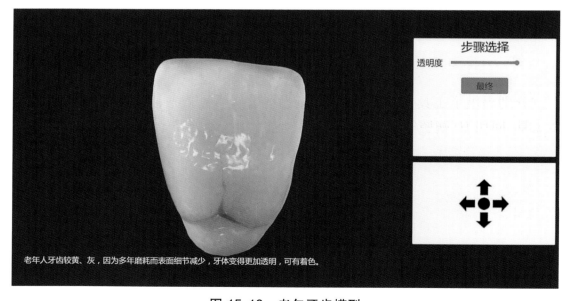

图 15-10　老年牙齿模型

7. 虚拟瓷层堆塑视频查看(图 15-11)

【交互动作】 单击"3D 虚拟瓷层堆塑"模块的"教学视频查阅"。

【标准选择】 点击选择观看。

【要点解析】 理论知识是后续虚拟操作的基础,应先通过视频学习对理论知识和操作有所掌握。

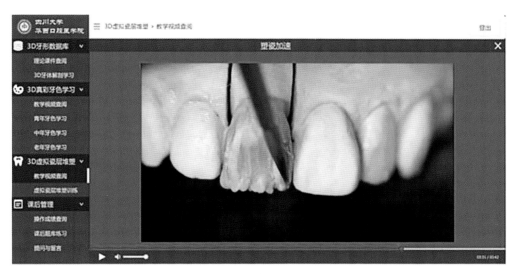

图 15-11 瓷层堆塑视频

8. 虚拟瓷层堆塑训练

【交互动作】 单击"3D 虚拟瓷层堆塑"模块的"虚拟瓷层堆塑训练"模块进入,界面右上角提供了学习模式和练习模式两个选项框,可分别点击切换到学习模式或练习模式(图 15-12)。学习模式下左上角有对应步骤的文字提示,练习模式则没有提示。右侧重新开始按钮可以使得虚拟塑瓷步骤复位到底冠开始。下方分别提供了工具栏和瓷粉栏、厚度设置和透明度调节滑块。工具栏包括打磨工具、回切刀、塑瓷笔和真空烧结炉;对应提供发育叶瓷、效果瓷、透明瓷、颈部瓷、体瓷、切端瓷六种瓷粉。操作时点击选择正确的工具和瓷粉,然后点击下一步按钮,界面将显示对应的塑瓷结果。依次点击选择直到塑瓷过程结束。学习模式下可点击堆塑结果显示当前步骤烧制后的效果,进行对比(图 15-13)。练习模式下点击结束按钮则结束练习,并显示当前练习情况和成绩(图 15-14)。在界面下方有步骤提示窗口,蓝色方框代表已操作步骤和正在操作的步骤,灰色是未操作步骤,可点击切换已操作步骤查看和修改操作历史记录(图 15-15)。在练习模式下,若已结束练习,则只可查看操作历史记录,不可对记录进行修改。

【标准选择】　完整标准流程如图 15-16 所示。

【要点解析】　选择正确的工具和瓷粉并点击下一步,可以在成绩中查看选择的准确性。

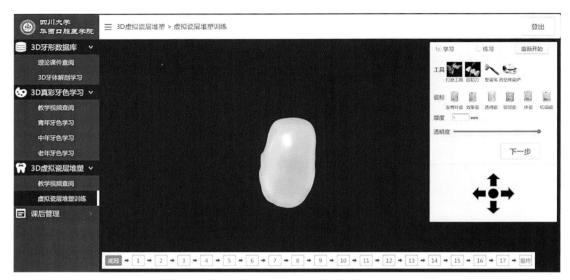

图 15-12　默认底冠的初始界面

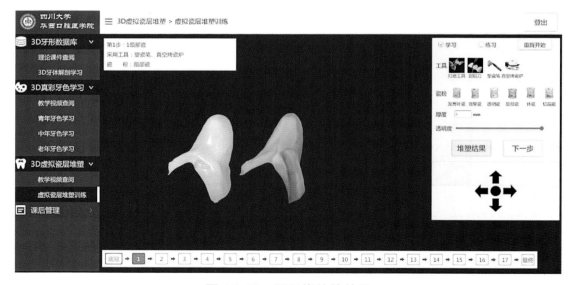

图 15-13　显示烧结的效果

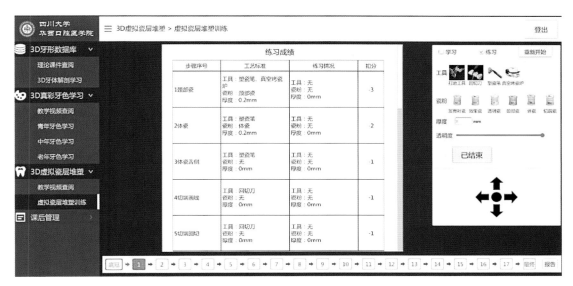

图 15-14　操作成绩显示

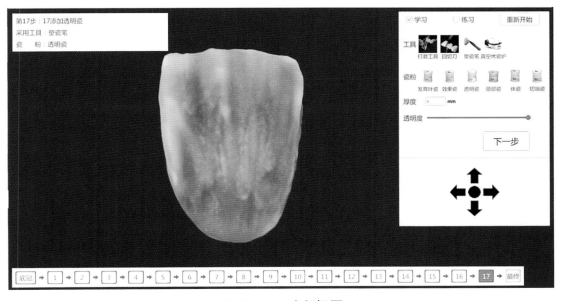

图 15-15　流程框图

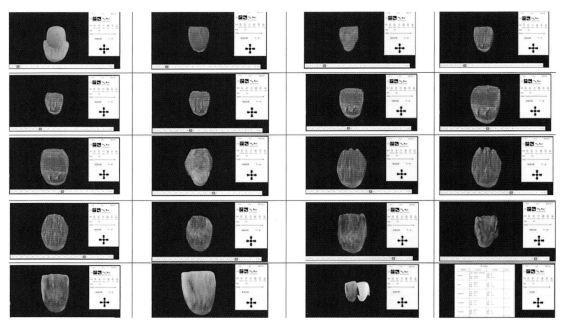

图 15-16　完整流程图

9. 操作成绩查询

【交互动作】　单击"课后管理"模块的"操作成绩查询"（图 15-17），点击选择一次练习课进行具体查看（图 15-18）。

【标准选择】　点击选择查看。

【要点解析】　选择查看成绩，查缺补漏。

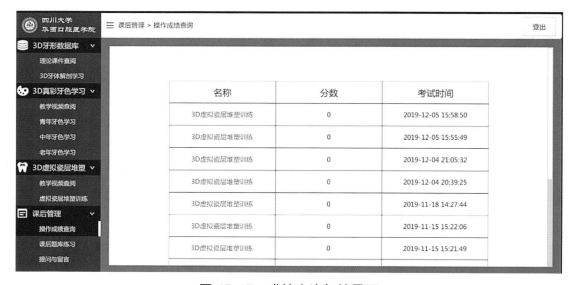

图 15-17　成绩查询初始界面

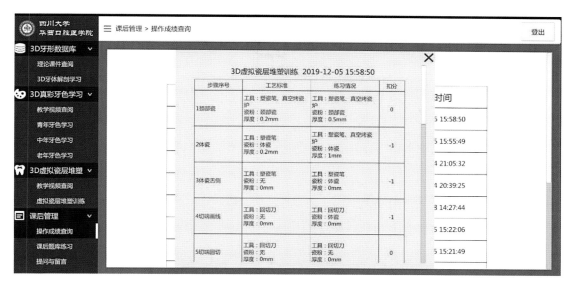

图 15-18　具体操作成绩查看

10. 课后题库练习

【交互动作】 单击"课后管理"模块的"课后题库练习"（图 15-19），点击界面下方的上一题、下一题按钮进行考题的切换（图 15-20），点击考题下的选项选择考题答案，考试过程中可随时点击右上角结束考试按钮结束考试，点击后有确认是否交卷的窗口提示（图 15-21），点击提示弹窗中的取消按钮回到考试界面，点击确认后结束考试，并显示考试成绩，及答对题目统计（图 15-22）。

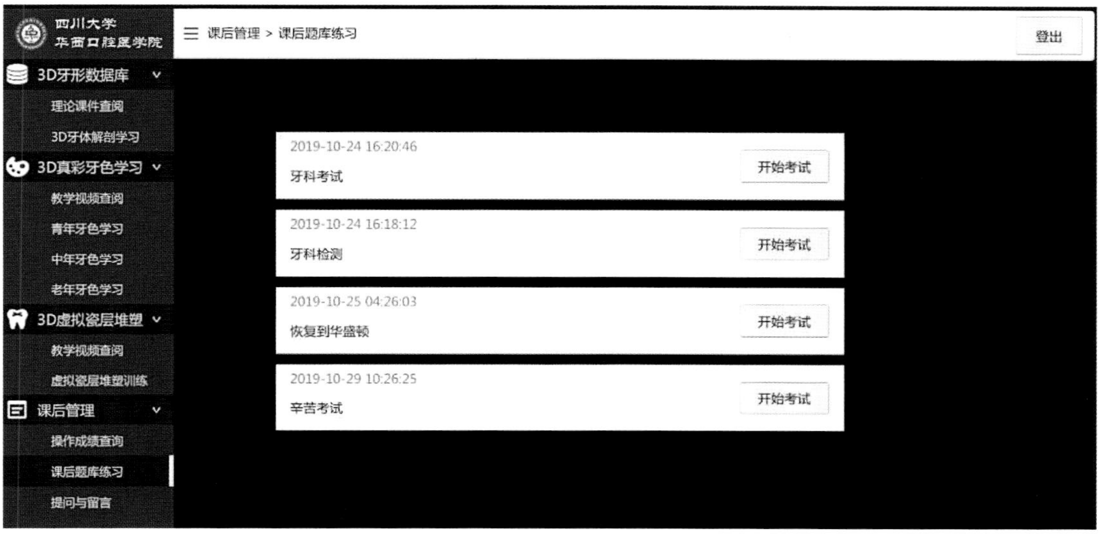

图 15-19　初始界面

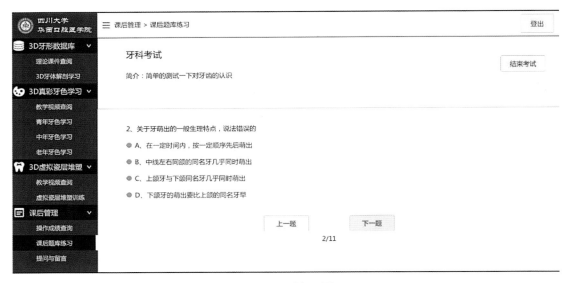

图 15-20　答题界面

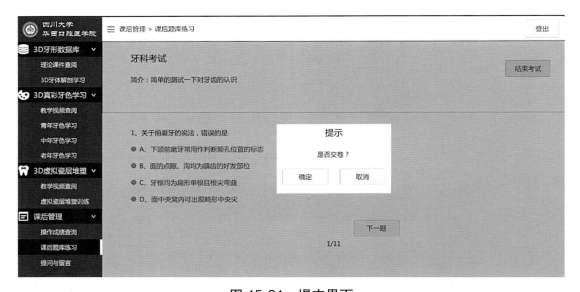

图 15-21　提交界面

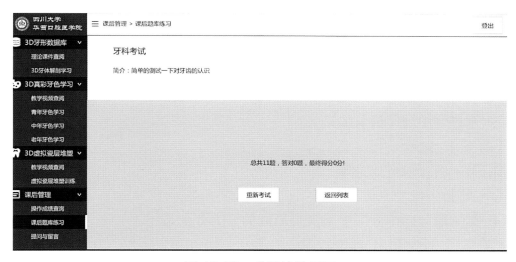

图 15-22　成绩统计界面

【标准选择】　点击选择进行练习。

【要点解析】　选择查看成绩,查漏补缺。

11. 提问与留言

【交互动作】　单击"课后管理"模块的"提问与留言"(图 15-23)。

【标准选择】　点击选择留言。

【要点解析】　师生线上沟通反馈。

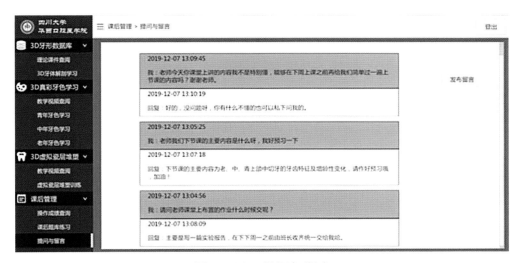

图 15-23　提问与留言

六、题库样题及解析

1. 中切牙的最优冠宽、冠长比为

【答案】 75%~85%

2. 全口牙中牙体最长的是

【答案】 尖牙

3. 第一磨牙冠宽比冠厚

【答案】 小

4. 第一磨牙四个牙尖中最高与最低的牙尖分别是

【答案】 近中颊尖;远中舌尖

5. 上颌磨牙组𬌗面的特定解剖标志是

【答案】 斜嵴

6. 上颌第一磨牙中以𬌗平面为参照,近颊尖与近舌尖更接近𬌗平面的是

【答案】 近舌尖

7. 一般情况下同一患者中切牙、侧切牙、尖牙中明度最大与饱和度最大的牙分别是

【答案】 中切牙;尖牙

8. 中切牙颈部、中部、切端饱和度最大的是

【答案】 颈部

9. 随着年龄的增加,牙齿表面细节与牙齿透明度的改变

【答案】 减少;升高

10. 瓷层堆塑过程中需要及时震荡与吸水的说法是否正确

【答案】 正确

（岳　莉　张倩倩）

【参考文献】

1. 何三纲. 口腔解剖生理学. 8 版. 北京:人民卫生出版社,2020.
2. 岳莉. 口腔修复工艺学实验教程. 成都:四川大学出版社,2017.
3. 于海洋. 口腔固定修复工艺学. 2 版. 北京:人民卫生出版社,2014.
4. 于海洋. 口腔医学美学. 4 版. 北京:人民卫生出版社,2021.
5. 赵铱民. 口腔修复学. 8 版. 北京:人民卫生出版社,2020.

实验十六　正畸功能矫治器的制作与应用虚拟仿真实验

一、实验目的和要求

1. 掌握双曲唇弓的结构与弯制过程。
2. 掌握箭头卡环的结构与弯制过程。
3. 掌握改良肌激动器 Activator 的结构与制作过程。
4. 熟悉自凝树脂的使用。
5. 熟悉各类功能矫治器的名称、功能与结构。
6. 了解实际病例中各类功能矫治器的应用。

二、实验原理和内容

本实验以临床制作肌激动器 Activator 为例，借助三维动画、三维模型、数字图像、虚拟病例分析以及线上师生互动等技术，使学生能够掌握功能矫治器的结构与功能，以及相关连接部件与固位部件的弓丝弯制。通过反复的线上学习结合线下的实际操作，使学生能够熟悉各类正畸功能矫治器以及初步了解不同功能矫治器的临床应用。

三、基础知识介绍

1. 功能矫治器的简介　口颌系统是由牙、牙周组织、颌骨、颞下颌关节、口颌面神经肌肉等结构组成的多功能综合体。口颌面的多个结构之间存在相互影响、相互制约的生物学规律。这种规律在口颌面处于发育阶段的儿童与青少年期表现尤为突出。不良的口腔习惯和口颌面功能比如口呼吸、舌姿势位、唇颊肌功能异常是引起错𬌗畸形的重要病因。而破除不良口腔习惯，创造口颌面发育的有利生长环境，一直是正畸医生努力的目标。

功能矫治器是一种针对口颌面各个结构功能，通过改变下颌位置，调节神经肌肉环境，将肌肉牵张的力量传递至牙齿、颌骨以及颞下颌关节，促进口颌面软硬组织发生适应性改建，从而促进咬合发育，改善颌骨生长型的一种矫治器。

2. 功能矫治器的发展　1726 年，法国医生 Fauchard 介绍了一种功能调节矫治器，实现调整牙弓达到"理想的"弓形。美国医生 Kinsley 于 18 世纪末期发明了一种咬合跳跃式矫治器，在世界上首次确立了导下颌向前的治疗理念。在 1908 年到 1936 年，丹麦的 Andresen 和与德国的 Haupl 发明了最初的肌激动器 Activator。1960 年 Balter 医生对肌激动器 Activator 进行了改良设计，发明了生物调节器 Bionator。1967 年德国的 Frankel 发明了功能调节器 Frankel 矫治器，该矫治器主要通过颊屏与唇挡协调口周肌肉的力量平衡以实现改善颌骨生长型的目的。1968 年，Hasund 提出了"联合矫形治疗"的设计理念，在传统 Activator 的基础上附加了口外弓，能够对上颌骨的生长进行一定的调控。

在近当代，随着功能矫治器得到世界口腔正畸界的认可，其在世界各地得到了广泛使用。各式各样的功能矫治器也被设计出来，其趋势是更加成品化、便捷化。比如固定式的功能矫治器 Herbst 矫治器、Forsus 矫治器以及 Jasper Jumper 矫治器；美国 Clark 医生发明的 Twin-block 双板矫治器；附带前导功能的隐形矫治器等。

3. 功能矫治器的原理

功能矫治器的原理在于通过改变下颌位置和咬合位来重建咬合，从而引发与咀嚼肌和口周肌肉相关的张力。这些肌肉的收缩力传递到牙齿、颌骨、骨缝和颞下颌关节，以纠正牙齿错位、促进软硬组织的适应性变化，重建新的功能形态平衡，以达到引导、调控生长和预防错𬌗畸形的目标。

（1）生理学原理：①功能和形态相互影响、相互制约；②口面功能间隙和功能状态是颅颌面形态发育的条件；③正常的呼吸吞咽功能是建立口腔功能间隙的基础。

（2）生物学原理：功能性矫治器通过咬合重建引发神经肌肉收缩力的变化，这些力量传递到口腔周围的软硬组织，促使它们发生适应性变化。影响颅面骨改建，①膜内成骨：受力后，一侧骨吸收，一侧骨沉积；②骨缝成骨：骨缝可受张力而发生生长改建。上颌骨周围缝对上颌矫形力前牵引和后牵引治疗起重要作用；③软骨内成骨：下颌髁突软骨是生长区，且为继发性软骨，除受遗传控制外，还受环境因素影响。

（3）应用原理：功能性矫治器主要依赖张力和张应力应变。①通过矫治器的各个部分施加张应力或压应力,激发或促进组织结构的变化,从而导致适应性改变,达到新的平衡。②通过消除力量,去除异常肌肉功能和受抑制的环境,恢复组织的正常生长潜力。

4. 功能矫治器的分类

（1）按照矫治器的固位方式分类

1）固定式功能矫治器:通过铸造冠或者带环等直接连接于上下颌牙列,患者不能自行取戴的功能矫治器。比如 Herbst 矫治器、Forsus 矫治器等。

2）活动式功能矫治器:通过卡环、邻间钩等固位体连接于上下颌牙列,患者可以自行取戴的功能矫治器。比如肌激动器 Activator、生物调节器 Bionator、功能调节器 Frankel 等。

（2）按照矫治器的作用机理分类

1）简单功能矫治器:该类矫治器大多作为其他矫治器的部件,偶尔也会单独使用,其作用机理是直接将肌力传递到牙齿上。比如平面导板、斜面导板、唇挡等。

2）肌激动器类功能矫治器:该类矫治器的原理是改变下颌位置,将肌肉牵张的力量传递至牙齿、颌骨及颞下颌关节,引发相关软硬组织的适应性改建。临床上常用的肌激动器、双板矫治器、生物调节器以及固定式功能矫治器,比如 Herbst,Forsus 等均属于此类。

3）功能调节器:此类典型的矫治器为 Frankel 功能矫治器,该类矫治器改变下颌位置的同时,利用唇挡与颊屏调节口腔内肌力平衡,从而引起颌骨与颞下颌关节的改建。

4）结合口外力的功能矫治器:改变下颌位置的同时,利用口外力在一定程度上调整上颌骨的生长量与生长方向。该类矫治器的代表为头帽式肌激动器 Van-beek,口外牵引双板矫治器等。

5. 肌激动器简介

1908 年,Anderson 设计了第一个肌激动器,该矫治器的原理是依赖生长潜力,引起牙槽、颌骨及颞下颌关节的生长改建,从而刺激下颌骨的生长,抑制上颌骨的生长。

6. 功能矫治器的适应证与非适应证

（1）功能矫治器的适应证

1）处于生长发育期的儿童:正畸矫形治疗如果在青春前期或者高峰期进行,可以更好地利用其生长潜力,达到更佳的治疗效果。临床上可以通过身高体重情况、第二性征及骨龄等判断患者的生长发育情况。

2）患者能够配合：按时配戴功能矫治器。功能矫治器大多是活动矫治器，配戴时长会直接影响治疗效果。

3）口颌面肌肉功能紊乱：由于口腔不良习惯、咬合干扰等引起的功能性Ⅱ类与Ⅲ类错𬌗畸形。

4）轻中度的骨性Ⅱ类错𬌗畸形：下颌发育不足且具有一定生长潜力的患者。

5）轻中度的骨性Ⅲ类错𬌗畸形：上颌发育不足且下颌能退至切对切，无下颌发育过度的家族遗传史的患者。

6）治疗后的保持：青春期前牵引治疗结束后可采用 Frankel Ⅲ型功能矫治器保持；成人正颌手术后可采用功能矫治器保持或者辅助进行肌功能训练。

（2）功能矫治器的非适应证

1）成人以及无生长潜力的患者。

2）有遗传史的严重骨性畸形患者。

3）有颞下颌关节症状的患者。

4）不合作或者精神异常的患者。

四、实验模块组成

基础理论知识学习模块、弓丝弯制流程模块、功能矫治器结构学习模块及病例分析模块。

1. 线上实验模块

模块一　基础理论知识学习模块

（1）功能矫形治疗的原理；

（2）功能矫治器的发展；

（3）功能矫治器的适应证与非适应证。

模块二　功能矫治器结构学习模块

（1）肌激动器结构与功能学习；

（2）双板矫治器结构与功能学习；

（3）Frankel 功能调节器结构与功能学习；

（4）Herbst 功能矫治器结构与功能学习。

模块三　肌激动器制作流程模块

（1）实验器械与耗材的学习；

（2）咬合重建与蜡堤制作流程；

（3）上𬌗架；

（4）箭头卡环的弯制流程；

（5）双曲唇弓的弯制流程；

（6）肌激动器的基托制作流程。

模块四　自主学习与理论考核模块

2. 线下实验模块

模块五　肌激动器制作实操训练

（1）箭头卡环的弯制；

（2）双曲唇弓的弯制；

（3）肌激动器基托的制作。

五、操作流程与解析

本实验采用线上线下，虚实结合的方式，共分为五个模块。前四个模块主要为线上学习，主要是通过基础理论与虚拟实操过程以及相关病例分析训练学生对于课程内容的掌握程度。第五个模块为线下实操，通过实际操作加强线上学习的内容，同时锻炼学生的动手能力。

模块一　基础理论知识学习模块

1. 功能矫形的原理

【交互动作】　单击"功能矫形的原理"。

【标准选择】　点击"功能矫形的原理"按钮，进入关于功能矫形的生理学基础、生物学基础及生物力学基础的理论学习。

【要点解析】　掌握功能矫形的原理，是理解功能矫治器的作用机制以及在临床上选择合适的患者进行功能矫形治疗的基础。本实验模块图文并茂，从生理学、生物学及生物力学三个方面对功能矫形的原理进行了阐释。

2. 功能矫治器的发展

【交互动作】　单击"功能矫治器的发展"。

【标准选择】　点击"功能矫治器的发展"按钮，进入功能矫治器发展历史的学习。界面右侧是发展历史的概览，可以选择"早期的发展""近代的发展"与"现代发展趋势"。左侧大屏界面是发展历史的详细内容，同时有对应矫治器的三维模型。鼠标可以对三维模型进行放大、旋转等操作。

【要点解析】　了解功能矫治器的发展历史，有助于学生更好地理解功能矫治理念的由来，以及在近 300 年内，功能矫治器的结构变化与将来的发展趋势。

3. 功能矫治器的适应证与非适应证

【交互动作】　单击"功能矫治器的适应证与非适应证"。

【标准选择】　点击"功能矫治器的适应证与非适应证"按钮,进入功能矫治器适应证与非适应证的学习。界面右侧是适应证与非适应证两个选择按钮,点击后左侧大屏会显示对应的适应证与非适应证的内容,单独点击每条内容会展开显示详细信息。

【要点解析】　了解功能矫治器的适应证与非适应证,对于学生临床选择合适的患者使用功能矫治具有重要的指导意义。功能矫治器的患者应该是处于生长发育高峰期以及之前的配合良好的青少年,对于无生长潜力或有严重骨性畸形的患者应该慎用。

模块二　功能矫治器结构学习模块

1. 肌激动器结构与功能学习(图 16-1)

【交互动作】　单击"肌激动器"。

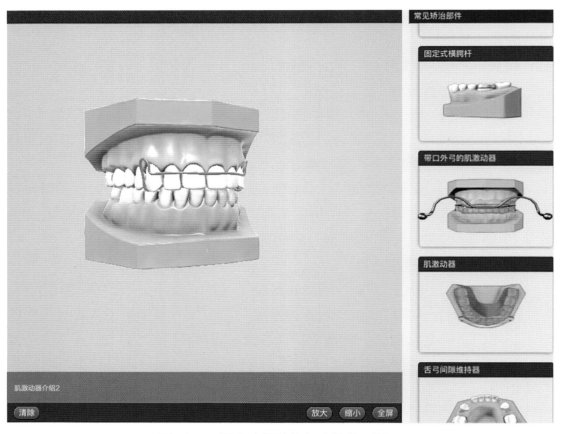

图 16-1　肌激动器结构与功能学习界面

【标准选择】　点击"肌激动器"按钮,进入肌激动器的结构与功能学习。左侧大屏显示肌激动器的三维模型,鼠标可以放大、旋转三维模型。鼠标点击三维模型上的"双曲唇弓""改良箭头卡环""基托",可以显示该结构的细节以及其对应的功能。

【要点解析】　肌激动器是结构最为简单,也是普及率最高的功能矫治器之一,双曲唇弓可以消除异常的唇肌力量,箭头卡环用于辅助固位,基托用于固定下颌前伸位置以及诱导颌骨与牙齿移动。本实验模块中,当鼠标点击具体结构时,该结构会突出显示,而其余结构会暗淡透明。

2. 双板矫治器结构与功能学习（图 16-2）

【交互动作】　单击"双板矫治器"。

【标准选择】　点击"双板矫治器"按钮,进入双板矫治器的结构与功能学习。左侧大屏显示双板矫治器的三维模型,鼠标可以放大、旋转三维模型。鼠标点击三维模型上的"双曲唇弓""上颌改良箭头卡环""上颌螺旋扩弓器""下颌

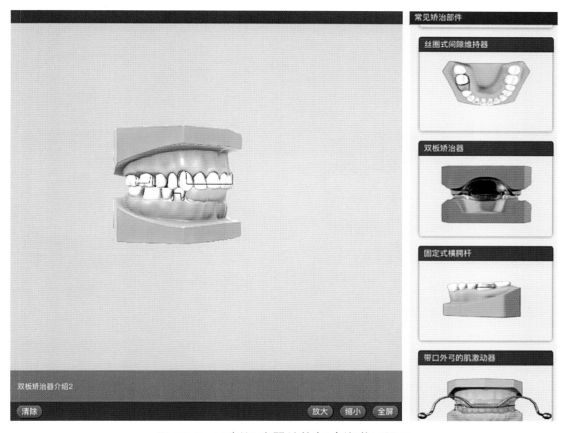

图 16-2　双板矫治器结构与功能学习界面

切牙球状邻间钩""基托""上下颌导斜面",可以显示该结构的细节及其对应的功能。

【要点解析】 双板矫治器是由 Clark 教授于 1982 年发明的功能矫治器,它的特点是可全天戴用,不影响咀嚼进食,可增加口外牵引力等。双曲唇弓可以消除异常的唇肌力量,箭头卡环与球形邻间钩用于辅助固位,螺旋扩弓器用于扩大上颌牙弓,上下咬合导板以 70° 的导斜面接触。本实验模块中,当鼠标点击具体结构时,该结构会突出显示,并配合文字框显示其具体功能,其余结构会暗淡透明。

3. Frankel 功能调节器结构与功能学习(图 16-3)

【交互动作】 单击"Frankel 功能调节器"。

【标准选择】 点击"Frankel 功能调节器"按钮,进入 Frankel 功能调节器的结构与功能学习。左侧大屏显示 Frankel I 型功能调节器的三维模型,鼠标可以放大、旋转三维模型。鼠标点击三维模型上的"上颌唇弓""腭弓""尖牙卡环""舌侧支持丝""舌侧丝""下唇挡连接丝""下颌舌托""下唇挡""颊屏"等结构,

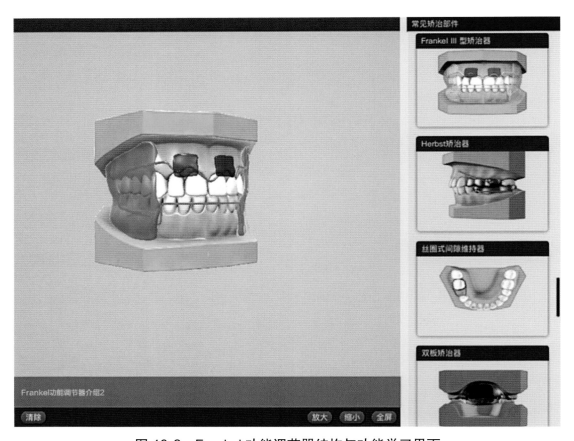

图 16-3 Frankel 功能调节器结构与功能学习界面

可以显示该结构的细节以及其对应的功能。

【要点解析】　Frankel 功能调节器是由 Frankel 医生于 1967 年发明的功能矫治器,其作用机理主要是通过颊屏、唇挡等改变口周肌肉力量平衡,从而实现功能矫形的目的。颊屏与唇挡可以消除异常的唇颊侧肌力,下颌舌托接触下颌黏膜,激活黏膜的本体感受器维持下颌前伸位。本实验模块中,当鼠标点击具体结构时,该结构会突出显示,并配合文字框显示其具体功能,其余结构会暗淡透明。

4. Herbst 功能矫治器结构与功能学习

【交互动作】　单击"Herbst 功能矫治器"。

【标准选择】　点击"Herbst 功能矫治器"按钮,进入 Herbst 功能矫治器的结构与功能学习。左侧大屏显示 Herbst 功能矫治器的三维模型,鼠标可以放大、旋转三维模型。鼠标点击三维模型上的"连接丝""活塞杆""套管""枢轴"等结构,可以显示该结构的细节以及其对应的功能。

【要点解析】　Herbst 功能矫治器是由德国学者 Herbst 于 1905 年提出的固定功能矫治器,其作用机理主要是通过固定于上下颌的滑动推杆保持下颌处于前伸位置,从而实现功能矫形的目的。本实验模块中,当鼠标点击具体结构时,该结构会突出显示,并配合文字框显示其具体功能,其余结构会暗淡透明。

模块三　肌激动器制作流程模块

1. 实验器械与耗材学习模块

【交互动作】　单击"实验器械与耗材"。

【标准选择】　点击"实验器械与耗材"按钮,进入肌激动器制作实验使用的器械与耗材理论知识学习。

【要点解析】　本模块重点介绍肌激动器制作实验过程中所用的实验器械与耗材。鼠标点击右侧器械的简图,左侧大屏幕上会显示该器械或耗材的 3D 模型,以及相应的文字介绍。鼠标可以放大或旋转器械以便细致观察该器械。本模块涉及的实验器械有:梯形钳(图 16-4)、简单𬬻架、雕刀、打磨工具;实验耗材有:0.9mm 正畸用不锈钢丝、0.7mm 正畸用不锈钢丝、石蜡片、正畸用树脂。

2. 咬合重建与蜡堤制作流程

【交互动作】　单击"咬合重建与蜡堤制作"。

【标准选择】　点击"咬合重建与蜡堤制作"按钮,进入功能矫治器咬合重建与蜡堤制作的学习过程。

【要点解析】　咬合重建是制作功能矫治器的必备前序工作,准确稳定的咬合重建与蜡堤制作是成功制作功能矫治器的前提。需要让患者重复训练下颌前

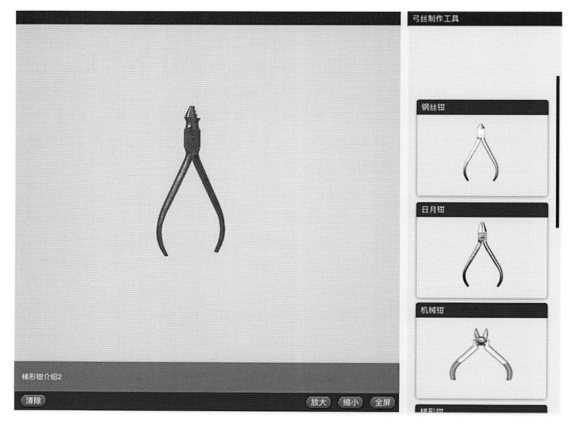

图 16-4　实验器械学习界面

伸,一般要求前伸至切对切且中线对齐,垂直向打开 3~5mm。本模块右侧有"殆重建与蜡提制作过程视频"与"蜡堤模型观看"选项,鼠标点击可以学习相关内容。通过鼠标点击放大、旋转蜡堤模型,可以细致观看完成后的蜡堤在模型上的情况。

3. 上殆架

【交互动作】 单击"上殆架"。

【标准选择】 点击"上殆架"按钮,进入功能矫治器制作中上殆架的学习过程。

【要点解析】 将上下颌工作模型准确咬合在殆重建的蜡殆记录并固定后上殆架。为了后期矫治器制作方便,可以将模型的侧方或后方朝向殆架的开口方向,以便后期舌侧树脂基托的制作。

4. 改良箭头卡环的弯制流程(图 16-5)

【交互动作】 单击"改良箭头卡环的弯制"。

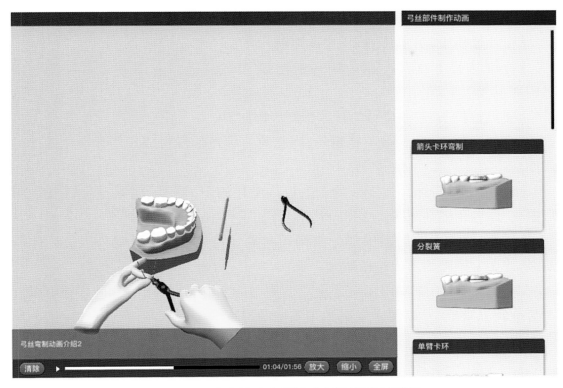

图 16-5　改良箭头卡环的弯制流程学习界面

【标准选择】　点击"改良箭头卡环的弯制"按钮,进入改良箭头卡环弯制的学习过程。

【要点解析】　改良剪头卡环是正畸活动矫治器最常用的固位装置之一。其弯制流程如下。

（1）修整模型,用雕刀修整固位磨牙近远中邻间隙龈乳头,以便卡环固位。

（2）将 0.7mm 的不锈钢丝捋直,消除弧度。

（3）按照固位磨牙近远中轴嵴的宽度将不锈钢丝两端弯折为"又"字形。

（4）在弓丝两端弯折出固位箭头,固位箭头与桥体大约成 45°。

（5）在双侧箭头远端将钢丝向腭侧弯制约 90°,箭头就位于固位磨牙唇侧,桥体与𬌗平面平行。

（6）将钢丝的两端经固位磨牙近远中𬌗外展隙转向腭侧形成连接体,连接体离开黏膜约 1mm 间隙。

　　本模块通过三维动画完全还原改良箭头卡的弯制过程,同时拖动鼠标可以放大与旋转三维模型,以便学生更为细致地掌握钢丝弯制过程中的手法与用力方式。

5. 双曲唇弓的弯制流程（图 16-6）

【交互动作】 单击"双曲唇弓的弯制"。

【标准选择】 点击"双曲唇弓的弯制"按钮，进入双曲唇弓弯制的学习过程。

【要点解析】 双曲唇弓的具体弯制流程如下。

（1）采用 0.7mm 的硬不锈钢丝，用指腹将钢丝前段将成牙前牙段相匹配的弧度。

（2）在双侧尖牙牙冠冠高的 1/2，近远中径的中 1/3 处，向龈方弯制两个"U 形曲"。曲的顶部在龈缘下 2~3mm 且离开黏膜约 1mm。

（3）在"U"形曲的远中部分将钢丝向尖牙与第一前磨牙的外展隙舌侧弯曲，延伸至上颌腭侧形成连接体。

本模块通过三维动画完全还原双曲唇弓的弯制过程，同时拖动鼠标可以放大与旋转三维模型，以便学生更为细致地掌握双曲唇弓弯制过程中的手法与用力方式。

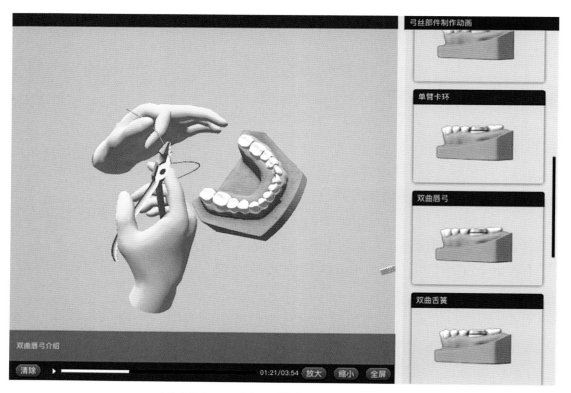

图 16-6　双曲唇弓的弯制流程学习界面

6. 肌激动器的基托制作流程

【交互动作】 单击"肌激动器基托制作"。

【标准选择】 点击"肌激动器基托制作"按钮,进入肌激动器基托制作的学习过程。

【要点解析】 肌激动器基托制作过程如下。

（1）将唇弓与箭头卡环用蜡固位于工作模型上。

（2）打开𬌗架,先糊塑上颌基托及后牙𬌗面,上颌基托外形为马蹄形。

（3）糊塑下颌基托,下颌基托伸展至下颌前牙唇面切缘下 2mm,下颌后牙𬌗面薄薄一层树脂。

（4）关闭𬌗架,将上下颌咬合在𬌗重建的位置,从舌侧糊塑树脂将上下颌基托连为一体,并将基托表面涂抹光滑。

（5）常规打磨抛光。

模块四　自主学习与理论考核模块

1. 自主学习参考文献,《口腔正畸学》,赵志河主编,人民卫生出版社;《儿童口腔医学》,葛立宏主编,人民卫生出版社。

2. 线上慕课学习,《口腔正畸学》中功能矫治器相关慕课内容,系统记录学生线上理论学习时长,达到最小要求学习时长后才能完成学习任务。

3. 学生可通过虚拟仿真课程互相讨论,也可以与授课教师进行提问。

4. 学习时长完成,学生点击准备考核按钮进入在线考核,由题库中随机抽取题目检验学生的学习情况。

六、题库样题及解析

1. 下列哪个不是用于矫正 II 类错𬌗的功能矫形矫治器

    A. 肌激动器　　　　　　　　B. 生物调节器

    C. 面罩前牵引　　　　　　　D. 双板矫治器

【答案】 C

【答案解析】 面罩前牵引是针对骨性 III 类错𬌗的一种功能矫形治疗。

2. Frankel 功能矫治器的主要功能部件不包括

    A. 唇挡　　　　　　　　　　B. 舌托

    C. 颊屏　　　　　　　　　　D. 螺旋扩弓器

【答案】 D

【答案解析】 Frankel 功能矫治器不会对牙列与颌骨主动加力,螺旋扩弓器常应用于双板矫治器的扩弓。

3. 肌激动器咬合重建垂直向打开距离为

　　A. 1~2mm　　　　　　　　　B. 2~4mm

　　C. 3~5mm　　　　　　　　　D. 7~8mm

【答案】　C

【答案解析】　肌激动器咬合重建垂直向打开距离应为 3~5mm。

4. 以下哪种功能矫治器可以佩戴进食

　　A. 肌激动器　　　　　　　　B. 双板矫治器

　　C. 功能调节器　　　　　　　D. 生物调节器

【答案】　B

【答案解析】　双板矫治器是由 Clark 医生发明,其特点是可进食佩戴,还可附加口外弓等辅助装置。

5. 以下哪种功能矫治器不能添加口外弓辅助装置

　　A. 肌激动器　　　　　　　　B. 双板矫治器

　　C. Frankel 功能调节器　　　　D. Forsus 功能矫治器

【答案】　C

【答案解析】　肌激动器与双板矫治器可以添加口外弓辅助矫形治疗,Forsus 功能矫治器常与带环联合使用,带环上的口外弓管可添加口外弓。

6. 下列对于 Frankel 功能矫治器的说法,哪一项是不正确的

　　A. 颊屏可以阻挡来自颊侧的异常肌力

　　B. 颊屏伸展范围到达前庭沟底以下

　　C. 颊屏与唇挡可以使颌骨骨膜受牵张刺激

　　D. 扩弓作用来自于矫治器的主动加力

【答案】　D

【答案解析】　Frankel 功能矫治器的扩弓作用主要来自于颊屏对颊侧异常肌力的阻挡,以及对颌骨骨膜的牵张刺激。

7. 下列哪一种不是固定式功能矫治器

　　A. Forsus 功能矫治器　　　　B. Herbst 功能矫治器

　　C. Bionator 功能矫治器　　　D. Jasper Jumper 功能矫治器

【答案】　C

【答案解析】　Bionator 是一种可以自行取戴的功能矫治器。

8. 下列哪一项是功能矫形的非适应证

A. 轻中度的骨性Ⅱ类错𬌗畸形

B. 轻中度的骨性Ⅲ类错𬌗畸形

C. 前牵引治疗后的保持

D. 骨性Ⅱ类成人患者

【答案】　D

【答案解析】　成人患者没有生长潜力,是功能矫形治疗的非适应证。

（舒　睿）

【参考文献】

1. 赵美英. 牙颌面畸形功能矫形. 北京:科学技术文献出版社,2010.

2. 赵志河. 口腔正畸学. 7 版. 北京:人民卫生出版社,2020.

3. ALIAKBAR B. Early-age orthodontic treatment. Hanover Park:Quintessence Publishing Co,Inc,2013.

4. DEAN J A. McDonald and Avery. Dentistry for child and adolescent. 10th ed. St.lous:CV Mosby,2015.

5. THOMPSON A M . Contemporary orthodontics,5th ed.,2012.

实验十七　托槽粘接虚拟仿真实验

一、实验目的和要求

1. 掌握直丝弓矫治技术的理论基础及矫治原理。
2. 掌握直丝弓矫治技术中托槽的结构特点及不同牙位托槽的差异。
3. 掌握直丝弓托槽粘接的定位方法。
4. 掌握直丝弓托槽直接粘接技术的临床流程。
5. 熟悉托槽粘接位置准确度的评估方法。
6. 了解直丝弓托槽数字化间接粘接技术、引导粘接技术的临床流程。

二、实验原理和内容

本实验以直丝弓矫治技术中的"托槽粘接"步骤为核心内容，按照"基础→模拟→实战→拓展"的顺序，分别设置"基础知识互动学习→虚拟粘接互动操作→托槽粘接实操训练→高新技术拓展训练"4 个模块，通过虚实结合的形式，为学生提供一套能够自主学习、自主训练、自主反馈的螺旋上升式托槽粘接训练系统，为其临床实践做好充分准备。

三、基础知识介绍

1. 直丝弓矫治技术的理论基础　Andrews 正常𬌗六项标准（six keys to normal occlusion）。

（1）磨牙关系：上颌第一磨牙近中颊尖的咬合位置应位于下颌第一磨牙的近中颊沟；上颌第一磨牙远中颊尖的远中斜面咬合的位置应位于下颌第二磨牙近中颊尖的近中斜面；上颌尖牙的咬合位置应位于下颌尖牙与下颌第一前磨牙之间。

（2）牙齿近、远中倾斜程度（冠角/轴倾角）：牙齿近、远中倾斜程度可以用冠角或轴倾角表示，代表牙近、远中倾斜程度，冠角或轴倾角即为牙所在牙弓的𬌗平面的垂线与牙的临床冠长轴所组成的夹角;当牙齿的临床冠长轴的龈端向远中倾斜时,冠角或轴倾角为正值,反之,冠角或轴倾角为负值。

（3）牙齿唇（颊）、舌向倾斜(冠倾斜/冠转矩):冠倾斜或冠转矩,即牙所在𬌗平面垂线与其临床冠中心切线所形成的夹角,代表牙齿的唇（颊）-舌向倾斜;临床冠中心切线的龈方位于𬌗方的舌侧,冠倾斜/冠转矩记为"+";反之,冠倾斜/冠转矩则记为"−"。正常情况下,除了上颌切牙为正转矩外,其他所有牙都为负转矩;不同牙有不同的冠转矩;下颌切牙冠接近直立而上颌切牙冠向唇侧倾斜;从尖牙起,上下颌后牙牙冠都向舌侧倾斜,磨牙比前磨牙向舌侧倾斜的更明显。

（4）旋转:不当的牙齿旋转在正常𬌗不会出现,若后牙发生旋转则占据的近远中间隙较多;前牙和后牙相比正好相反,占据的近远中间隙较少。

（5）间隙:正常𬌗牙弓中没有间隙存在,牙齿均能保持良好的相互接触。

（6）𬌗曲线:正常𬌗纵𬌗曲线为稍有 Spee 曲线或较平直,平整的 Spee 曲线利于良好咬合的建立。Spee 曲线深度在 0~2mm。牙列拥挤时 Spee 曲线较大;下颌的反 Spee 曲线可能出现牙列间隙。

2. 直丝弓矫治技术的矫治原理　通过消除三个序列弯曲,几乎不用弯制曲,采用一根直丝完成全部的矫治过程。

直丝弓矫治器的原理:直丝弓矫治器的托槽是矫治器达到矫治目的的关键部件。矫治目的,即希望牙齿达到的位置,包括唇（颊）舌向、近远中的倾斜,以及内、外侧位置,其都包含在托槽内,因而消除了如标准方丝弓矫治器在弓丝上弯制三种序列弯曲的流程。

（1）消除第一序列弯曲:正常的牙齿在牙弓中的唇（颊）、舌位置有所差别,标准方丝弓矫治器需要在弓丝上弯制第一序列弯曲使牙齿到位并保持在其正确的唇舌位置。通过调节托槽底的厚度,直丝弓矫治器可以自动完成牙齿唇舌向位置的移动,使牙齿在牙弓中保持在正确的唇（颊）、舌向位置。

（2）消除第二序列弯曲:直丝弓矫治器的托槽,根据不同牙齿位置,在槽沟上加入不同近远中倾斜角度（tip）,使得粘托槽时,托槽的长轴与牙临床冠长轴一致。

（3）消除第三序列弯曲:标准方丝弓矫治器为了维持转矩,通常会在弓丝上弯制第三序列弯曲,即加转矩力,当弓丝固定入槽沟内时,牙齿会受力产生控根移动。直丝弓矫治器托槽在托槽的底板上加入了𬌗龈向角度。当弓丝纳入槽内后,将受到扭曲而自动产生使牙冠舌向倾斜的力,直到牙齿到达这一位置时,弓丝恢复直线并不再受扭力。

（4）槽底的水平向和垂直向弧度：直丝弓托槽底在水平向和垂直向上都有一定的弧度，与牙齿的唇（颊）面曲度相配合，保证托槽与牙冠更密合接触，同时也起到了辅助定位的作用。

（5）抗旋转与抗倾斜：对于拔牙的病例，为防止受牵引移动时，拔牙间隙两侧牙齿发生倾斜、旋转，直丝弓矫治器在相应牙齿的托槽上通过改变近远中向底板厚度的差异，增加了抗倾斜、抗旋转设计。

（6）自动牙齿旋转：通过直丝弓矫治器所采用的双翼宽托槽，以及使用的高弹性弓丝，牙旋转的矫治可以自动完成。

（7）磨牙带环与颊面管：磨牙近远中接触点连线与近远中颊尖所成的角度为磨牙补偿角。直丝弓矫治器所涉及的磨牙颊面管包括三种角度，即补偿角、轴倾角及转矩角，分别控制磨牙的颊舌向旋转、近远中倾斜和颊舌向倾斜。

3. 直丝弓托槽的结构特点　上述直丝弓矫治器原理中的七点是直丝弓矫治器托槽（颊面管）的特征，此外，各型托槽还有以下共同的基本特征。

（1）双翼宽托槽，槽沟尺寸为 0.022inch×0.028inch（1inch≈2.54cm）。

（2）所有托槽都是相对于牙冠的数据设计。

（3）直丝弓矫治器的托槽一般为专牙专用，即每颗牙的托槽或颊面管的设置均不同。每个托槽远中龈翼上都有识别的标志，用以识别托槽的部位。

（4）每个托槽都有一垂直标志线，位于托槽的中心部位，粘接时使牙面的临床冠长轴与该线相重合，临床冠中心与槽沟中心点应一致。

4. 不同牙位直丝弓托槽的差异　每个托槽远中龈翼上都有识别的标志，用以识别托槽的部位（Hook 一般在远中龈翼上，颊面管牵引钩也朝向远中龈方）。

（1）耠方底板较为平直，龈方为三角形或圆形。

（2）底面弧度：切牙一般较平，尖牙和前磨牙底面一般为一弧形。

（3）所有牙均向近中倾斜（托槽垂直标志线）。上颌中切牙倾斜角度小于侧切牙，上颌尖牙倾斜角度比下颌尖牙大，其他牙几乎没有倾斜角度。

（4）宽度：上颌中切牙一般宽于上颌侧切牙和下颌切牙，前磨牙宽度基本一致。

（5）厚度：上颌侧切牙一般比上颌中切牙厚 0.5mm，上颌第二前磨牙与上颌第一前磨牙一样厚或比上颌第一前磨牙厚 0.5mm。

（6）外展：上颌磨牙一般有 10° 左右的外展，颊面管近中薄，远中厚。下颌磨牙没有外展，颊面管厚度均匀。

（7）每颗牙的转矩不同（底板唇舌向厚度不同），除了上颌切牙为正转矩（龈厚切薄),下颌切牙近似直立(切龈近似)以外,其他牙均为负转矩(骀厚龈薄),上颌前磨牙转矩一致。上颌前磨牙转矩的绝对值小于下颌第一前磨牙转矩的绝对值,小于下颌第二前磨牙转矩的绝对值。

5. 直丝弓托槽粘接的定位方法　置于牙的临床冠中心。

具体的定位方法如下。

(1)以临床冠中心及冠长轴为标志点。

(2)托槽中心与临床冠中心一致。

(3)托槽长轴(垂直标志线)与临床冠长轴一致。

(4)近远中向也在中心。

(5)托槽槽沟的中心,托槽底板的中心和牙冠的中心在同一水平面。

(6)直丝弓托槽粘接的推荐高度(切缘/骀面到槽沟中心的距离)

1)上颌(mm)

　　　5.0——U1、U3

　　　4.5——U2、U4

　　　4.0——U5

　　　3.0——U6

　　　2.0——U7

2)下颌(mm)

　　　4.5——L3

　　　4.0——L1、L2、L4

　　　3.5——L5

　　　2.5——L6、L7

6. 直丝弓托槽直接粘接技术的临床流程

直接粘接法

1)清洁牙面:使用抛光机头清洁需粘接托槽的牙面后,吹干。

2)牙面的酸蚀处理:目测法或使用辅助器械确定各个牙齿的临床冠中心,磷酸处理仅使中心局部的牙釉质脱钙,用清水反复冲洗牙面后,吹干,隔湿(此时可见酸蚀过的牙面呈白垩色)。

3)托槽的粘接:将底液涂布在酸蚀区域,适量的粘接剂置托槽的粘接面后,逐个分别粘接并调整托槽的中心位于临床冠中心,稍加压,去除多余的黏合剂,将托槽中心的垂直标志线调整至与牙齿的临床冠长轴重合,托槽位于牙冠近远中的1/2处,确认在牙面的准确位置后,光固化约15秒。

四、实验模块组成

1. 线上实验模块

模块一 基础知识互动学习

（1）直丝弓矫治技术；

（2）托槽结构特征；

（3）托槽粘接操作。

模块二 虚拟粘接互动操作

（1）托槽粘接适应证；

（2）托槽粘接前准备；

（3）托槽粘接；

（4）注意事项；

（5）托槽粘接结果评价。

2. 线下实验模块

模块三 托槽粘接实操训练

（1）使用不同训练套件粘接托槽训练；

（2）托槽粘接准确度快速评估。

模块四 高新技术拓展训练

数字化托槽引导粘接技术训练

五、操作流程与解析

1. 线上实验模块

模块一 基础知识互动学习

本实验模块为托槽粘接基础知识回顾，主要在线上以习题为线索，依次回顾直丝弓矫治技术的理论基础、直丝弓托槽的结构特点、不同牙位直丝弓托槽的差异、直丝弓托槽粘接的定位方法等重要的基础理论知识，为后续实验模块的训练奠定坚实基础。本部分主要包括"直丝弓矫治技术""托槽结构特征""托槽粘接操作"3方面内容。题目按照随机排序，通过普通文字、三维模型、三维交互模型等形式呈现。现按照3种主要习题呈现形式，介绍交互操作。

（1）普通文字选择题（图17-1）

【交互操作】 点击答题卡中编号，如"1"，进入第1题，选择答案。

【标准选择】 点击答题卡中编号，如"1"，进入第1题，在所选答案前方勾

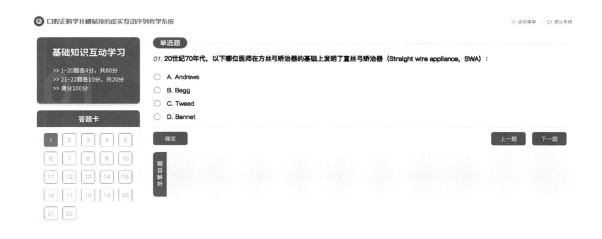

图 17-1　普通文字选择题

选(如"A"),点击"确定"。若答案正确,则在屏幕中出现"回答正确"。若答案错误,则在屏幕中出现"回答错误",并在"题目解析"窗口中出现相关习题解析。完成改习题学习后,可以点击"下一题"进入下一题目,或点击"上一题"回顾上一题目,或直接在左侧答题卡中选择题号,如"2",进入第 2 题。

【要点解析】　普通文字选择题是最基本的考核形式,该部分借鉴了执业医师线上考试的出题方式,帮助学生快速记忆基本理论知识点。在"题目解析"中,又配合丰富的图像帮助解释习题内容。

(2)三维模型配对题(图 17-2)

【交互操作】　点击答题卡中编号,如"9",进入第 9 题,选择答案。

【标准选择】　点击答题卡中编号,如"9",进入第 9 题,根据右侧三维模型图示中字母标记提示,将左侧待拖动项中的选项拖拽到中间与字母配对,例如左键点击"底板",拖拽到中央选项 B 空格内。使用相同方法,完成其余待拖动项的拖拽。完成后,点击"确定"。若答案正确,则在屏幕中出现"回答正确"。若答案错误,则在屏幕中出现"回答错误",并在"题目解析"窗口中出现相关习题解析。完成改习题学习后,可以点击"下一题"进入下一题目,或点击"上一题"回顾上一题目,或直接在左侧答题卡中选择题号,如"10",进入第 10 题。

【要点解析】　在学习托槽结构特点、牙面托槽定位标志等与形态结构密切相关的知识点时,使用可以三维浏览的三维模型,能够帮助学生从三维视角快速

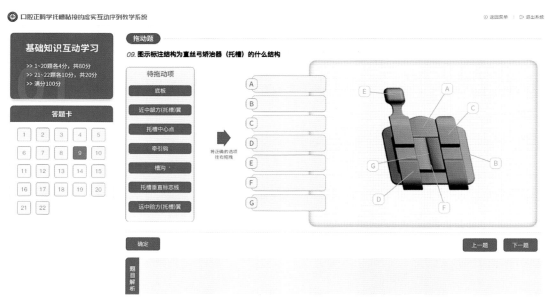

图 17-2　三维模型配对题

且透彻地理解不同知识点的含义,避免常规单一视角或单一平面造成知识点的解释不当。

（3）三维交互模型场景题(图 17-3)

【交互操作】　点击答题卡中编号,如"17",进入第 17 题,选择答案。

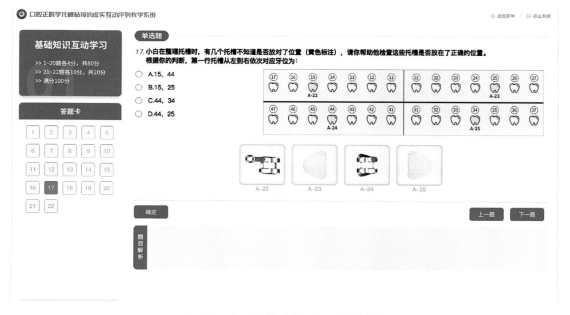

图 17-3　三维交互模型场景题

　　【标准选择】　在交互窗口中,学生可以了解到场景情况,例如"小白在整理托槽时,不小心把几个托槽放错了位置,请你帮他找出放错位置的托槽,并放回原来的位置"。此外,交互窗口中显示了多个托槽的三维模型,学生可以点击"浏览",直接多视角观察模型,包括点击"鼠标左键"旋转模型,点击"鼠标中点"平移模型,或滚动"鼠标滑轮"缩放模型。学生也可以点击模型浏览窗口中的固定视角按钮,如点击"颊面观",模型就会自动旋转摆正到颊面视角。在学生充分观察并比较不同托槽三维模型的差异后,在所选答案前方勾选,如"A",点击"确定"。若答案正确,则在屏幕中出现"回答正确"。若答案错误,则在屏幕中出现"回答错误",并在"题目解析"窗口中出现相关习题解析。完成改习题学习后,可以点击"下一题"进入下一题目,或点击"上一题"回顾上一题目,或直接在左侧答题卡中选择题号,如"15",进入第15题。

　　【要点解析】　"三维交互模型场景题"是前述两种题型的升级模式,它模拟了实际临床的复杂情况,通过临床实际问题,让学生在解决问题的过程中,深入理解相关知识点。例如,在区分不同牙位托槽的场景题中,需要学生熟练应用直丝弓矫治技术理论基础中 Andrews 正常殆的概念、直丝弓矫治器的结构特征等多方面知识。

模块二　虚拟粘接互动操作

　　本实验模块为托槽直接粘接的虚拟仿真训练,主要以为患者粘接托槽的临床场景为故事主线,通过在各个环节设置虚拟交互操作,由学生完成相关操作,并由系统对学生的操作结果进行评分解析。

　　(1)托槽粘接适应证

　　场景 1-1(图 17-4)

　　【交互操作】　对话框中出现文字说明"患者小明来到小白医生的诊室,准备开始牙齿矫正。小白医生检查了小明的口腔情况",对话框出现医生视角图像"患者小明的口腔状况",对话框下方出现文字说明"您认为接下来应该做的事情是",学生根据判断,点击认为合适的选项。

　　【标准选择】　点击选项"B"(牙周基础治疗)、"C"(16、26 龋坏治疗)、"D"(更换 36 烤瓷冠为塑料牙冠)。点击"确定"。

　　【要点解析】　本部分考查学生在托槽粘接临床操作前,对患者口腔状况的基本要求,主要包括牙周健康、牙体健康,以及牙面是否能够粘接矫治附件(烤瓷牙冠常常难以牢固粘接托槽)。

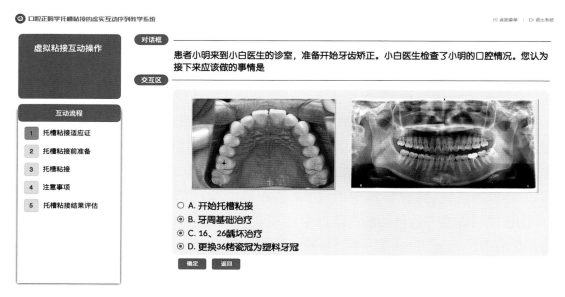

图 17-4 口内状况界面

场景 1-2（图 17-5）

【交互操作】 对话框中出现文字说明"两周后,患者小明完成了医生小白要求的治疗,重新回到小白医生的诊室",对话框中出现文字说明"小白向小明介绍各种托槽系统的优缺点,小明最终选择了经典的 HX 非自锁金属托槽",对话框中出现图像"四种类型托槽",对话框下方出现文字说明"请你按照小明的要求,选择托槽系统",学生根据判断,点击认为合适的选项。

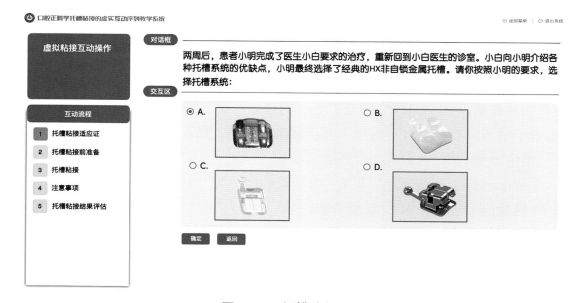

图 17-5 托槽选择界面

【标准选择】　点击选项"A"（金属非自锁托槽图像）。

【要点解析】　本部分考察学生对常见托槽种类的掌握情况,常见托槽种类包括金属非自锁托槽、金属自锁托槽、陶瓷非自锁托槽、陶瓷自锁托槽。

场景 1-3（图 17-6）

【交互操作】　对话框中出现文字说明"小明准备开始接受托槽粘接操作,但在此之前,您认为小白医生应该告知小明哪些问题",学生根据判断,点击认为合适的选项。

【标准选择】　点击选项"A"（粘接托槽后应该注意口腔卫生,每次进食后都应该使用牙刷、牙线等清理牙齿及托槽）、"B"（粘接托槽后的 3~7 天,牙齿出现不适或轻微疼痛是正常的,必要时可以服用止疼药）、"C"（治疗过程中应该避免进食坚果等较坚硬的食物,避免咬掉托槽,影响治疗效果）。

【要点解析】　本部分考查的是学生对托槽粘接临床操作患者需要知晓的内容。

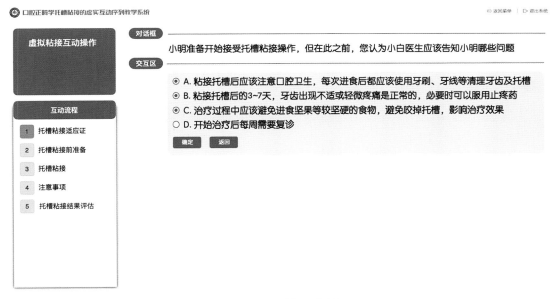

图 17-6　知情同意界面

（2）托槽粘接前准备

场景 2-1（图 17-7）

【交互操作】　对话框中出现文字说明"请你将小明托槽粘接操作所需要的用物放到治疗盘中",对话框右侧出现各种用物,学生根据判断,将需要的用物拖

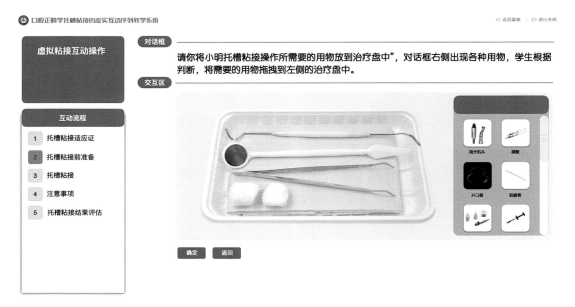

图 17-7　用物准备界面

拽到左侧的治疗盘中。

【标准选择】　将"抛光机头""抛光杯""抛光膏""开口器""磷酸""三用枪""吸唾管""纱坨""底液""粘接剂""托槽""颊面管""镊子""光敏灯"拖拽到左侧的治疗盘中。点击"下一步"。

【要点解析】　本部分考查的是学生对托槽粘接临床操作用物的认识。

场景 2-2（图 17-8）

【交互操作】　对话框中出现文字说明"接下来你将为小明抛光清洁牙面"，点击"下一步"，播放抛光牙面过程。

【标准选择】　点击"下一步"。

【要点解析】　本部分提示学生在粘接托槽前，应该注意牙面清洁。

场景 2-3（图 17-9）

【交互操作】　对话框中出现文字说明并配图"接下来，你将开口器安置在小明口内，并清洁干燥牙面。接下来，你需要在牙面涂布磷酸酸蚀剂，请你选择合适的涂布范围"，学生根据判断，选择酸蚀剂涂布的范围。

【标准选择】　点击选项"A"（在托槽粘接区域酸蚀）。

【要点解析】　本部分提示学生应避免酸蚀范围过大，造成潜在的牙体损伤。

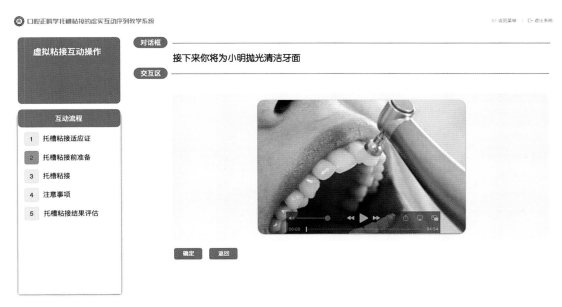

图 17-8　清洁牙面界面

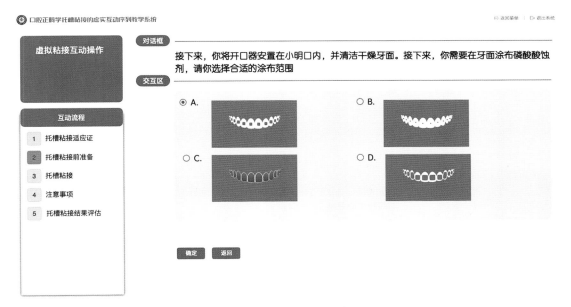

图 17-9　酸蚀牙面界面

场景 2-4（图 17-10）

【交互操作】 对话框中出现文字说明"接下来,你为小明冲洗了牙面,吸走口内液体,干燥牙面,并使用纱坨隔湿",对话框中出现文字说明"你认为需要将纱坨安置在哪些位置",学生根据判断,将纱坨拖拽到需要隔湿的位置。

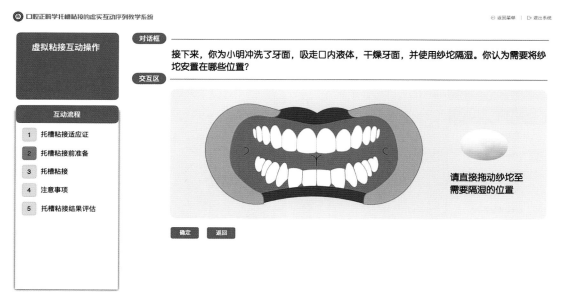

图 17-10　干燥隔湿界面

【标准选择】　将纱坨拖拽到舌下、颊侧导管处。

【要点解析】　本部分考查学生对口内隔湿要求的掌握。

（3）托槽粘接

场景 3-1（图 17-11）

【交互操作】　对话框中出现文字说明及视频"你为小明的牙面涂布了粘接

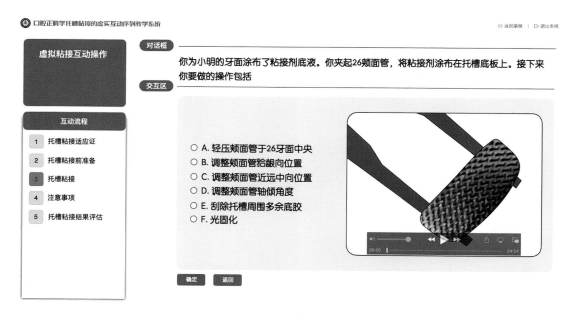

图 17-11　粘接流程界面

剂底液",对话框中出现文字说明及视频"你夹起 26 颊面管,将粘接剂涂布在托槽(颊面管)底板上",对话框中出现文字"接下来你要做的操作包括",学生根据判断,点击认为合适的选项。

【标准选择】　点击"A"(轻压颊面管于 26 颊面中央)、"B"(调整颊面管𬌗龈向位置)、"C"(调整颊面管近远中向位置)、"D"(调整颊面管轴倾角度)、"E"(刮除托槽周围多余底胶)、"F"(光固化)。

【要点解析】　本部分考查学生对直接粘接托槽的基本步骤的掌握。

场景 3-2(图 17-12)

【交互操作】　对话框中出现文字说明及图形"请你调整 16、26 托槽(颊面管)的近远中向位置(𬌗龈向位置、轴倾角度)",对话框中出现牙齿及托槽,学生拖动对话框中"滑条",即可让托槽在牙面位置的特定方向上出现变化,学生确认好最终位置后,点击"确认"按钮。

【标准选择】　拖动"滑条",将调整到标准位置后,点击"确认"。

【要点解析】　本部分考查学生对托槽粘接位置的掌握。

场景 3-3 以 16、26 托槽位置为参考,调整 15、14、25、24 托槽位置,余同场景 3-2。

场景 3-4 调整 13、23 托槽位置,余同场景 3-2。

场景 3-5 以 13、23 托槽位置为参考,调整 12、11、21、22 托槽位置,余同场景

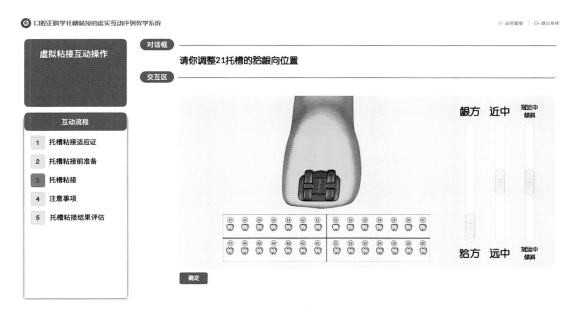

图 17-12　托槽定位界面

3-2。

场景 3-6 调整 36、46 托槽位置，余同场景 3-2。

场景 3-7 以 36、46 托槽位置为参考，调整 35、34、45、44 托槽位置，余同场景 3-2。

场景 3-8 调整 33、43 托槽位置，余同场景 3-2。

场景 3-9 以 33、43 托槽位置为参考，调整 32、31、41、42 托槽位置，余同场景 3-2。

（4）注意事项

场景 4-1（图 17-13）

【交互操作】 对话框中出现文字说明及图像"您是否已经确认所有牙齿的粘接位置合适"，若确认，点击"是"，进入下一场景。若需要调整，点击"否"，回到上一组场景。

【标准选择】 点击"是"。

【要点解析】 本部分将出现所有牙齿上托槽的粘接情况，帮助学生整体判断托槽粘接位置的准确度。

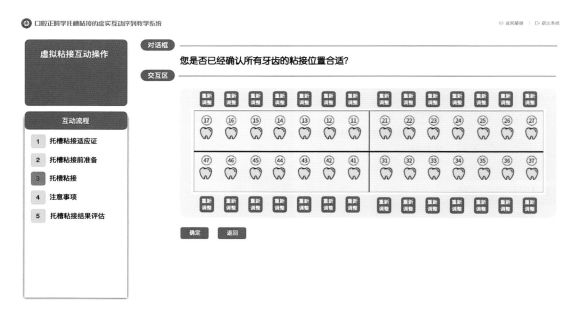

图 17-13 托槽定位检查界面

场景 4-2（图 17-14）

【交互操作】　对话框中出现文字说明及图像"是否开始安置弓丝"，若确认，点击"确定"，对话框播放安置弓丝、末端回弯操作。对话框出现文字"弓丝已经安置完毕，您认为应该提醒小明注意哪些问题"；或者点击"返回"，回到上一组场景。

【标准选择】　点击"确定"。点击选项"A"（选食种类，应该避免食用过硬、过粘、带核的食物）、"B"（饮食方法，应避免啃食食物，咀嚼时应该细嚼慢咽，尽量双侧咀嚼，感觉有硬物顶住托槽时，不能继续咬实）、"C"（口腔卫生，进食后一定要刷牙，每次刷牙时间不少于 3 分钟，保证每颗牙齿的每一个面都刷干净，每次复诊带上牙膏牙刷，必要时使用邻间刷和牙线）、"D"（轻微疼痛，初戴矫治器 2~3 天牙齿有轻微疼痛或松动是正常的，一般 1 周左右疼痛消失。可以进软食物减轻疼痛，必要时在医生指导下使用止痛药物）、"E"（疼痛加重，如果出现疼痛加重应该及时联系医生）、"F"（溃疡，可以用黏膜保护蜡涂抹在矫治器的刺激部位，或使用溃疡软膏等药物涂抹于溃疡面）、"G"（应急处理，若有结扎丝、弓丝刺扎口腔黏膜，应及时到医院处理，暂时无法就诊时，应用黏膜保护蜡或口香糖包裹扎嘴部分，并取出已经脱落的托槽等零件）。

【要点解析】　本部分为托槽粘接后的患者注意事项，尽管内容简单，但是对于初戴矫治器的患者而言，这些健康宣教的内容是非常重要的。

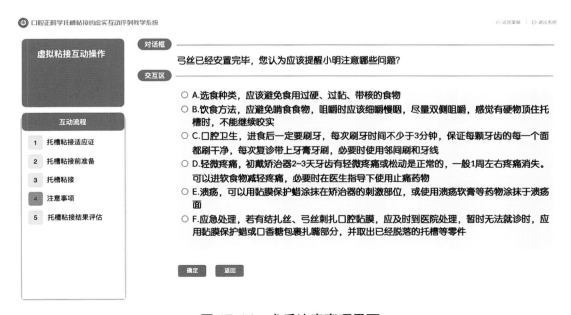

图 17-14　术后注意事项界面

（5）托槽粘接结果评价

场景 5-1（图 17-15）

【交互操作】　点击"继续治疗"，对话框将提示医生序列更换弓丝，由圆丝到方丝，由细丝到粗丝。对话框根据学生在第三步骤中的交互操作，展示牙齿排列情况，并进行评分。

【标准交互】　点击"继续治疗"。

【要点解析】　本部分是对学生托槽定位操作结果的定量反馈，能够帮助学生发现托槽定位过程中的错误，具体包括同名牙对照、连续牙对照等内容，以及由于𬌗龈向、近远中向、轴倾角度粘接错误所带来的排牙异常的展示。

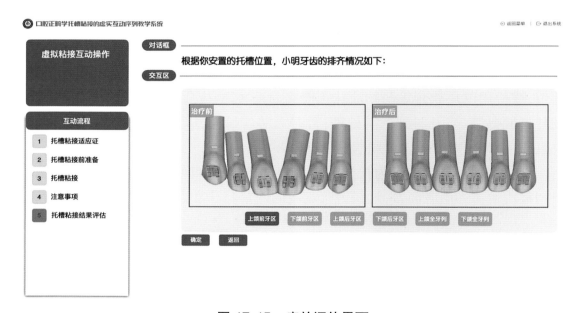

图 17-15　疗效评估界面

2. 线下实验模块

模块三　托槽粘接实操训练

本实验模块为托槽直接粘接技术训练，主要在实验带教老师的指导下依次在对称牙位套件、组合牙段套件、正常𬌗套件、拥挤错𬌗套件等多种托槽粘接训练套件上进行托槽直接粘接训练，并配合托槽粘接准确度评估装置，快速判定托槽的粘接位置。该实验训练仿真度高，且能够快速反馈学生的实操结果，便于学生自主学习和训练。

（1）使用不同训练套件粘接托槽训练

【交互操作】　将标准牙齿按照牙位依次安置到既定套件基托卡槽内；在直视状态下或借助口镜，使用氧化锌糊剂（或使用水果糖、融蜡等代替）作为粘接剂，将托槽粘接于牙齿上（图17-16）。

【标准选择】　安置标准牙齿于托槽粘接训练套件→夹取托槽→在托槽底板涂布粘接剂→将托槽轻压于牙面→调整托槽位置（包括𬌗龈向高度、近远中位置、轴倾度）→使用探针去除托槽周围多余粘接剂。

【要点解析】　在托槽直接粘接过程中，在定位托槽阶段，应该注意充分考虑左右同名牙位托槽粘接的对称性及相邻牙位托槽的三维位置差异。在粘接托槽阶段，应该注意施加一定压力让托槽与牙面充分贴合以保障粘接强度，并去除多余粘接剂以避免菌斑聚集。

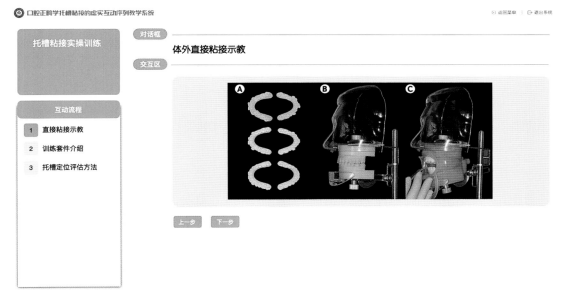

图 17-16　直接粘接示意图

关于不同训练套件的说明（图17-17）。

1）对称牙位套件：要求学生在直视状态下，对左右同名牙位进行托槽直接粘接训练，旨在帮助其熟悉左右同名牙位托槽粘接的垂直向高度、近远中向位置及轴倾度参数。

2）组合牙段套件：要求学生在直视状态下，对邻近牙位（如中切牙、侧切牙、尖牙）进行托槽直接粘接训练，旨在帮助其熟悉邻近牙位垂直向高度、近远中向位置及轴倾度的差异。

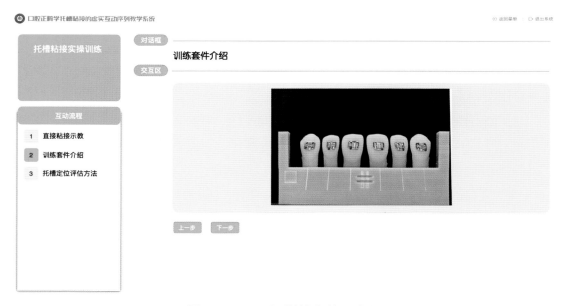

图 17-17　不同训练套件示意图

3）正常𬌗套件：要求学生在直视状态及使用口镜下，在较为简单的全牙列正常𬌗上进行托槽直接粘接训练，旨在帮助其熟悉于特殊视角下同时判断同名牙位托槽粘接对称性和邻近牙位托槽粘接差异性。必要时可以进行限时操作。

4）拥挤错𬌗套件：要求学生在直视状态及使用口镜下，在较为复杂的全牙列拥挤错𬌗上进行托槽直接粘接训练，旨在帮助其熟悉特殊视角下复杂的拥挤错𬌗中的牙位，判断同名牙位托槽粘接对称性和邻近牙位托槽粘接差异性。必要时可以进行限时操作。

（2）托槽粘接准确度快速评估

【交互操作】　将训练套件上粘接有托槽的牙齿取出，并按照牙位安置到评估基托卡槽内，使用透明标尺板人工核对托槽粘接位置的准确度，或使用影像采集系统自动评估托槽粘接位置的准确度。

【标准选择】　从训练套件内取出粘接有托槽的标准牙齿→将标准牙齿重新安置到评估基托卡槽内→将透明标尺板与评估基托中的校准线对齐→在直视状态下人工评估托槽粘接位置的准确度（图 17-18）；或将评估基托放置在影像采集系统内→点击拍摄按钮→直接查看托槽粘接位置的准确度情况。

【要点解析】　在托槽粘接准确度评估过程中，应该注意重点分析左右同名牙托槽粘接准确度差异、相邻牙托槽粘接准确度差异，通过反复训练，以提升托槽粘接临床操作水平。

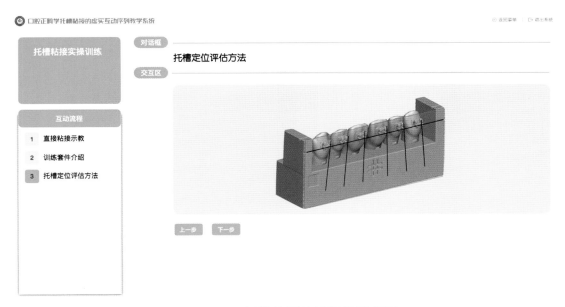

图 17-18　托槽位置快速评估示意图

本部分所使用的托槽粘接训练套件及托槽粘接准确度评估装置已经申请国家发明专利及实用新型专利保护,专利权人为四川大学。

模块四　高新技术拓展训练

本实验模块为新型托槽粘接技术训练,主要在实验带教老师的指导下,依次使用数字化引导粘接导板在拥挤错殆套件上进行托槽粘接训练。该实验旨在培养学生熟悉托槽粘接临床新技术操作流程,了解新技术特点,让学生能够紧跟口腔技术发展进程。

数字化托槽引导粘接技术训练

【交互操作】　将引导粘接导板安置在牙面上,以托槽粘接流程为基础,借助引导粘接导板上的标记块来辅助托槽定位,在错殆牙列的牙面上完成托槽粘接。

【标准选择】　安置上颌牙列引导粘接导板→夹取 11 托槽→在托槽底板涂布粘接剂→将托槽轻压于牙面→定位托槽:将托槽殆方翼抵住标记块殆方壁,并使托槽近远中翼分别与标记块近远中壁平齐→使用探针去除多余粘接剂→重复上述 5 个步骤完成其余托槽粘接→待粘接剂凝固后取下引导粘接导板,使用相同方法完成下颌牙列托槽的引导粘接(图 17-19)。

【要点解析】　在使用引导粘接导板时,应注意使托槽翼与对应标记块壁准确贴合(对齐),以保障托槽粘接的准确度。

本部分所使用的托槽引导粘接技术已经申请国家发明专利及实用新型专利

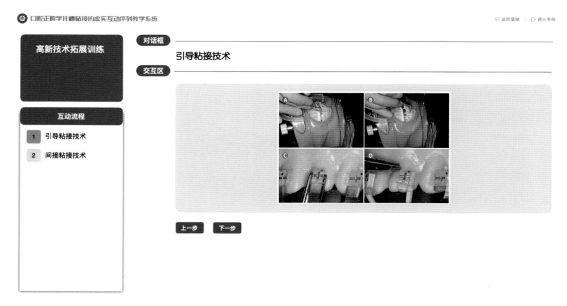

图 17-19　引导粘接流程示意图

保护,专利权人为四川大学。

六、自主学习与考核

1. **学习参考文献** 《口腔正畸学》(第 7 版),赵志河主编,人民卫生出版社;《华西口腔医院医疗诊疗与操作规范系列丛书·口腔正畸科诊疗与操作常规》,赵志河、白丁主编,人民卫生出版社;《口腔正畸策略、控制与技巧》,白丁、赵志河主编,人民卫生出版社;《口腔正畸学:基础、技术与临床》,陈扬熙主编,人民卫生出版社;《当代实用口腔正畸技术与理论》,罗颂椒主编,科学技术文献出版社。

2. 系统自动记录学生在线学习时长,达到最小要求学习时长后方可完成学习任务。

3. 学生学习过程中可在讨论区留言,与授课教师进行线上互动与讨论。

4. 系统随机弹出考核题目请学生作答,授课教师根据考核结果进行重点辅导。

5. 学生完成学习任务后,进行在线考核,考核模式题型与训练模式题型一致,但题目内容会有更改,无答案解析。

七、题库样题及解析

1. 20 世纪 70 年代,以下哪位医师在方丝弓矫治器的基础上发明了直丝弓

矫治器（straight wire appliance，SWA）

  A. Andrews   B. Begg

  C. Tweed   D. Angle

【答案】　A

【答案解析】　①Andrews 在方丝弓矫治器的基础上发明了直丝弓矫治器；②Begg 在 edgewise 矫治器的基础上创建了 Begg 矫治器和 Begg 细丝技术；③Angle 辞世后 Tweed 发扬并推广了 edgewise 矫治方法，提出了 Tweed edgewise 矫治技术技术；④Angle 提出了扩大牙弓的装置 E-arch，之后设计出了钉管装置（pin and tube appliance），又改进设计出带状弓装置，最后将带状弓改良，提出了 edgewise 矫治器。

  2. Andrews 在正常𬌗六项标准的基础上，研发了直丝弓矫治技术，以下对于"正常𬌗六项标准"的描述正确的是

    A. 牙齿临床冠长轴与𬌗平面垂线所组成的角为冠角或轴倾角，代表牙齿的近远中倾斜程度

    B. 牙齿临床冠长轴与𬌗平面的夹角称为冠倾斜或冠转矩，反映牙齿唇（颊）舌向的倾斜度

    C. 正常𬌗六项标准是𬌗的最佳自然状态，也是正畸治疗目标之一

    D. 上颌第一恒磨牙近中颊尖咬合于下颌第一恒磨牙近中颊尖

【答案】　AC

【答案解析】　①冠角或轴倾角：临床牙冠的长轴与𬌗平面的垂线形成的一定角称作冠角或轴倾角。临床牙冠的长轴龈方均向远中倾斜，但不同的牙其倾斜度不同。②冠倾斜或冠转矩：牙所在𬌗平面垂线与其临床冠中心切线所形成的夹角，代表牙齿的唇（颊）-舌向倾斜。③正常𬌗六项标准包括咬合接触关系，牙的近远中向倾斜，唇（颊）舌向倾斜，旋转、间隙及𬌗曲线的正常，正常𬌗六项标准是𬌗的最佳自然状态，也是正畸治疗目标之一。④咬合接触关系包括：上颌第一恒磨牙近中颊尖咬合于下颌第一恒磨牙近中颊沟，上颌第一恒磨牙的近中舌尖应该咬合在下颌第一恒磨牙的中央窝；上颌第一恒磨牙的牙冠应有一定的倾斜度，使其远中颊尖的远中边缘嵴咬合在下颌第二恒磨牙近中颊尖的近中边缘嵴上；上颌前磨牙颊尖对下颌前磨牙的楔状隙；上颌前磨牙舌尖对下颌前磨牙的中央窝；上颌尖牙正对下颌尖牙与第一前磨牙的楔状隙；前牙覆𬌗、覆盖正常；上下牙弓中线一致。

  3. 以下关于冠角或轴倾角的描述，正确的是

A. 临床冠长轴的𬌗端向近中倾斜时冠角为正值,向远中倾斜时冠角为负值

B. 正常𬌗牙冠都向远中倾斜

C. Andrews 测量的正常𬌗中,中切牙、侧切牙、尖牙的冠角依次减小

D. Andrews 测量的正常𬌗中,下颌尖牙的冠角较下颌切牙大

【答案】 AD

【答案解析】 ①冠角或轴倾角:临床牙冠的长轴与𬌗平面的垂线形成的一定角称作冠角或轴倾角。临床牙冠的长轴龈方均向远中倾斜,但不同的牙其倾斜度不同。②临床冠长轴的𬌗端向近中倾斜时冠角为正值,向远中倾斜时冠角为负。③Andrews 测量的正常𬌗中,上颌从中切牙到第二磨牙,冠角依次分别为:5°、9°、11°、2°、2°、5°、5°(尖牙冠角最大);下颌从中切牙到第二磨牙冠角依次分别为 2°、2°、5°、2°、2°、2°、2°(尖牙冠角最大)。

4. 以下关于冠倾斜或冠转矩的描述,正确的是

A. 上颌切牙向唇侧倾斜,为正转矩;上颌中切牙的转矩小于侧切牙

B. 下颌切牙冠接近直立

C. 从尖牙起,上下颌后牙牙冠都向颊侧倾斜,为正转矩

D. 磨牙的负转矩比前磨牙更明显;下颌比上颌同名牙负转矩更明显

【答案】 BD

【答案解析】 ①冠倾斜或冠转矩:临床牙冠的长轴与𬌗平面的垂线形成的一定角称为冠角或轴倾角。②上颌切牙向唇侧倾斜,为正转矩。下颌切牙牙冠接近直立,尖牙和后牙牙冠舌向倾斜为负转矩,磨牙比前磨牙更明显,下颌比上颌同名牙负转矩更明显。

5. 直丝弓矫治器通过以下哪种方法消除第一序列弯曲

A. 通过调整托槽基底部厚度完成

B. 使槽沟近远中位置与𬌗平面有一定夹角

C. 使托槽底部𬌗龈向基底厚度不同

D. 使托槽底部近远中基底厚度不同

【答案】 A

【答案解析】 直丝弓矫治器通过调节不同牙位的托槽基底厚度来消除方丝弓矫治器的第一序列弯曲。

6. 直丝弓矫治器通过以下哪种方法消除第二序列弯曲

A. 通过调整托槽基底部厚度完成

  B. 使槽沟近远中位置与𬌗平面有一定夹角

  C. 使托槽底部𬌗龈向基底厚度不同

  D. 使托槽底部近远中基底厚度不同

【答案】　B

【答案解析】　直丝弓矫治器通过调节不同牙位的托槽槽沟的倾斜度来消除方丝弓矫治器的第二序列弯曲。

  7. 直丝弓矫治器通过以下哪种方法消除第三序列弯曲

  A. 通过调整托槽基底部厚度完成

  B. 使槽沟近远中位置与𬌗平面有一定夹角

  C. 使托槽底部𬌗龈向基底厚度不同

  D. 使托槽底部近远中基底厚度不同

【答案】　C

【答案解析】　直丝弓矫治器通过调节不同牙位的托槽基底𬌗龈向厚度来消除方丝弓矫治器的第三序列弯曲。

  8. 直丝弓矫治器通过以下哪种方法对抗牙齿在受牵引时发生旋转

  A. 通过调整托槽基底部厚度完成

  B. 使槽沟近远中位置与𬌗平面有一定夹角

  C. 使托槽底部𬌗龈向基底厚度不同

  D. 使托槽底部近远中基底厚度不同

【答案】　D

【答案解析】　直丝弓矫治器为防止拔牙两侧的牙受牵引移动时发生倾斜、旋转,对相应牙齿的托槽底部近远中基底厚度做了调整,使得近远中基底厚度不同来对抗牙齿在受牵引时发生的倾斜与旋转。

（薛超然）

【参考文献】

1. 白丁,罗颂椒,陈扬熙,等.HX 直丝弓矫治技术特点及临床应用.华西口腔医学杂志,2010(3):5.

2. 白丁,赵志河.口腔正畸策略、控制与技巧.北京:人民卫生出版社,2015.

3. 陈扬熙.口腔正畸学:基础、技术与临床.北京:人民卫生出版社,2012.

4. 罗颂椒,饶跃.最好正常颌牙颌特征的研究.华西口腔医学杂志,1992,10(4):4.

5. ANDREWS L F. The six keys to normal occlusion. Am J Orthod. 1972 Sep;62(3):296-309.

实验十八 口腔医学影像学检查虚拟仿真实验

一、实验目的和要求

1. 掌握根尖片的拍摄方法。
2. 掌握曲面体层片的拍摄方法。
3. 掌握不同影像学检查方法的适用范围。

二、实验原理和内容

本实验通过借助虚拟现实、数字图像等信息技术,构建真实的临床工作环境,通过人机交互操作方式,使操作者学习根尖片、曲面体层片、CBCT、CT 的拍摄原理及方法的理论知识,并通过拍摄训练及病例实训模块,帮助学习者掌握该项检查技术的拍摄方法和适用范围。

三、基础知识介绍

1. 口腔医学影像学检查的内涵　口腔颌面部医学检查技术包括放射类检查、超声、MRI、介入等。其中放射类检查是临床工作中的常用检查技术,分为二维 X 线平片技术(口内片及口外片)及三维 CT 检查技术(CBCT 及 CT)。

(1)口内片:包括根尖片、咬翼片(又称骀翼片)、骀片等。

1)根尖片:呈现邻近数颗牙位的完整牙体、牙周组织、周围牙槽骨及邻近解剖结构,临床应用最为广泛。投照技术又分为分角线法与平行投照法。

2)咬翼片:呈现上下颌邻近数颗牙牙冠、牙颈部、牙根、牙槽嵴顶结构,可用于邻面龋、牙槽骨吸收等疾病的判读。

3)骀片:呈现上、下颌前侧或一侧颌骨内牙弓及骨质结构影像。

(2)口外片:包括曲面体层片、头影测量片及头颅 DR 片(华特位、薛氏位、斜侧位、颧弓位等)。

1)曲面体层片:呈现全口牙列、上下颌骨、上颌窦、颞下颌关节等影像,临床应用广泛,可用于牙、牙周疾病及颌骨外伤、炎症、肿瘤等疾病的判读,还可用于疾病筛查及辅助治疗计划。

2)头影测量片:呈现颅颌面对称性、上下颌骨及牙列发育情况、侧貌等。可用于分析错𬌗畸形患者牙、颌、面形态结构,研究颅面生长发育及记录矫正前后牙、颌、面形态结构变化。

(3)CBCT:又称锥形束 CT,具有空间分辨率高、辐射剂量低、体积小等优点,缺点是软组织成像能力差。CBCT 显示牙齿、牙槽骨等硬组织结构尤为清晰,适用于牙及牙周疾病、颌骨病变、种植影像等。

(4)CT:是现代医学影像学检查的重要手段,广泛应用于全身各部位疾病的检查。在口腔颌面部,主要用于颌面部软硬组织肿瘤、唾液腺疾病、正颌及关节外科相关疾病等的检查。

2. 放射防护的基本原则　影像学检查的选择与实践应该遵从放射防护的三个基本原则。

(1)实践的正当性

1)选择放射检查前,应经过正当性判断,未进行临床检查及病史回顾前不应开具放射检查。

2)选择检查方法前,应依次判断需要的诊断信息能否通过非放射检查、X 线平片检查、小视野 CBCT、大视野 CBCT、CT 获取,优先选择上述检查顺序靠前者。

3)遇到成像效果不佳决定是否重拍时,不应基于最理想的影像质量要求,而应基于是否缺乏必要的诊断信息。

(2)放射防护的最优化

1)放射防护的最优化涉及机房设置、检查项目选择、设备日常维护及使用、放射防护用品使用等方面。在拍摄实践中,应注意参数选择及放射防护两方面。

2)拍摄参数选择应根据患者个体情况、拍摄部位以及诊断需求,选择恰当的曝光参数,包括 kV、mA、曝光时间、视野大小的选择,遵从尽可能低剂量水平(as low as reasonable achievable,ALARA)原则。

3)拍摄口内片时,在不干扰 X 线成像的情况下,应选择铅围脖防护甲状腺;拍摄曲面体层片时,铅围脖会干扰 X 线束,故不应使用。儿童及孕妇应作为特殊人群加强防护措施。

(3)个人剂量限制:对于患者而言,放射检查往往是疾病诊断必不可少的项目,检查结果常直接影响治疗方案的制订。在遵守正当性及防护最优化的前提下,不应对患者医疗照射的剂量加以约束,避免影响医疗诊断和治疗的正常进行。

四、实验模块组成

口腔医学影像学检查虚拟仿真教学项目分为四个板块:基础知识、拍摄训练、影像阅片、病例实训(图18-1)。

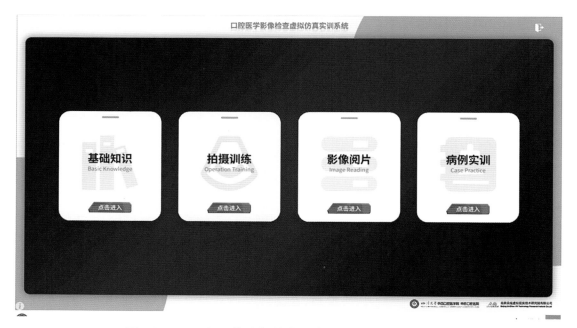

图 18-1　口腔医学影像学检查虚拟仿真教学项目界面

1. **基础知识模块**　分为根尖片拍摄方法及原理、曲面体层片拍摄方法及原理、CBCT 拍摄方法及原理、CT 拍摄方法及原理。每一个模块又分为设备认知、拍摄原理、拍摄方法、临床应用。

(1)设备认知:操作者可以拖动画面,了解照片室环境及各项设备。

(2)拍摄原理:了解该拍摄技术的拍摄原理。

(3)拍摄方法:了解该拍摄技术的拍摄方法及步骤。

(4)临床应用:了解该拍摄技术可显示的内容及临床应用。

2. **拍摄训练模块**　该模块包括根尖片、曲面体层片、头影测量侧位片、CBCT、CT 的整个拍摄流程训练,整个流程包括接诊、核对申请单、放射防护设备的选择、病变摆位、设备操作、影像拍摄等部分,学生需依次按照提示内容进行系统学习。模拟影像医生为患者拍摄影像的全过程。最后,根据得分细则,纠正错误操作并强化练习。

3. 影像阅片模块　该部分包含大量的影像学图片,包括每项拍摄技术的正常影像及临床常见疾病的影像图片,还可以通过选择题的形式进行自我测试。

4. 病例实训模块　该模块提供了临床上常见的典型病例,整个流程包括病例选择、问诊、术前检查、选择影像学检查方式、拍摄流程、诊断部分,学生需依次按照提示内容进行系统学习。模拟临床上患者诊疗的全过程。通过闯关式的学习得出最终得分,根据得分细则,学习正确的诊疗过程。

五、操作流程与解析

(一) 拍摄训练流程与解析

本部分针对拍摄训练中根尖片、曲面体层片、头影测量侧位片的操作步骤进行分步解析。

【交互动作】　介绍软件的基本使用方法。

【标准选择】　提供软件预设的标准操作。

【要点解析】　对操作中的注意事项给与说明。学习者在实际操作中,可根据需要选择是否需查看所有内容。

1. 根尖片的拍摄流程(以 36 为例)

(1)拍摄知识回顾

【交互动作】　滑动鼠标阅读根尖片的拍摄流程及拍摄要点,单击"进入"。

(2)核对申请单

【交互动作】　是否需要核对申请单,单击"是"或"否"。

【标准选择】　点击"是",进入下一步。

【要点解析】　核对申请单是接诊的重要环节,核对内容包括患者的姓名、性别、年龄、影像学检查方式及部位。

(3)选择放射防护装置

【交互动作】　选择正确的放射防护装置,单击"使用"(图 18-2)。

【标准选择】　选择铅围脖,结束后点击"开始检查"进入下一步。

【要点解析】　放射检查具有一定的辐射,需根据拍摄类型选择相应的防护装置,根尖片拍摄常用的防护是铅围脖。

(4)摘取配饰

【交互动作】　单击患者佩戴的首饰。

【标准选择】　点击患者佩戴"眼镜",结束后点击"下一步"。

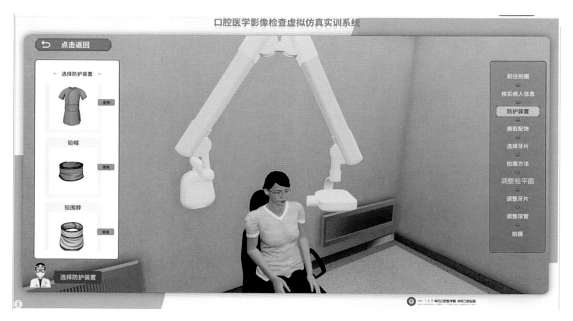

图 18-2　选择放射防护装置界面

【要点解析】　患者颈部以上佩戴金属饰品会影响影像拍摄效果,根尖片拍摄中需取下的物品包括眼镜、活动假牙、活动矫治器等。

（5）选择牙片

【交互动作】　单击正确的牙片。

【标准选择】　点击"2 号片",进入下一步。

【要点解析】　2 号片为通用型,应用最广泛;1 号片较窄,用于拍摄下颌前牙区等牙弓较窄区域;0 号片最小,可用于儿童下颌乳磨牙的拍摄。

（6）选择牙片朝向

【交互动作】　单击正常的牙片方向贴近组织面。

【标准选择】　点击"黑色面贴近组织面",进入下一步。

【要点解析】　牙片黑色面的感光面应贴近组织面。

（7）选择拍摄技术(以分角线投照技术为例)

【交互动作】　单击"分角线投照技术","确定",进入下一步。

（8）调整𬌗平面与水平面夹角

【交互动作】　单击"抬头"或"低头",调整至正确角度后,点击"下一步"(图 18-3)。

【标准选择】　点击"抬头"或"低头",根据提示,使𬌗平面水平夹角为 0°。

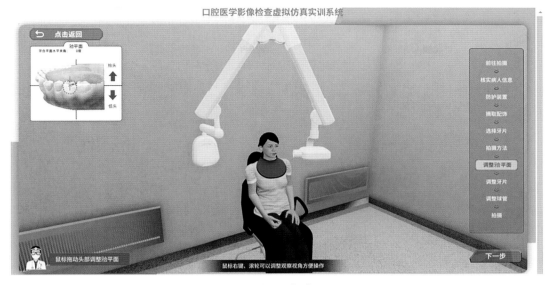

图 18-3　调整患者𬌗平面界面

【要点解析】　患者的头位、牙片的位置、投照角度是根尖片拍摄成功的重要因素。患者𬌗平面水平夹角为 0° 易于医生操作。

（9）调整牙片位置

【交互动作】　拖动患者口内牙片，调整至正确位置后，点击"下一步"（图18-4）。

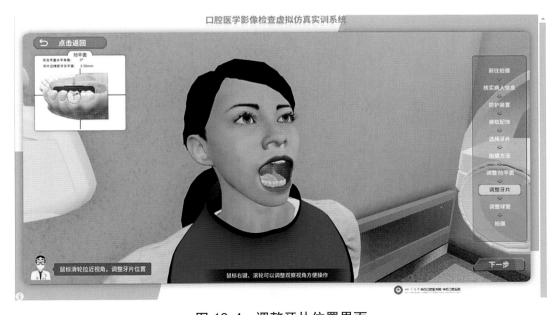

图 18-4　调整牙片位置界面

【标准选择】　拖动患者口内牙片,使牙片近中边缘位于34近中,牙片上缘距离殆平面5~7mm。

【要点解析】　放置牙片近中边缘位于34近中,使36位于牙片的中线位置。上缘留5~7mm的边缘,可使照片形成明显的对比度及避免牙冠及牙根影像超出牙片。

（10）调整球管位置

【交互动作】　鼠标左键拖动高亮部分微调球管位置,调整至正确位置后,单击"下一步"(图18-5)。

【标准选择】　球管的水平角度为90°,垂直角度为5°~15°。

【要点解析】　水平角度为球管与矢状面的夹角,垂直角度为球管与水平面的夹角。

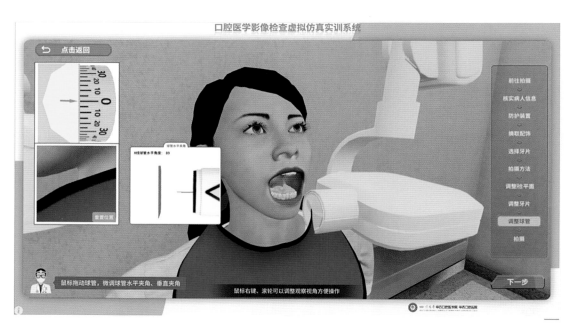

图18-5　调整球管位置界面

（11）调整曝光剂量

【交互动作】　单击"调整",单击控制面板中曝光时间调节按钮,单击"返回"。

【标准选择】　曝光时间为0.200秒。

【要点解析】　曝光时间与拍摄部位的骨质密度有关(骨质密度还与患者的性别、年龄、健康状况相关),骨质密度越高,曝光时间越长。

（12）拍摄

【交互动作】　单击曝光按钮。若以上操作正确,显示读取图像;若以上操作错误,显示拍摄失败。单击"上传影像结束",显示综合得分,可单击"提交成绩"或"退出"。

2. 曲面体层片的拍摄流程

（1）拍摄知识回顾

【交互动作】　滑动鼠标阅读曲面体层片的拍摄流程及拍摄要点,单击"进入"。

（2）核对申请单

【交互动作】　是否需要核对申请单,单击"是"或"否"。

【标准选择】　点击"是",进入下一步。

【要点解析】　核对申请单是接诊的重要环节,核对内容包括患者的姓名、性别、年龄、影像学检查方式及部位。

（3）选择防护装置

【交互动作】　选择正确的放射防护装置,单击"使用"。

【标准选择】　选择铅衣,结束后点击"开始检查"进入下一步。

【要点解析】　放射检查具有一定的辐射,需根据拍摄类型选择相应的防护装置,曲面体层片拍摄常用的防护是铅衣。

（4）摘取配饰

【交互动作】　单击患者佩戴的首饰。

【标准选择】　点击患者佩戴"眼镜",结束后点击"下一步"。

【要点解析】　患者颈部以上佩戴金属饰品会影响影像拍摄效果,曲面体层片拍摄中需取下的物品包括眼镜、金属耳钉、金属项链、活动假牙、活动矫治器等。

（5）咬合杆的感控

【交互动作】　单击塑料指套,指套会包裹咬合杆。

【要点解析】　每位患者拍摄时,切牙需咬住咬合杆,根据感控标准,每位患者拍摄前需使用新的指套。

（6）机器高度调节,咬住咬合杆

【交互动作】　单击设备高度调节按钮,调节至正确高度后,单击"咬住咬合杆",进入下一步（图18-6）。

【标准选择】　调节设备高度至颏托平患者颏部下缘。

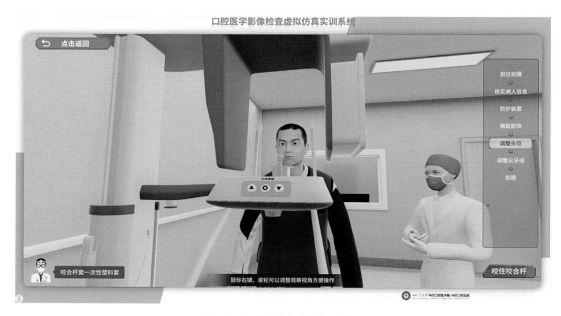

图 18-6　调节机器高度界面

（7）调整患者头位

【交互动作】　打开激光定位线,点击"左转"、"右转"调整患者中线与激光定位线中线的关系,点击"抬头"或"低头",调整患者听眶线与听鼻线的角平分线与地面的夹角,调整至正确位置,点击"下一步"（图 18-7）。

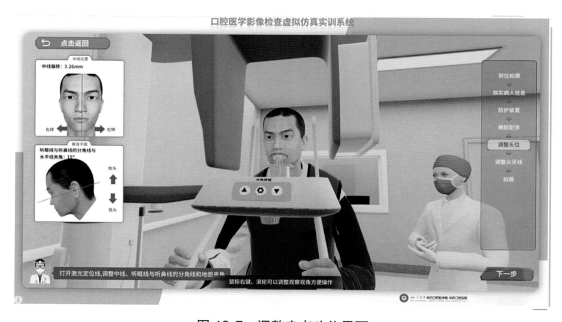

图 18-7　调整患者头位界面

【标准选择】　患者中线应与激光定位线中线重合,患者听眶线与听鼻线的角平分线与地面的夹角应为0°。

【要点解析】　患者中线位置不正确会导致颌骨影像失真,造成一侧颌骨及牙齿放大,另一侧缩小。患者头位太低,会导致牙齿压缩失真,颌骨曲线弧度锐利。患者头位太高,牙齿拉宽,颌骨曲线呈反弓。

（8）调整头夹

【交互动作】　调整鼠标位置,使头夹调节旋钮变亮,滑动鼠标,使头夹固定患者头部。

【标准选择】　使头夹与患者头部紧密接触。

【要点解析】　头夹应固定患者头部,防止患者拍摄过程中移动。

（9）调整尖牙线位置

【交互动作】　调整鼠标位置,使尖牙线调节旋钮变亮,鼠标拖动旋钮,调整至正确位置,点击"下一步"(图18-8)。

【标准选择】　尖牙线应放置在下颌尖牙的远中。

【要点解析】　曲面体层片拍摄时,球管和感光板在移动的时候会形成一个马蹄形的区域,称为焦点槽。解剖结构在焦点槽内的,最终照片上的成像清晰,而焦点槽外的结构则影像模糊变形。大多数的设备,可通过调整尖牙线来改变焦点槽的位置。

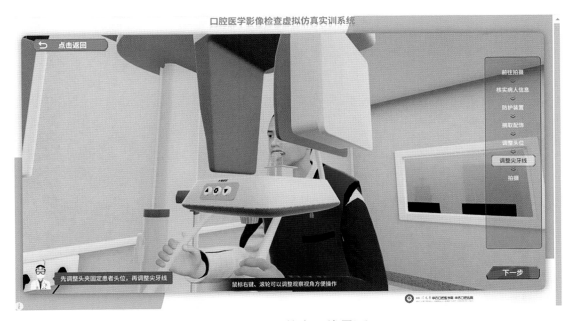

图18-8　调整尖牙线界面

（10）拍摄

【交互动作】　单击曝光按钮。若以上操作正确,显示读取图像;若以上操作错误,显示拍摄失败。单击"上传影像结束",显示综合得分,可单击"提交成绩"或"退出"。

3. 头影测量侧位片的拍摄流程

（1）基础技能训练

【交互动作】　滑动鼠标阅读头影测量侧位片的拍摄流程及拍摄要点,单击"进入"。

（2）核对申请单

【交互动作】　是否需要核对申请单,单击"是"或"否"。

【标准选择】　点击"是",进入下一步。

【要点解析】　核对申请单是接诊的重要环节,核对内容包括患者的姓名、性别、年龄、影像学检查方式及部位。

（3）选择防护装置

【交互动作】　选择正确的放射防护装置,单击"使用"。

【标准选择】　选择铅衣,结束后点击"开始检查"进入下一步。

【要点解析】　放射检查具有一定的辐射,需根据拍摄类型选择相应的防护装置,头影测量侧位片拍摄常用的防护是铅衣。

（4）摘取佩饰

【交互动作】　单击患者佩戴的首饰。

【标准选择】　点击患者佩戴"眼镜",结束后点击"下一步"。

【要点解析】　患者颈部以上佩戴金属饰品会影响影像拍摄效果,头影测量侧位片拍摄中需取下的物品包括眼镜、金属耳钉、金属项链、活动假牙、活动矫治器等。

（5）机器高度调节

【交互动作】　单击设备高度调节按钮,调节至正确高度后,单击"进入拍摄位",进入下一步(图18-9)。

【标准选择】　调节设备高度至设备耳塞与患者外耳道平行。

（6）调整患者头位

【交互动作】　点击"抬头"或"低头",调整患者眶耳平面与地面的夹角(图18-10)。

【标准选择】　患者眶耳平面与地面的夹角应为0°。

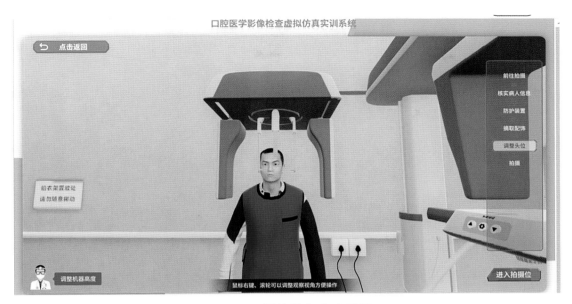

图 18-9　调整设备高度界面

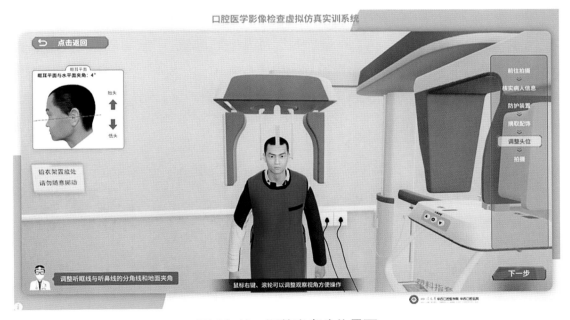

图 18-10　调整患者头位界面

（7）调整耳塞位置

【交互动作】　调整鼠标位置,使耳塞调节区变亮,鼠标拖动旋钮。

【标准选择】　耳塞放入患者外耳道内。

（8）调整比例尺位置

【交互动作】　调整鼠标位置,使比例尺调节旋钮变亮,鼠标拖动旋钮,调整至正确位置,单击"下一步"。

【标准选择】　比例尺应放置在患者鼻根处。

（9）拍摄

【交互动作】　单击曝光按钮。若以上操作正确,显示读取图像;若以上操作错误,显示拍摄失败。单击"上传影像结束",显示综合得分,可单击"提交成绩"或"退出"。

（二）病例实训流程及解析

本部分针对病例实训中 36 根尖周炎病例的操作步骤进行分步解析。

1. 医生接诊

【交互动作】　单击"医生接诊",进入下一步。

2. 医生问诊

【交互动作】　单击"医生问诊",进入下一步。

3. 开始问诊

【交互动作】　依次单击"问诊项目"列表中的问题,了解患者的主诉、现病史、既往史等。

4. 结束问诊

【交互动作】　单击"结束问诊",进入下一步。

5. 器械选择

【交互动作】　单击操作台上所需的器械(图 18-11),器械会被放入器械盘。

【标准选择】　点击"镊子、探针、牙周探针、口镜、一次性手套",点击"选择完毕,进入下一步"。

【要点解析】　镊子用于检查牙齿松动度,探针用于探诊,牙周探针用于牙周探诊及叩诊,口镜用于牵拉口角,一次性手套用于防止交叉感染。

6. 口腔检查

【交互动作】　依次单击"检查项目"列表(图 18-12),根据左下角系统提示,对患者进行口腔检查,找出患牙,并了解患牙状况,检查结束后,单击"结束检查",选择"进入诊断"或"影像学检查"。

【标准选择】　点击"影像学检查",点击"下一步"。

【要点解析】　影像学检查对牙疾病的诊断和治疗非常重要,可以辅助医生了解患牙的牙体及牙周状况。

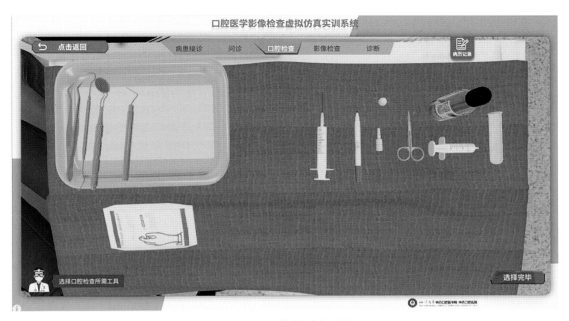

图 18-11　器械选择界面

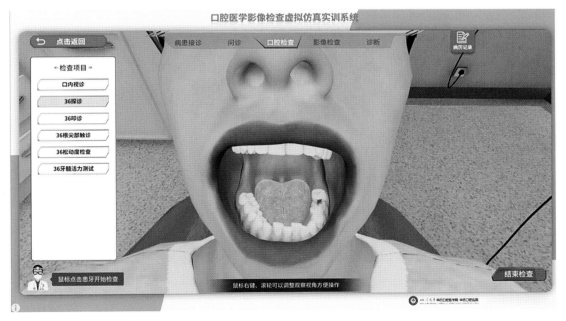

图 18-12　口腔检查界面

7. 选择影像学检查类型

【交互动作】　单击所需的影像学检查类型及拍摄部位。

【标准选择】　点击"数字化根尖片""36""确定""前往拍摄",进入下一步。

【要点解析】　数字化根尖片是口腔临床中最常用的影像学检查方式,具有辐射剂量小、经济等优点。根据患者病史及临床检查,初步诊断为 36 慢性根尖周炎,最优的影像学检查方式是根尖片。

8. 影像学检查(详见拍摄训练流程与解析部分中的根尖片拍摄流程)

9. 诊断

【交互动作】　单击您认为正确的诊断。

【标准选择】　点击"A",点击"确定",显示综合得分,可选择"提交成绩"或"退出"。

【要点解析】　根尖片示 36 牙冠部及根管内见高密度充填物影像,欠填,根尖区骨质密度减低,结合病史及临床检查,该患者的正确诊断为 36 慢性根尖周炎。

六、题库样题及解析

1. 图 18-13 中,病变最可能的影像学诊断是

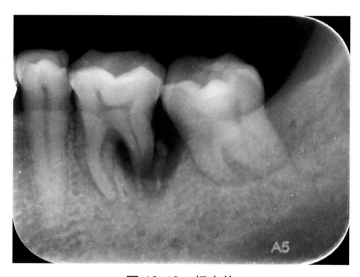

图 18-13　根尖片

    A. 37 远中根牙根折裂伴根尖周炎

    B. 36 远中根牙根折裂伴根尖周炎

    C. 37 远中根折伴根尖周炎

    D. 36 远中根折伴根尖周炎

【答案】　B

2. 图 18-14 中,病变最可能的影像学诊断是

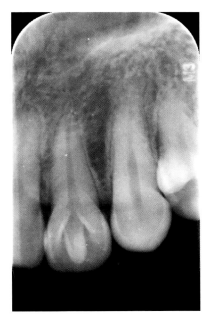

图 18-14　根尖片

A. 11 畸形舌侧尖　　　　　　　B. 21 畸形舌侧尖

C. 12 畸形舌侧尖　　　　　　　D. 22 畸形舌侧尖

【答案】 D

（游 梦　王凯利）

【参考文献】

1. 王凯利,任家银,唐蓓,等.口腔医学影像学检查虚拟实训系统在本科教学中的应用研究.中国医学教育技术,2022.,36(5):544-548,558.

2. 周学东,张凌琳,叶玲,等.虚拟仿真技术在口腔医学教育领域的应用.实验技术与管理,2014,31(5):4-6,16.

3. 张祖燕,王虎.口腔颌面医学影像诊断学.7 版.北京:人民卫生出版社,2020.

4. STUART C W,MICHAEL J P . Oral radiology principles and interpretation. 7th edition. Mosby Elsevier,Jordan Hill,Oxford,UK,2014.